国家卫生健康委员会"十三五"规划教材

苏 沪 高 等 卫 生 职 业 教 育 规 划 教 材

"十三五"江苏省高等学校重点教材(编号 2018-1-113)

供护理专业、助产专业用

第 **2** 版

病理与病理生理学

主　审　李跃华

主　编　丁凤云

副主编　宋祥和　王　莉　林　波　陈晓笑

编　者　(以姓氏笔画为序)

丁凤云(江苏医药职业学院)

王　莉(江苏卫生健康职业学院)

许　燕(泰州职业技术学院)

李　江(江苏省老年病医院)

李圆圆(江苏医药职业学院)

宋祥和(江苏医药职业学院)

陈晓笑(常州卫生高等职业技术学校)

邵晨昕(南京卫生高等职业技术学校)

林　波(江苏护理职业学院)

罗　雪(扬州市职业大学)

周颖婷(江苏医药职业学院)

赵文慧(江苏护理职业学院)

徐文萍(江苏卫生健康职业学院)

潘如燕(江苏省连云港中医药高等职业技术学校)

人民卫生出版社

·北 京·

图书在版编目（CIP）数据

病理与病理生理学/丁凤云主编. —2 版. —北京：
人民卫生出版社，2020.8（2021.12 重印）

苏沪高等卫生职业教育规划教材

ISBN 978-7-117-30288-3

Ⅰ.①病… Ⅱ.①丁… Ⅲ.①病理学-高等职业教育
-教材②病理生理学-高等职业教育-教材 Ⅳ.①R36

中国版本图书馆 CIP 数据核字（2020）第 141291 号

人卫智网 www.ipmph.com	医学教育、学术、考试、健康， 购书智慧智能综合服务平台
人卫官网 www.pmph.com	人卫官方资讯发布平台

病理与病理生理学
Bingli yu Bingli Shenglixue
第 2 版

主　　编：丁凤云
出版发行：人民卫生出版社（中继线 010-59780011）
地　　址：北京市朝阳区潘家园南里 19 号
邮　　编：100021
E - mail：pmph @ pmph.com
购书热线：010-59787592　010-59787584　010-65264830
印　　刷：北京盛通印刷股份有限公司
经　　销：新华书店
开　　本：787×1092　1/16　　印张：19
字　　数：474 千字
版　　次：2016 年 6 月第 1 版　　2020 年 8 月第 2 版
印　　次：2021 年 12 月第 4 次印刷
标准书号：ISBN 978-7-117-30288-3
定　　价：75.00 元

打击盗版举报电话：010-59787491　E-mail：WQ @ pmph.com
质量问题联系电话：010-59787234　E-mail：zhiliang @ pmph.com

主　编　丁凤云　周颖婷　宋祥和　徐文萍
副主编　李圆圆　李　江　邵晨昕　罗　雪　潘如燕
编　者（以姓氏笔画为序）

丁凤云（江苏医药职业学院）

王　莉（江苏卫生健康职业学院）

许　燕（泰州职业技术学院）

李　江（江苏省老年病医院）

李圆圆（江苏医药职业学院）

宋祥和（江苏医药职业学院）

陈晓笑（常州卫生高等职业技术学校）

邵晨昕（南京卫生高等职业技术学校）

林　波（江苏护理职业学院）

罗　雪（扬州市职业大学）

周颖婷（江苏医药职业学院）

赵文慧（江苏护理职业学院）

徐文萍（江苏卫生健康职业学院）

潘如燕（江苏省连云港中医药高等职业技术学校）

2015年,为了进一步推进"加快发展现代职业教育"的战略决策,按照教育部《高等职业教育创新发展行动计划(2015—2018年)》文件精神,人民卫生出版社经过前期充分的调研论证,正式启动护理、助产专业"江苏省高等卫生职业教育规划教材"编写工作。该系列教材于2016年出版后,受到了广泛好评。

为深入贯彻落实中国共产党第十九次全国代表大会精神及全国教育大会精神,贯彻落实《全国护理事业发展规划(2016—2020年)》《"健康中国2030"规划纲要》等重要文件精神,适应《国家职业教育改革实施方案》的新要求,不断推进高等职业教育的改革和发展,人民卫生出版社因时而谋、顺势而为,于2019年组织修订护理、助产专业"江苏省高等卫生职业教育规划教材"工作。江苏省和上海市作为长三角乃至全国经济社会高质量发展的代表性省市,高等卫生职业教育发展水平始终走在全国前列,因此,本轮教材的编写和修订特邀请上海市高等卫生职业教育专家参与,本系列教材亦更名为"苏沪高等卫生职业教育规划教材"。

本轮修订工作深入落实《国家职业教育改革实施方案》对高等职业教育改革发展及教材建设的全新要求,力求体现教材改革精神,使"苏沪高等卫生职业教育规划教材"成为进一步推动护理专业教育教学改革、持续提升护理专业人才培养质量的良好载体。

根据教育部培养目标、国家卫生健康委员会行业要求、社会用人需求,在科学调研的基础上,本轮教材修订对上一轮教材中的不足之处进行了修改和完善。其间,苏沪两地全体编写专家严格坚持人民卫生出版社"三基、五性、三特定"的规划教材编写基本原则,以规划教材质量控制体系作为教材编写质量保障的基石,将"坚持树德立人""适应人才需求""注重传承与创新""体现专业特色""凸显课程个性"作为基本修订工作原则,增强学生的创新精神和实践能力作为教材修订工作重点,在传承第一轮教材优点的基础上,结合调研反馈意见,及时更新学科发展新知识及实践发展新成果,同时注重修订教材间不同学科知识的有机衔接,使教材更加贴近实际教学需求。

本轮教材注重理论与实践相结合,采用导入情景与问题等编写形式,并将临床实训内容与主课教材内容充分融合,有利于学生形成良好的临床思维,提高其应用知识、分析问题、解决问题的能力。此外,本轮修订传承第一轮教材的创新成果,运用现代信息技术,创新教材呈现形式,在章节中设置配套网络增值服务资源,让学生可以通过扫描章节中的二维码在移动终端上学习,使教材内容更加情景化、动态化、形象化,并以融合手段增强教材的适用性和纸数资源协同性,打造具有时代特色的护理学类专业"融合教材"。

第二轮教材共计29种,均为国家卫生健康委员会"十三五"规划教材,供护理、助产专业使用,将计划于2020年8月陆续出版发行,数字内容同步上线。希望广大院校在使用过程中能够多提宝贵意见,使本套教材逐步修订完善。

苏沪高等卫生职业教育规划教材目录

序号	教材名称	主审	主编
1	职业生涯规划与就业指导	吴彬江	吴自涛 周文超
2	护理伦理与法律法规(第2版)	高瑾乡	郝军燕 张志斌
3	人际沟通与护理礼仪	顾则娟	吴 玲 吴长勤
4	护理心理(第2版)	陈亚鸿	邱 萌 李 丽
5	正常人体结构(第2版)	丁 炯	李雪甫 徐红涛
6	正常人体功能(第2版)	马文樵 徐坤山	王 卉 彭建明
7	病原生物与免疫学基础(第2版)	王迎伟	杨朝晖 姜 俊
8	病理与病理生理学(第2版)	李跃华	丁凤云
9	护理药理学(第2版)	徐 红	叶宝华 秦红兵
10	护理学导论(第2版)	崔 焱	吕广梅 卞龙艳
11	基础护理(第2版)	霍孝蓉	洪 震 朱春梅
12	健康评估(第2版)	许 勤	罗惠媛 王春桃
13	内科护理(第2版)	孙国珍	陈丽云 李锦萍
14	外科护理(第2版)	李丽芳	刘兴勇 高 薇
15	妇产科护理(第2版)	孙丽洲	许 红 张 蕾
16	儿科护理(第2版)	夏立平	王苏平 张 敏
17	眼耳鼻咽喉口腔科护理(第2版)	窦裕平	陈国富 高健铭
18	急危重症护理(第2版)	郑瑞强	熊 彦 魏志明
19	精神障碍护理	邵 阳 唐红梅	曹新妹
20	多站式护理综合实训(第2版)	周 嫣	夏立平 徐利云
21	老年护理(第2版)	刘世晴	许家仁
22	中医护理(第2版)	戴新娟	时玉昌 陆静波
23	护理管理(第2版)	顾则娟	何曙芝
24	社区护理(第2版)	李惠玲	王晓莉
25	传染病护理(第2版)	朱传龙	张万秋 严友德
26	营养与膳食	封苏琴	潘红宁
27	康复护理(第2版)	王红星	瞿礼华
28	老年健康照护与促进	王 琴	陈玉华
29	助产学	朱 珠	马常兰 崔 萱

前　言

　　一本好的教材是教好、学好这门课程必不可少的前提条件。为适应卫生职业教育改革发展及建设示范性高职教育的需要,2015 年 7 月人民卫生出版社启动了江苏省高等卫生职业教育护理专业规划教材的编写工作,教材 2016 年 6 月出版。《病理与病理生理学》是全套规划教材之一,教材紧扣卫生职业教育改革发展及建设示范性高职教育的需要确定教材编写内容和编写特点,该教材在江苏省及周边省内职业院校连续使用了 3 轮,取得了较好的教学效果。2018 年该教材经江苏省教育厅评审,确定为江苏省重点教材,进一步修订再版。2019 年 10 月修订再版工作启动,本次修订再版邀请了医院病理科医生参加,在保留一版教材优点的基础上,重点强化了病理知识的临床护理应用、教材的课程思政、数字教材资源的提档升级等。

　　教材涵盖病理学和病理生理学内容。为便于教学,在编写时将两者紧密融合,但章节内容独立,以适应不同专业、不同院校、不同师资状况的教学需要。

　　编写内容除绪论外共 18 章。第 1~11 章,主要介绍各类不同疾病发生发展的共同规律;第 12~18 章,主要介绍各系统常见病、多发病的特殊规律。《病理与病理生理学》的基本理论、基本知识直接为护理专业后续课程服务,教材对于编写内容的取舍,以服务后续课程、紧扣护理执业考试大纲要求为原则,精选专业岗位必备的内容。在编写过程中,总论内容力求基本概念清晰,各论注重理论与实用的关系,围绕临床护理工作实际丰富教材内容。教材在学生易学、教师好教、临床有用等方面有所创新,具体体现在:每章前有学习目标;正文中有"知识窗"拓宽学生知识面,开阔学生的视野;在正文内容中插入"临床应用",很好地把病理与病理生理学的知识点与护理实际工作联系起来,使学生能及早了解病理与病理生理学知识在护理临床中的应用与未来价值,这也是本教材的亮点之一;正文中插入二维码,内容包括图片、动画、重点难点的碎片化解析、病理知识临床应用拓展、思维导图等;章末二维码包括课件和自测题,其中课件与每章正文内容紧密配套,自测题不仅题目有代表性,还配有答案及精要分析。优质创新的在线数字资源,让读者从纸质教材中获得基本学习需求的同时获得网上学习的增值内容,增值服务与基本需求叠加,读者可以享受到"物超所值"的学习资源,从而使教材服务得到升华。

　　教材内容层次分明、图文并茂、通俗易懂,突出体现"三基、五性、三特定"的教材编写基本原则,编写中尽量减少深奥的理论阐述,以临床护理经常运用的知识和遇到的问题为重点,同时加入已有定论的新理论、新技术、新进展。教材中的图片主要为实物(大体、镜下)彩图。教材内容对于学生人文素质的培养和课程思政也有很好的体现,在第一章"疾病概论"中增加了"现代医学模式"相关内容,有利于培养学生用完整的生物-心理-社会医学观认识疾病,形成科学的健康观、疾病观,关爱生命,重视对患者心理社会健康的维护。每章后有知识应用与课程思政内容巧妙融合的启发性思考题。教材后附有实验指导和参考文献。教材适用于高职护理专业、其他医学类高职专业,中职护理专业也可选用。

　　教材编写过程中,我们汲取和借鉴了相关教材的成果。编写工作得到了南京医科大学博士生导师李跃华教授的热情帮助和悉心指导,得到了江苏医药职业学院及各编者所在院校领导的大力支持,在此一并致以崇高的敬意和衷心的感谢!

　　虽然参加编写的人员都是具有多年教学经验的骨干教师,但限于学术水平和多种因素,书中不妥之处在所难免,恳请广大读者批评指正。

丁凤云

2020 年 5 月

绪　论

┌─ 学习目标 ──

　　掌握:病理与病理生理学的任务、研究方法及在临床实践中的应用。
　　熟悉:病理与病理生理学常见名词术语(如病理变化、病理临床联系、活体组织检查
等);病理与病理生理学学习方法及其在医学中的地位。
　　了解:病理与病理生理学的内容和发展史。
└───

一、病理与病理生理学的任务

　　病理与病理生理学的任务是研究疾病的病因、发病机制、病理变化(包括形态结构、功能、代谢的变化)、结局和转归,从而揭示疾病的本质和发生发展规律,为疾病诊断、防治和护理提供理论知识和实践方法。在临床医学实践中,既可根据患病机体的病理变化对疾病做出诊断,同时疾病的病理变化也是治疗疾病的重要依据之一。一名医学生,要认识、预防、治疗疾病、护理患者,就必须要有坚实的病理与病理生理学基础。

二、病理与病理生理学的教学内容

　　病理与病理生理学包括总论和各论两部分,主要从形态、功能和代谢方面研究疾病发生发展的规律。本书第1~11章是病理与病理生理学总论内容,重点阐述了各类不同疾病发生发展的共同规律;第12~18章是病理与病理生理学各论内容,主要阐述各系统各种常见病、多发病的特殊规律。总论与各论之间是共性与个性的关系,两者有着密切的内在联系,如肝炎、肺炎、阑尾炎等其基本病变均为炎症,这是疾病的共同规律,但这些具体的炎性疾病在病因、发生机制、病变特点、转归、临床表现、预防治疗、护理措施上又各有不同,这就是每个疾病的特殊规律。总论知识的学习理解对各论内容的学习掌握具有指导作用。学习时总论和各论应相互参考,不可偏废。

三、病理与病理生理学在医学中的地位

　　在医学教育中,病理与病理生理学被人们形象地比喻为基础医学和临床医学之间的桥梁,是因为在医学教学体系中学习病理与病理生理学首先必须具备解剖学、组织胚胎学、生理学、生物化学、寄生虫学、病原微生物学和免疫学等基础学科的知识,而病理与病理生理学的教学目的则是引导学生用上述基础学科的知识来辨别患病机体所出现的各种病理现象并掌握其发展规律,为后续各门专业课程的学习打下基础。因此,一名医学生只有很好地掌握

病理与病理生理学基础知识,才能学好各门专业课程。在医疗工作中,利用病理与病理生理学的活体组织检查法诊断疾病是迄今最可靠的方法。细胞学检查在肿瘤早期诊断等方面具有重要的作用。尸体解剖学检验能对临床诊断和死因判断做出最权威的终极性回答,是提高临床诊断和医疗水平的重要方法。随着医学科学的发展,临床医学的诊断技术和手段日益增多,但很多疾病,尤其是肿瘤性疾病的诊断,还有赖于病理诊断。另外,临床病理与病理生理学的数据和资料也是科研教学等方面的宝贵材料来源。同时在医疗纠纷和法律纠纷案例中也常需要通过病理诊断做出正确结论。总之,病理与病理生理学为医学之本,在临床医学、医学教育、医学科研等方面扮演着重要角色。

四、如何学好病理与病理生理学

学习病理与病理生理学应自觉运用辩证唯物主义的基本观点和思维方法,正确地分析和解决各种病理与病理生理学问题。在学习方法上应注意以下几点。

1. 重视病理与病理生理学专业名词、术语的理解和掌握　病理与病理生理学中有许多专业名词术语,需正确理解其概念的内涵和外延,有些名词术语(如机化与化生,变质与变性)易混淆,要认真加以区别,理解它们的本质特征。

2. 运用运动发展的观点分析理解任何病理变化　运动是纯对的,静止是相对的,疾病也是如此。因此,在观察任何病理变化时,都要运用发展的观点去分析理解,才能比较全面地认识疾病的本质。

3. 理解形态结构与功能和代谢之间的关系　疾病的病理变化包括形态结构、功能、代谢三方面,这三方面的变化之间是互相联系、互相影响、互为因果的,在学习中要将它们联系起来加以理解,全面认识病变的实质。

4. 重视局部与整体的辩证关系　人体是一个完整的统一体,各系统和器官是互相联系、密切相关的,疾病的局部病变只是全身反应的局部表现,整体的功能状况会影响到局部病变的发生发展和转归。相反,任何一个局部病变在一定条件下又会影响到全身,两者之间有着不可分割的联系。

5. 重视与相关学科的关系　机体正常的形态、功能和代谢特点是正确分析、判断和理解疾病病理变化及其发生机制的基础。

6. 重视病理与病理生理学与临床的联系　病理变化是临床表现产生的根源,要学会运用病理与病理生理学知识分析、解释临床现象,重视病理与病理生理学知识与临床的联系。

五、病理与病理生理学的研究方法

病理与病理生理学的研究方法有经典的,也有近数十年来发展起来的,概括起来主要有以下几种:

1. 尸体解剖(autopsy)　简称尸检。通过尸检对死者各器官、组织进行肉眼和镜下观察,结合临床资料明确诊断,查明死因,总结经验,提高临床诊疗和护理水平。尸检为病理与病理生理学的基本研究方法之一,通过大量尸检资料的积累,不仅可以研究疾病发生发展的规律,而且能及时发现传染病、地方病和一些新的疾病。法医学鉴定也常运用到尸体解剖。尸检积累的标本,也为教学和科研提供了大量有价值的资料。

2. 活体组织检查(biopsy)　简称活检,即用钳取、切取、穿刺、局部切除等手段从患者活体采取组织进行病理检查，以确定诊断，指导临床诊疗。此法是临床上最常用的一种病理形态学检查和诊断方法，尤其对良性和恶性肿瘤的鉴别以及某些疑难病例的确诊具有重要价值。

 知 识 窗

快速石蜡切片

快速石蜡切片是一种病理检查方法。通常用于鉴定肿瘤或取材的性质属于良性肿瘤还是恶性肿瘤。在手术过程中对性质不明的肿瘤，切取病变组织做快速石蜡或冷冻切片，能迅速确定肿瘤的性质，决定手术范围。

3. 细胞学检查（cytology）　又称脱落细胞学检查，是指通过刮取、吸取等方法采集病变处脱落细胞或用细针穿刺吸取病变组织的细胞图片，染色后进行诊断。其具有方法简便、创伤小、可重复等优点，主要用于人群的大规模防癌普查。但由于没有组织结构、细胞常有变性，细胞学检查易出现假阴性结果。

4. 动物实验（animal experiment）　是研究疾病的一种重要方法，即在适宜动物体内复制某些人类疾病的模型。动物模型可用于研究疾病的病因学、发病学、病理改变及疾病的转归。其优点在于可根据需要对疾病进行任何方式的观察研究，如疗效观察或药物的副作用等。但动物与人存在种系差异，不能把动物实验结果直接套用于人体。

5. 组织和细胞培养（tissue and cell culture）　是指将人体或动物的某种组织或细胞用适宜的培养基在体外培养，以观察组织或细胞病变的发生、发展，也可观察药物等外来因子对培养细胞的影响。该法周期短、见效快，体外实验条件容易控制。缺点是体外环境与复杂的体内整体环境有很大不同，因此不能将体外研究结果与体内病变过程等同对待。

6. 组织化学和免疫组织化学　组织化学（histochemistry）一般称为特殊染色，是指通过应用某些能与组织或细胞的化学成分进行特异性结合的显色试剂，定位显示病变组织、细胞的特殊化学成分（如蛋白质、酶和核酸等）；免疫组织化学（immunohistochemistry）是利用抗原抗体的特异性结合反应来检测定位组织或细胞内的抗原或抗体。组织化学和免疫组织化学广泛应用于疾病的诊断、鉴别诊断和病理与病理生理学研究。

7. 超微结构观察（ultrastructural observation）　用电子显微镜对细胞内部和表面结构进行更细微的观察，从亚细胞（细胞器）水平上了解细胞病变。

除上述方法外，近数十年发展起来的病理与病理生理学领域的高新技术有流式细胞仪技术、图像分析技术、分子原位杂交、聚合酶链反应（polymerase chain reaction，PCR）、共聚焦显微镜技术、组织芯片技术等，这些新技术为研究疾病、发展病理学与病理生理学理论提供了更多的途径。

六、病理与病理生理学发展简史

病理与病理生理学的发展史也就是人类在认识疾病过程中唯物论和辩证法不断战胜唯心论和形而上学的历史。古希腊名医希波克拉底（Hippocrates，公元前 460—前 370 年）首创液体病理学。近代病理学是从 18 世纪发展起来的，是建立在解剖学基础上的，意大利临床学家莫尔加尼（Morgagni，1682—1771）根据尸检积累的资料，证明了疾病和器官异常的关系,创立了器官病理学。19 世纪随着显微镜和染料的出现和应用,德国病理学家魏尔啸(Virchow)通过对病变组织细胞的深入观察创立了细胞病理学。近代,随着科学的发展,电镜问世,免疫学、遗传学、细胞和分子生物学进展,病理与病理生理学从经典的形态学范畴进入亚分子和分子水平。随着研究内容的拓展与深入,在病理与病理生理学范畴内又出现了新的学科分支,如外科病理与病理生理学、妇产科病理与病理生理学等。随着边缘学科的兴起及研究方法的互相渗透,又出现了超微病理学、免疫病理学、实验病理学、定量病理学、遗传病理学及分子病理学等。可以说,病理与病理生理学已进入一个崭新的发展阶段。

 知 识 窗

菲尔绍淋巴结

菲尔绍淋巴结(Virchow lymph node)通常指肿瘤向左侧锁骨上窝淋巴结群转移,因此处系胸导管进颈静脉的入口,这种肿大的淋巴结称为 Virchow 淋巴结,常为胃癌、胰腺癌、食管癌、肺癌转移的标志,可毫无症状。

 临床应用

临床病理讨论会

临床病理讨论会(Clinical Pathological Conference,CPC),始创于 20 世纪初的美国哈佛大学医学院。其形式为由临床医师和病理医师共同参加,对疑难病或有学术价值的尸检病例的临床表现及其病理检查结果进行综合分析、讨论。其目的在于汲取诊治教训,提高诊治水平,促进医学诊疗科研及教育事业的发展。目前,已经成为世界各国医疗机构经常开展的一项学术性活动。

 思考题

1. 病理与病理生理学在医学中的地位?
2. 如何学好病理与病理生理学?
3. 病理与病理生理学课程知识点的学习对你今后在临床护理工作实践中正确指导、护理和关爱患者,避免护理不当有何意义?

课件

自测题

(丁凤云)

第一章 疾病概论

第一节 医 学 模 式

一、医学模式的形成

医学模式是在医学实践活动过程中逐渐形成的观察和处理医学领域中有关问题的基本思想和主要方法。由于医学包括认识和实践两个方面,所以医学模式也就包括医学认知型和医学行为模式。前者是指一定历史时期人们对医学自身的认识,即医学认识论;后者是指一定历史时期人们的医学实践活动的行为范式,即医学方法论。因此,医学模式又叫医学观,是人们考虑和研究医学问题时所遵循的总的原则和总的出发点,是人们从总体上认识健康和疾病以及相互转化的哲学观点,包括健康观、疾病观、诊断观、治疗观等。医学模式影响着某一时期整个医学工作的思维及行为方式。

二、医学模式的演变

医学模式经历了从神灵主义医学模式、自然哲学医学模式、机械论医学模式、生物医学模式、生态医学模式到生物-心理-社会医学模式的演变。1977 年美国罗彻斯特大学精神病学、内科学教授恩格尔(George L. Engel)正式提出了生物-心理-社会医学模式新概念,实现了对生物医学模式的超越。

 知识窗

生物-心理-社会医学模式

生物-心理-社会医学模式认为:导致人类疾病的不只是生物因素,还有社会因素和心理因素。疾病治疗除了传统的生物学方法以外,还应当包括社会科学法和心理学方法;医学研究对象不仅是自然的人,还要研究人的状态和人所处的环境;医学必须建立在人与其生存环境的和谐适应基础上,而不仅仅是简单的治病、防病和促进健康;应当从生物、心理和社会等方面来观察、分析和思考健康与疾病问题。现代生物-心理-社会医学模式由恩格尔提出,又称恩格尔模式。

第二节　现代医学模式的影响

现代医学模式(即生物-心理-社会医学模式)的形成是现代医学发展的基本观点、概念框架、思维方式、发展规范的总和。随着社会的发展,人类疾病谱的变化,新的医学模式的诞生,直接影响医院在整个社会发展中的定位与走向。因此,医院管理者如何看待和理解新的医学模式的形成与疾病的关系,直接关系到医院的兴衰。在现代医学模式理念指导下,医学正发生着以下变化。

一、医院的医疗专业结构重心发生改变

现代医学模式的产生使医院的医疗专业结构重心发生改变,许多疾病不再是细菌、病毒和各种理化因素引起,而是根源于有害的心理、社会因素,疾病谱的变化必然带来临床实践的变化。对疾病与健康的研究必须从以实体为中心转向以系统为中心,转向用生物-心理-社会医学模式的思维和理念去考虑医学问题,对健康和疾病重新定位。

二、疾病治疗方法发生改变

生物-心理-社会医学模式推动疾病治疗方法发生改变。生物医学模式时期,医生只注意到身体和疾病,而忽略了患者是一个具有心理活动的人,医生的思维仅局限于"治病不治人"的阶段,只是用药物或手术来消除疾病,而不考虑患者生活在特定的环境里,具有一定的社会关系,一定的心理状态制约着人体的生理功能。生物-心理-社会医学模式,就充分地将人体与环境、人体与心理、人体与社会等因素之间相互联系与相互作用考虑在内,必然在治疗疾病时会考虑到生物的、心理的、社会的等多方面的因素,使人们更全面地认识健康与疾病的问题。

三、预防为主防病于未然

随着社会经济的发展,竞争的日益激烈,污染的日益严重,不良的社会因素,不良的环境,不良的生活方式,出现了新的疾病谱,如心脑血管疾病、糖尿病、肿瘤、艾滋病等,越来越多的疾病成为威胁人终生的疾患,医生无法通过物理或化学的手段从人体中将它们驱除,治疗只是尽力延长患者的生命,而不能彻底治愈。医生只有呼吁全社会重视改善生存环境并科学指导患者改善生活方式,调整饮食结构,改变不良行为,纠正不良心态,加强健康教育,把生物预防或医学预防扩大到社会预防和心理预防,从单纯的治疗向预防保健转化,使预防贯穿疾病的发生、发展和转变中。

四、新的医学模式提出新的就医模式

生物-心理-社会医学模式在原有高尚医德要求之外,对医务人员提出新的医德要求;高

度弘扬医学人道主义精神,尊重患者的生命价值、尊严、地位和自主权,平等对待每一位患者,塑造并维护医患、护患之间的平衡、平等的关系。

 临床应用

医患纠纷

总结医患纠纷的原因,大多数是由于医患之间缺乏沟通,医生对患者的社会心理因素了解不够。根据现代生物-心理-社会医学模式理念,治疗单纯以技术手段是远远不够的,恰当地给予患者关怀,尤其是人文关怀是必不可少的,医护人员应该让患者感受到医学充满着人性的关爱;要改变技术至上的观点,要实现医学技术与人文关怀相结合,才能有效改善医患关系、更好地提高医疗质量和治疗效果,从而使医学焕发出勃勃生机。

第三节 健康、疾病与亚健康

一、健康

长期以来,人们普遍认为健康(health)就是没有疾病或病痛,但这是不准确、不全面的。1948年世界卫生组织(World Health Organization,WHO)在其宪章中提出:健康不仅是没有疾病或病痛,而且是身体上、心理上和社会上的完好状态。健康包括3个层面,显示了一种积极的健康观。目前可以这样认为:一个健康的人应具备比较强壮的身体素质、健全的心理与精神状态以及良好的环境适应能力。

健康的标准不是绝对的。随着社会的发展和进步,健康的水平、内涵也在不断变化。不同地区、不同群体、不同个体或者个体在不同的年龄阶段,健康的程度或水平可以各不相同。

二、亚健康

亚健康(sub-health)是指机体虽无明确的疾病,却呈现生活力降低,适应力呈不同程度减退的一种生理状态,是介于健康和疾病之间的一个特殊阶段。亚健康状态既可以向健康状态转化,也可进一步发展为各种疾病,是一种从量变到质变的准备阶段。对亚健康的研究,将是生命科学研究的重要组成部分。健康是人们最宝贵的财富,作为一名医护人员,不仅要认真做好临床工作,更应该积极宣传和参与预防保健工作,去除亚健康因素,促进人类健康。

三、疾病

目前,对疾病尚无统一的定义。按照生物-心理-社会医学模式的疾病观认为:疾病是机体在一定的病因作用下,因自稳调节紊乱而发生的异常生命活动过程。在此过程中,体内发生一系列功能、代谢和形态结构的改变(病理变化),临床出现各种不同的症状、体征并可伴有心理活动和社会行为的异常(临床表现),特别是对环境的适应能力和劳动能力的减弱甚至丧失。症状是指疾病过程中患者主观感觉到的异常现象,如头晕、乏力、恶心、腹痛。体征是指疾病时客观存在的异常变化,常可用各种诊查手段而获得,如肝大、杂音、啰音、瘀斑等。社会行为异常是指劳动、人际交往等一切作为社会成员的活动异常,如焦虑、狂躁、昏睡、注意力不集中。但并非所有疾病都有症状、体征和社会行为异常,如早期动脉粥样硬化、早期结核病等都可能没有明显的症状及体征。存在于不同疾病中的一系列共同的功能、代谢和形态结构的异常变化称为病理过程,如淤血、炎症、水肿、发热。病理状态是指发展非常缓慢的病理过程的后果,如烧伤后的瘢痕形成等。

第四节　病因学概述

病因学(etiology)主要研究疾病的发生原因和条件。疾病的发生都是有原因的,能够引起疾病的因素称为致病因素或病因。病因包括致病的原因和条件。前者是指能引起某一疾病不可缺少的特异性因素,它是引起疾病必不可少的;后者是指凡能影响原因对机体的作用,促进或阻碍疾病发生的各种体内、外因素。诱因属于条件的范畴,是指可以加强原因的损伤作用,从而促进某一疾病或病理过程发生的因素。例如,感冒的原因是感冒病毒,而机体抵抗力或免疫力不足为其条件,劳累或受凉则为其诱因。

一、病因种类

病因的种类很多,大致可以分为以下几类。

(一)生物性因素

生物因素是最常见的致病因素,包括病原微生物(如细菌、病毒、支原体、衣原体、立克次体、螺旋体、真菌等)和寄生虫(如原虫、蠕虫等)。它们通过一定的途径侵入机体,可在体内繁殖。但机体是否发病,除与病原体的数量、侵袭力及毒力有关外,也与机体的免疫力等条件有密切的关系。

(二)理化因素

1. 物理因素　机械暴力(引起创伤、震荡、骨折等)、温度(引起烧伤、中暑、冻伤)、电流(引起电击伤)、电离辐射(引起放射病)、气压(引起高山病、减压病)等。物理性因素能否致病及严重程度,主要取决于这些因素的强度和作用时间的长短。

2. 化学因素　无机和有机化学物质,达到一定浓度或剂量时可引起人体化学性损害或中毒,如强酸、强碱、一氧化碳、有机磷农药等。化学因素对机体的作用部位,大多有一定的选择性,如一氧化碳与血红蛋白有很强的亲和力,使红细胞失去携氧能力而致病;有机磷毒物与机体胆碱酯酶结合并抑制其活性,引起乙酰胆碱蓄积而致病。

(三)营养性因素

营养物质过多和营养物质不足均可引起疾病。长期大量摄入高热量食物可引起肥胖病,并与动脉粥样硬化的发生有密切关系。营养物质摄入不足可引起营养不良,如维生素 B_1 缺乏可引起脚气病、维生素 D 缺乏引起佝偻病、缺碘引起甲状腺肿等。

(四)遗传性因素

遗传性因素在疾病发生中的作用有两方面。

1. 直接致病作用　遗传因素直接致病引起遗传性疾病,亲代生殖细胞中遗传物质的缺陷(如基因突变或染色体畸变)遗传给子代。基因突变引起分子病,如血友病;染色体畸变引起染色体病,如 21-三体型综合征。

2. **遗传易感性** 是指有易患某种疾病的遗传素质,在一定环境因素作用下,机体才发生相应的疾病,如高血压病、糖尿病等。

(五)先天性因素

先天性因素指能够损害正在发育胎儿的有害因素,由先天性因素引起的疾病称为先天性疾病。某些化学物质、药物、病毒等可导致胎儿畸形或缺陷,如母体在妊娠早期感染风疹病毒后,胎儿可患先天性心脏病,这类疾病不会遗传给子代,不属于遗传性疾病。但有的先天性疾病是可以遗传的,如唇裂、多指(趾)等。

(六)免疫性因素

免疫性因素指使机体受到损害的免疫应答或免疫缺陷,包括:①超敏反应性疾病,如过敏性休克、支气管哮喘、荨麻疹等;②自身免疫性疾病,如全身性红斑狼疮、类风湿性关节炎;③免疫缺陷病,其特点是容易发生各种感染和恶性肿瘤。

(七)社会、心理因素和生活方式

我国近30年来,疾病谱和死因谱正在发生改变,传染病逐渐被控制,心、脑血管疾病和恶性肿瘤发病率逐渐上升。这意味着社会条件的改变,致病原因和条件也随之改变,社会、心理因素和生活方式对人类健康与疾病的影响日益突出。

社会因素包括社会制度、社会环境和生活、劳动、卫生条件等,其中社会制度是起决定作用的社会因素。社会进步、经济发展、生活、劳动和卫生条件的改善以及计划免疫的实施等,可以增进健康,预防和减少疾病的发生;反之,社会动乱、经济落后、人口拥挤、环境污染、家庭缺陷等可直接或间接致病。

心理因素主要指人体内在的心理素质、心理发育和心理特点,它对机体各器官、系统的活动起重要作用,与疾病的发生、发展和转归有密切关系。积极、乐观、坚强的心理状态是保持和增进健康的必要条件,即使患病,也有助于疾病的康复。消极的心理状态如焦虑、忧郁、长期紧张等可引起各系统功能失调,促使疾病的发生,尤其是高血压病、冠心病、溃疡病等心身疾病的发生、发展与心理因素有密切关系。近年来发现,某些肿瘤的发生及预后与心理因素也有关系。

生活方式是指个人和/或社会的行为模式。不良的生活方式和行为习惯(如吸烟、酗酒、不良的饮食习惯、文体活动过少)可损害健康,引起许多疾病。艾滋病、肿瘤和心脑血管疾病等都与不良行为有密切关系。加强自我保健,改善生活方式,是预防疾病的重要措施。此外,性别、年龄、气候及环境等都与疾病的发生、发展有关。疾病发生的原因是多种多样的,没有原因的疾病是不存在的。尽管还有不少疾病的病因尚未明了,相信随着医学的发展,这些疾病的病因终将被阐明。

二、疾病的病因网络关系

新的医学模式认为:人或患者是一个完整的系统;心、身是互相联系的;人与环境密切联系;心理因素在人类的调节和适应等功能活动中有能动的作用。与传统的生物医学模式不同,生物-心理-社会医学模式是一种系统论和整体观的医学模式,要求医学把人看成是一个多层次的完整的连续体,也就是在健康和疾病问题上,要同时考虑生物的、心理和行为以及社会的各种因素的综合作用。疾病是多种多样的因素综合作用的结果,而不是某种单一因素在起作用,这就是疾病的病因网络关系理念。

第五节　发病学概述

发病学(pathogenesis)主要研究疾病发生、发展过程中的一般规律。虽然不同疾病有不同的发病特点,但又存在着共同的基本规律。

一、自稳调节紊乱

正常机体在不断变动的内外环境因素作用下能够维持各器官系统功能和代谢的正常进行,维持内环境的相对的动态稳定性,这主要是在神经和体液的调节下实现的,称自稳态或称内环境稳定。自稳态是维持机体正常生命活动所必须的条件,包括正常机体的体温、心率、呼吸、血压、代谢强度、腺体分泌、免疫功能状态以及体液的 pH 等。

自稳调节紊乱是疾病发生中的一个普遍存在的规律。病因通过其对机体的损害性作用(包括神经、体液、细胞及分子机制)而使体内自稳调节的某一个或多个方面发生紊乱;而自稳调节任何一个方面的紊乱,不仅会引起相应的功能和代谢活动发生障碍,而且往往会通过连锁反应,牵动其他环节,使自稳调节的其他方面也相继发生紊乱,从而造成更为广泛而严重的生命活动障碍。

二、因果交替规律

图片:创伤大出血时的因果转化

因果交替是疾病发生发展中的一个基本规律。原始病因引起的结果表现为机体的某些损伤,而这些损伤又可能成为原因而引起新的结果。这种原因与结果不断交替,形成了一个链式发展的疾病过程。如果在疾病或病理过程的因果交替过程中,使病情不断发展恶化,甚至死亡,即形成所谓的恶性循环。反之,使病情向康复发展,即构成良性循环。例如:外伤→大失血→血容量减少→心排血量减少→血压下降→反射性交感神经兴奋→小血管收缩→组织缺氧、代谢障碍→微循环淤血→回心血量和心排血量进一步减少→休克,可使病情不断加重、恶化,甚至死亡;相反,机体血管收缩、血栓形成等具有止血作用,血液重分布保证重要生命器官功能,心率加快、心肌收缩力增强,动脉血压得以维持,若能及时采取有效的止血、输血等措施,就可防止病情发展,进而好转、康复。

> **临床应用**
>
> **因果交替规律临床应用**
>
> 认识疾病过程中的疾病的因果转化规律,采取有效措施,及早阻断恶性循环,促成良性循环,就可使疾病向有利于康复的方向发展。

三、损伤与抗损伤对立统一

在疾病的发展过程中,机体可出现两类不同的变化,一类是原始病因引起的因果交替对机体造成的各种病理损伤;另一类是机体对抗这些损伤的各种反应,包括各种防御适应反应和代偿措施,统称为抗损伤反应。

　　损伤与抗损伤之间相互联系、相互对抗的复杂关系贯穿于疾病的始终,决定着疾病的发展方向和结局。当损伤作用占主导地位时,疾病就会恶化;当抗损伤反应占主导地位时,疾病就朝着好转和康复的方向发展。例如,在大出血的病例中,缺血、缺氧环节属于损伤性变化;而动脉血压下降,反射性引起交感神经兴奋,使动脉血压维持一定水平进而保证心脑等重要器官的血液供应,这一连串的反应属于抗损伤反应。但是在疾病发展过程中,损伤与抗损伤反应又不是固定不变的,在一定条件下,它们可以向各自相反的方向转化,如创伤中的小血管收缩时间过长,可造成组织血液灌流量减少,其中肾血液灌流量过低可造成肾功能损伤,此时的小血管收缩就从抗损伤反应转化成损伤作用。

四、局部与整体密切关联

　　人体是一个完整的统一体,各个系统和器官是互相联系、密切相关的,疾病的局部病变只是全身反应的局部表现,整体的功能状况会影响到局部病变的发生发展和转归。相反任何一个局部病变在一定条件下又会影响到全身,两者之间有着不可分割的联系。

 知识窗

人类基因组计划

　　人类基因组计划(human genome project,HGP)研究和测定人类基因组碱基对序列,寻找人类基因及在染色体上的位置,破译人类遗传信息。它的实施揭示了人类生命的奥秘,同时对一些疾病相关基因或易感基因的寻找及基因诊断、治疗奠定了基础,最终达到防病治病,提高人类健康水平的目的。

第六节　疾病的经过与转归

　　疾病是一个过程,有其开始和终结,医学上通常将疾病的发展过程分4期。急性传染病的阶段性较为明显;有些疾病(如肿瘤)的阶段性则不明显。

一、潜伏期

　　潜伏期是指病因作用于人体到出现最初症状前的阶段。此期就有机体的抗损伤与病因的损伤的斗争反应。如果机体防御能力战胜了病因,疾病即告终结;否则疾病将进一步发展,进入前驱期。潜伏期长短不一,有些疾病无明显潜伏期,如创伤、烧伤;有些疾病的潜伏期较长,如麻风可长达10余年。但同一疾病的潜伏期的长短是比较恒定的。由于潜伏期无症状、体征,故临床上一般不易被发现。正确认识此期,有利于传染病的早期隔离、预防和治疗。

二、前驱期

　　前驱期是指从疾病出现最初症状到出现典型的临床表现前的阶段,常有全身不适、乏力、畏寒、头痛、食欲缺乏等非特异性症状,故不能作为确诊的依据。此期持续时间长短不一。若能及早发现和重视,有助于疾病的早期诊断和早期治疗。

三、症状明显期

症状明显期是指疾病的典型症状相继出现的阶段,是疾病的高潮期。例如急性肝炎患者,往往在乏力、食欲缺乏、腹胀等一般症状之后,出现明显的肝区疼痛和黄疸等特征性表现。临床多以此期的典型症状及体征作为诊断疾病的依据。根据此期持续时间的长短可将一些疾病分为急性、亚急性和慢性3种类型。

四、转归期

转归期是疾病的最后阶段。疾病的转归有康复和死亡两种形式,取决于损伤与抗损伤之间的力量对比,以及是否得到正确及时的治疗。

（一）康复

康复分为完全康复和不完全康复两种。

1. 完全康复　是指疾病时所发生的损伤性变化(包括病理变化和临床表现)完全消失,机体的稳态和对环境的适应能力也完全恢复正常。有些传染病康复后机体还能获得特异性的免疫力,甚至终身免疫(如伤寒)。

2. 不完全康复　是指疾病的损伤性变化得到了控制,主要症状、体征消失,但体内某些基本病理变化尚存在,机体靠代偿维持基本正常的生命活动,有时可留下后遗症,如风湿性心内膜炎遗留的心瓣膜病变。临床上许多疾病的痊愈,实际上均为不完全康复。

（二）死亡

死亡是机体作为一个整体的功能永久停止,是指机体生命活动终止,是生命的必然结局,常由于疾病的损伤性变化极为严重,而抗损伤反应不足或自稳调节严重紊乱,且未得到及时正确的治疗等导致。衰老所致生理性死亡少见,通常衰老同时都伴有各种老年性疾病。

传统的观念把死亡分为3个阶段,即濒死期(临终状态)、临床死亡期和生物学死亡期。长期以来,人们以心跳、呼吸停止,反射消失来判断的死亡,这实际上是临床死亡期的标志,但在一定时间内各种组织仍有微弱的代谢,生命活动并未真正结束,应及时采取紧急抢救措施,尚有复苏可能。

随着复苏技术的发展及普及,以及器官移植的开展,对死亡有了新的认识,并提出了脑死亡的概念。所谓脑死亡(brain death),是指全脑(主要包括大脑和脑干)功能不可逆性丧失,此时的机体作为一个整体的功能永久停止。

判断脑死亡的主要依据:①不可逆昏迷和对外界刺激完全失去反应;②无自主呼吸;③瞳孔散大、固定;④脑神经反射消失,如瞳孔对光反射、角膜反射、咳嗽反射、咽反射等均消失;⑤脑电波消失及脑血管造影证明脑血液循环停止。

采用脑死亡标准的意义主要有:①有助于准确判断死亡时间;②确定终止复苏抢救的界线,减轻无效抢救的大量经济和人力消耗;③为器官移植创造了良好的时机。用脑死亡作为判断死亡的标志是社会发展的需要,也是对死者的尊重,正逐渐被人们所接受和采用。

脑死亡和植物人是两个不同的概念。植物人是大脑皮质功能严重损害,受害者处于不可逆的深昏迷状态,丧失意识活动,但皮质下中枢可维持,有自主呼吸运动和心跳,此种状态称"植物状态",处于此种状态的患者称"植物人",是与植物生存状态相似的特殊的人体状态,除保留一些本能性的神经反射和进行物质及能量的代谢能力外,认知能力(包括对自己存在的认知力)已完全丧失,无任何主动活动。

思考题

1. 植物人和脑死亡有哪些区别?
2. 谈谈你对护理工作中运用完整的生物、心理、社会医学观认识疾病,形成科学的健康观、疾病观,关爱生命的认识以及你对患者进行心理社会健康的维护与指导的理解。

课件

自测题

(丁凤云)

第二章　组织的损伤、修复与适应

第一节　细胞和组织的适应

　　适应是生物对内外环境变化的应答。细胞、组织和器官在内外环境发生改变或受到轻微致损伤因素持久作用时，可改变其自身的功能、代谢和结构以达到新的平衡，这一过程称为适应(adaptation)。通过适应反应，机体能耐受各种刺激，避免损伤。因此，适应是正常细胞与损伤细胞的中间状态。适应的形态学表现有萎缩、肥大、增生、化生，涉及细胞数目、大小或细胞分化的改变。

一、萎缩

　　已经发育正常的实质细胞、组织或器官体积的缩小称为萎缩(atrophy)。器官、组织的萎缩，是由实质细胞体积缩小或细胞数目减少所致或两者兼有。萎缩只发生于已发育正常的器官。组织器官未发育或发育不良不属于萎缩范畴。

　　(一)原因和分类

　　1. 生理性萎缩　是生命过程中的正常现象，如青春期后胸腺的萎缩(这种现象又称退化)；女性绝经后卵巢、子宫的萎缩；老年性萎缩兼有生理性萎缩和病理性萎缩的性质。

　　2. 病理性萎缩　病理状态下的萎缩原因不一，范围也不同，有的表现为全身性萎缩，也有的表现为局部性萎缩。

　　(1)全身性萎缩

　　1)全身营养不良性萎缩：常见于慢性消耗性疾病如严重的结核病患者，恶性肿瘤晚期。

严重的全身性萎缩称恶病质。全身萎缩时首先萎缩的是脂肪组织,最后发生萎缩的是脑和心肌。

2)内分泌性萎缩:内分泌腺功能紊乱可导致靶组织、器官严重萎缩,如垂体肿瘤时患者明显消瘦,甲状腺、肾上腺、性腺等靶器官明显地萎缩,引起所谓垂体性恶病质。

(2)局部性萎缩

1)局部营养不良性萎缩:因局部血供障碍所致,如脑动脉粥样硬化引起的脑萎缩。

2)失用性萎缩:器官组织长期功能丧失,导致血液供应和物质代谢降低,如肢体骨折固定后肌肉及骨骼的萎缩。

3)压迫性萎缩:因组织器官长期受压所引起的萎缩,如脑积水时的脑萎缩。

4)去神经性萎缩:神经对局部组织和器官的代谢有调节作用,若神经的这种功能丧失即可引起萎缩,这种萎缩称去神经性萎缩,如患脊髓灰质炎时脊髓前角运动神经元被破坏,相应肌肉和骨组织发生的萎缩。

临床上,某种萎缩可能有多种因素共同参与,如骨折肢体肌肉的萎缩就可能与神经损伤、功能丧失、局部血液循环不良(石膏固定过紧)、石膏固定压迫等诸多因素共同作用有关。

(二)病理变化

萎缩的细胞、组织、器官除体积缩小外,重量常减轻,色泽变深,细胞器大量退化。心、肝萎缩时,由于细胞内出现脂褐素,外观呈现深褐色,称为褐色萎缩。脑萎缩时可见脑回变窄,脑沟加深加宽(图2-1)。实质细胞萎缩时,间质成纤维细胞和脂肪细胞可以发生增生,甚至造成器官、组织体积的增大,此即假性肥大。

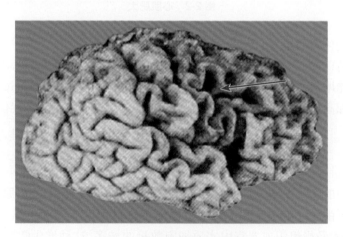

图2-1 缺血导致部分脑萎缩
箭头所处示脑回变窄,脑沟加宽。

(三)影响及结局

萎缩一般为可复性病变,去除病因后轻度的病理性萎缩可逐渐恢复,但如果引起萎缩的原因长期存在,则萎缩的细胞最终可死亡。萎缩的细胞、组织、器官功能大多下降,如肌萎缩时收缩力降低;脑萎缩时思维能力减弱,记忆减退。

二、肥大

细胞、组织器官体积的增大称为肥大(hypertrophy)。组织、器官的肥大通常是由于实质细胞的体积增大所致,可伴有细胞数量的增加。实质细胞体积缩小和/或数量减少,纤维或脂肪组织大量增生使组织或器官体积增大称为假性肥大。

（一）类型

肥大分生理性肥大和病理性肥大。因器官、组织的功能负荷增加而引起的肥大称为代偿性肥大(compensatory hypertrophy),如患高血压病时,由于外周阻力增加,左心室负荷过重,导致的左心室心肌肥大(图2-2)。由于内分泌激素增多作用于效应器所致的肥大属内分泌性(激素性)肥大(endocrine hypertrophy),如妊娠期雌激素分泌增多引起的子宫肥大。

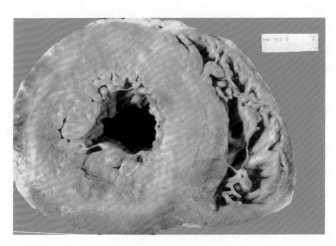

图 2-2　心肌肥大

（二）病理变化及后果

肥大组织器官的实质细胞内的脱氧核糖核酸(deoxyriboNucleic acid,DNA)含量和细胞器增多,细胞功能增强。但肥大器官的功能代偿作用是有一定限度的,超过限度将导致器官的功能失代偿,如高血压病晚期左心室发生的肌源性扩张与肥大不具有代偿意义。

三、增生

从广义角度讲,凡是细胞繁殖分裂使细胞数目增多均称为增生(hyperplasia)。增生既可发生在器官、组织的实质细胞,也可发生在间质,如组织损伤严重,不能由原来的同种组织再生进行修复时,则由成纤维细胞和毛细血管内皮细胞增生形成肉芽组织,最终通过瘢痕修复。而狭义的增生乃指组织或器官内实质细胞数量的增多,这种增生常导致组织或器官的增大。增生常伴有细胞的肥大。

（一）原因和类型

根据原因和性质的不同,增生分为生理性增生和病理性增生两种。

1. 生理性增生

（1）代偿性增生:如部分肝叶切除后残存肝细胞的增生。

（2）激素性增生:如女性青春期乳房小叶腺上皮及月经周期中子宫内膜腺体的增生。

2. 病理性增生

（1）激素过多:如雌激素绝对或相对增加,会导致子宫内膜腺体增生过长,由此引起功能性子宫出血。

（2）生长因子过多：组织器官损伤时，毛细血管内皮细胞和成纤维细胞受到损伤处增多的生长因子的刺激而发生增生，使损伤得以修复。

（二）影响及结局

实质细胞的增生常伴有组织器官功能的增强或恢复；间质的过度增生会引起组织器官硬化等不良后果，如慢性纤维空洞型肺结核时，肺内纤维组织大量广泛地增生，最终引起肺硬化。细胞增生可以是弥漫性的，表现为增生组织、器官的弥漫性增大；或者是局限性的，在组织、器官中形成单发或多发增生性结节。大部分病理性细胞增生（如炎性增生）会随原因的去除而停止，若细胞增生过度则可在不典型增生的基础上演变为肿瘤性增生。

四、化生

一种分化成熟的细胞类型转变为另一种分化成熟的细胞类型的过程称为化生（metaplasia）。化生不是由一种分化成熟的细胞直接转变为另一种成熟的细胞，而是由组织中具有分裂增殖和多向分化潜能的幼稚未分化细胞或干细胞转分化所致，也就是所谓的横向分化。例如，子宫颈柱状上皮下的幼稚储备细胞具有向柱状上皮和鳞状上皮分化的能力，通常情况向柱状上皮分化，在慢性炎症时转分化为鳞状上皮，导致子宫颈柱状上皮的鳞状上皮化生（图2-3）。化生只发生在同类组织，通常发生在上皮细胞之间或间叶细胞之间。

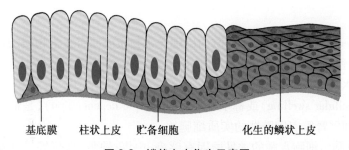

基底膜　柱状上皮　贮备细胞　化生的鳞状上皮

图2-3　鳞状上皮化生示意图

（一）常见类型

1. 鳞状上皮化生　最常见。例如，慢性支气管炎时支气管黏膜的假复层纤毛柱状上皮转变为鳞状上皮；慢性宫颈炎时宫颈黏膜上皮也常发生鳞状化生。

2. 肠上皮化生　好发于慢性萎缩性胃炎时，此时部分胃黏膜上皮转变为含有帕内特细胞或杯状细胞的小肠或大肠上皮组织，称肠上皮化生。一般认为，胃黏膜的肠上皮化生，尤其是大肠型肠上皮化生有可能成为胃癌的发生基础，而小肠型肠上皮化生与胃癌的关系则不大。

3. 结缔组织化生　间叶组织中幼稚的成纤维细胞损伤后转化为骨母细胞或软骨母细胞，分别化生为骨或软骨，称为骨或软骨化生。

（二）影响及结局

化生有利有弊。化生是机体对环境中不良刺激因子发生防御反应的一种表现形式。从某个角度讲是有利的，如慢性支气管炎时的鳞状上皮化生能增强局部黏膜抵御外界刺激的能力。但另一方面，上皮表面失去纤毛，会减弱呼吸道黏膜的自净能力；如果引起化生的因素持续存在，化生的上皮还可能发展为肿瘤。

第二节 细胞和组织的损伤

如果内外因素的刺激超过了细胞、组织的耐受与适应能力,细胞与组织就会产生形态、功能和代谢的损伤性变化。轻度的损伤可表现为变性,严重者细胞死亡。变性可发生于细胞内和/或组织的间质中。细胞内变性是可逆的;细胞间质的变性(如结缔组织的玻璃样变性)是不可逆的。细胞死亡包括坏死和细胞凋亡。细胞凋亡生理性(多数情况)、病理性均可。但坏死都是病理性的、不可逆的。

不可逆损伤见于刺激很强或刺激持续存在时。适应与损伤是大多数疾病发生发展过程中的基础性的病理变化。

细胞组织损伤的原因有:①外界致病因素,如生物性、理化性、营养缺乏等;②机体内部因素,如免疫、遗传、神经内分泌、年龄、性别等;③社会心理因素,如社会、心理、精神、行为以及医源性因素均能导致损伤;反之,躯体疾病也会引起心理行为的反应,两者相辅相成。

细胞损伤的机制复杂,主要有细胞膜的破坏、活性氧类物质的损伤、细胞内高游离钙的损伤、缺氧、化学毒素、遗传变异等。上述因素互为因果或相互作用,导致损伤发生和发展。

一、变性

变性(degeneration)是指细胞或间质内出现异常物质或原有正常物质的蓄积现象。常见的变性有以下几种。

(一)细胞水肿

细胞水肿(cellular swelling)或称水样变性(hydropic degeneration),是最常见的轻度细胞变性,多见于心、肝、肾等实质脏器的实质细胞。

1. 原因和机制   细胞水肿的常见原因有感染、中毒、缺氧、高热等。其发生机制一般认为是在上述原因作用下,细胞线粒体受损导致腺苷三磷酸(adenosine triphosphate,ATP)生成减少,细胞膜 Na^+-K^+ 泵功能障碍,导致细胞内钠水增多。

2. 病理变化   肉眼观,病变的器官体积变大、包膜紧张、重量增加、颜色变淡。镜下观,细胞体积增大,染色变淡,细胞质中充满红色的细颗粒(电镜下观为肿胀的线粒体和扩张的内质网)(图2-4)。若钠水进一步积聚,水肿细胞体积明显增大如气球,整个细胞的胞质染色变淡、高度疏松、透明,称气球样变(图2-5),常见于病毒性肝炎时的肝细胞。

3. 影响和结局   细胞水肿是可复性变性,原因去除可恢复正常。若原因持续存在,可演变为坏死。细胞水肿时,器官、组织的功能降低。

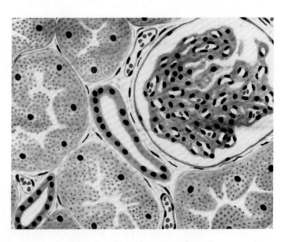

图 2-4   肾小管上皮细胞水肿

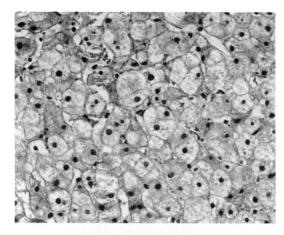

图 2-5　肝细胞气球样变

（二）脂肪变性

除脂肪细胞以外的细胞的胞质内出现脂滴或脂滴增多称脂肪变性（fatty change 或 steatosis），脂肪变性好发于心、肝、肾等的实质细胞，其中肝脏脂肪变性最常见。

1. 原因和机制　脂肪变性可由多种不同原因引起，如持续缺氧、严重感染、化学毒物或慢性乙醇（酒精）中毒、营养障碍等。其中，多数病因与细胞水肿的病因相同。因此，两种变性也常同时或相伴发生。一般脂肪变性比细胞水肿更为严重，故细胞水肿进一步发展时演变为脂肪变性。脂肪变性的机制尚未完全搞清，其中肝脏脂肪变性的机制主要有三方面。①肝细胞内脂肪酸过多：常见于高脂饮食，某些疾病造成饥饿状态或糖尿病患者糖利用障碍时，脂库中的脂肪大量动员，血浆脂肪酸浓度升高进入肝脏。②脂肪酸氧化障碍：当肝细胞受淤血、缺氧、感染等因素作用受损时，肝细胞脂肪酸氧化障碍。③脂蛋白合成障碍：肝内脂肪是通过与蛋白质结合形成脂蛋白运出肝脏的。脂蛋白合成障碍常由于合成脂蛋白的原料磷脂或组成磷脂的胆碱等物质不足或由于某些毒物、毒素破坏了细胞内质网的结构或抑制某些酶的活性，使脂肪不能转变为脂蛋白运出肝脏。

2. 病理变化　肉眼观，脂肪变性的器官、组织体积增大、重量增加、包膜紧张、颜色变黄、质软、触摸有油腻感。在肝细胞严重脂肪变性的基础上可发生坏死，继发肝硬化。心肌脂肪变性常见于严重贫血时，由于心脏冠状动脉供血分布区域不规则，可见心内膜下平行黄色条纹（脂变区）与未脂变的暗红色心肌相间排列，形如虎皮斑纹，称虎斑心。镜下观，变性细胞体积增大，细胞质中出现大小不等的脂肪空泡［苏木精-伊红（hematoxylin and eosin, H-E）染色切片中脂肪滴被酒精、二甲苯等溶解］，严重时脂肪滴融合并将细胞核挤到一边，状似脂肪细胞（图 2-6A）。如用冷冻切片作苏丹Ⅲ或锇酸染色，脂肪滴分别被染成橘红色和黑色（图 2-6B、图 2-7）。另外，脂肪变性在肝小叶内的分布与病因有关，肝淤血时，由于肝小叶

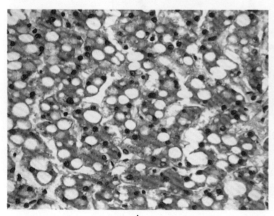

A

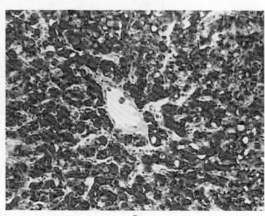

B

图 2-6　肝细胞脂肪变性

A. H-E 染色；B. 苏丹Ⅲ染色。

中央区淤血缺氧较重,脂肪变性首先发生于肝小叶中央区;肝细胞中毒时脂肪变性主要发生在肝小叶周边部,可能由于周边部肝细胞代谢较为活跃,对毒物更为敏感。

3. 影响和结局　脂肪变性是可逆变性,病因去除可恢复正常,病因持续作用可发展为细胞坏死。轻度肝脏脂肪变性时肝脏代偿能力强,一般无明显的肝功能障碍;严重弥漫性肝脂肪变性时肝大、轻度压痛、肝功能异常。长期重度肝脂肪变性可演变为肝硬化。

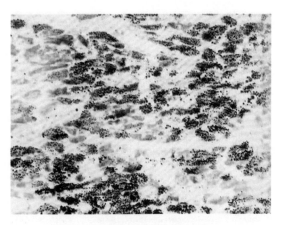

图 2-7　心肌脂肪变性(锇酸染色)

（三）玻璃样变性

视频:玻璃样变性

H-E 染色时细胞内或间质中出现均质、嗜伊红半透明状的蛋白质蓄积称玻璃样变性,又称透明变性(hyaline degeneration)。玻璃样变性只是一种形态学上的描述名词,它包含了性质不同、形态特点相似的几种病变。玻璃样变性常有 3 种类型。

1. 血管壁玻璃样变性　常见于缓进型高血压病和糖尿病时全身各处的细动脉。由于细动脉持续痉挛、缺氧,内膜通透性增加,血浆蛋白渗入沉积凝固于管壁,导致血管壁增厚变硬、弹性下降、脆性增加,管腔狭窄,甚至闭塞。血管壁的这种病变称细动脉硬化症,常导致患者血压持续性增高(图 2-8)。

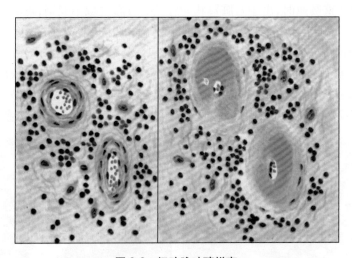

图 2-8　细动脉玻璃样变

2. 纤维结缔组织玻璃样变性　见于生理或病理性结缔组织增生时(如瘢痕、动脉粥样硬化的纤维斑块、慢性肾炎时纤维化的肾小球等),其本质是胶原纤维的老化。肉眼观,病变处灰白色、半透明、质韧无弹性(图 2-9)。

3. 细胞内玻璃样变性　此时胞质内可见大小不等、圆形均质红染物质。细胞内玻璃样变性一般不影响功能,而细动脉硬化以及纤维结缔组织的玻璃样变性则不可逆。

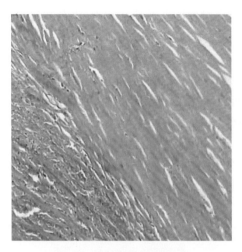

图2-9 结缔组织玻璃样变

（四）黏液样变性

组织间质内出现类黏液物质（黏多糖和蛋白质等）的聚积，称为黏液样变性（mucoid degeneration）。镜下观，病变处间质疏松、充满淡蓝色胶状物，其间散布一些多角形有突起细胞。黏液样变性常见于间叶性肿瘤、动脉粥样硬化斑块以及风湿病的病灶等处。

（五）病理性色素沉积

1. 含铁血黄素（hemosiderin） 是巨噬细胞吞噬红细胞，红细胞血红蛋白降解后形成的铁蛋白微粒聚集体，颗粒状、棕黄或金黄色、具有折光性。陈旧出血灶和溶血性疾病时全身单核巨噬细胞系统内可见含铁血黄素沉积。左心衰竭肺淤血时，巨噬细胞吞噬漏出的红细胞，这种巨噬细胞又称为心力衰竭细胞。

2. 脂褐素（lipofuscin） 是细胞自噬溶酶体内未被消化的细胞器残体，其成分为脂质和蛋白质的混合体。脂褐素常见于老人和慢性消耗性疾病患者皮肤上的色斑，实为细胞内脂褐素的沉积。

3. 黑色素（melanin） 为棕褐色或黑褐色颗粒状色素，大小形状不一致。肾上腺皮质功能低下时，患者全身皮肤黑色素增多；患黑色素痣或恶性黑色素瘤等时，局部黑色素增多。

（六）病理性钙化

骨和牙以外的组织中有固态钙盐沉积称为病理性钙化（pathologic calcification）。镜下观，钙化灶呈蓝色颗粒状。钙盐沉积于变性、坏死的组织或异物中、血栓内等处，称为营养不良性钙化，此时机体钙磷代谢正常；全身钙磷代谢失调时，钙盐沉积于正常组织内（如肾、肺和胃的间质组织），称为转移性钙化。

二、细胞死亡

（一）坏死

活体局部组织细胞的病理性死亡称为坏死（necrosis）。

1. 基本病变

（1）细胞核的变化：核的改变是细胞坏死在形态学上的主要标志，其表现主要有三种形式（图2-10）。①核固缩（pyknosis）：核脱水，染色质浓缩，嗜碱性染色增强，核体积缩小；②核碎裂（karyorrhexis）：核膜破裂，核染色质崩解为大小不等的碎片分散在胞质中；③核溶

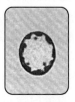

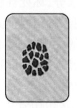
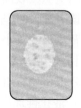

正常细胞　　　染色质边集　　　核固缩　　　核碎裂　　　核溶解

图2-10 坏死细胞核的形态变化示意图

解（karyolysis）：在 DNA 酶作用下，染色质分解、核失去对碱性染料的亲和力、染色变淡，只能看到核的轮廓，最后核完全消失。

（2）细胞质的变化：胞质内嗜碱性核糖体减少或丧失，细胞质对碱性染料苏木精的亲和力下降，而对酸性染料伊红的亲和力增强，胞质嗜酸性增强深红染，坏死后期胞质崩解。

（3）间质的变化：实质细胞坏死后的一段时间内，间质常无变化。以后，在多种水解酶作用下，基质崩解、胶原纤维肿胀断裂并进一步崩解液化。最后，坏死的实质和崩解的间质融合形成一片无结构的颗粒状红染物质。

坏死形态学改变的出现需要一段时间，早期的组织坏死常不易辨认。临床上，这种确实已经失去生活能力的组织称为失活组织，应及时清除失活组织。

临床应用

失活组织的辨认方法

临床上根据失活组织的特点进行辨认及时处理。失活组织特点：无光泽，颜色苍白、混浊；失去弹性，刺激后回缩不良；局部无血管搏动，切开后无新鲜血液流出；局部温度降低，失去正常感觉和运动功能（如肠蠕动）等。

临床应用

血液酶含量增高与坏死的早期诊断

坏死细胞被自身的溶酶体酶消化发生自溶。此外，坏死常引起急性炎症反应，炎症时渗出的中性粒细胞释放溶酶体酶引起异溶。有无炎症反应对鉴别坏死和机体死亡后的组织自溶十分有价值，后者无炎症反应。组织细胞坏死后发生的自溶性改变，镜下观要在细胞死亡数小时以后才能辨别，但由于坏死细胞膜通透性增加，胞质中的一些酶可早先释放到血液中，使血液中相应酶的含量增高，临床检测血液中这些含量增高的酶，有助于坏死的早期诊断，及时处理。

2.坏死的类型　坏死组织发生形态学改变的基本机制有两方面，即细胞的酶性消化和蛋白质的变性凝固。不同组织两者强度不同，导致坏死组织出现不同的肉眼可观的形态变化。

（1）凝固性坏死：这类坏死以蛋白质变性、凝固占优势，常由缺血缺氧引起，好发于心、肾、脾等器官。肉眼观，坏死组织质实干燥，混浊无光泽，呈灰白或黄白色。早期由于坏死组织从周围组织吸收部分水分，坏死灶膨胀并从器官表面隆起，后期坏死灶水分被吸收而略显下陷。镜下观，坏死早期细胞结构消失，但组织结构的轮廓仍存在，如早期肾梗死，坏死区内尚可见肾小球及肾小管的轮廓（图 2-11）。结核病时的干酪样坏死是一种特殊类型的凝固性坏死，因病灶中含较多脂质，坏死灶呈黄色奶酪样而得名（图 2-12）。干酪样坏死较彻底，镜下观坏死部位原有组织结构完全消失，不见组织结构的轮廓（图 2-13）。

（2）液化性坏死：坏死组织富含水分和脂质，可凝固的蛋白含量少（如脑）或组织富含蛋白酶（如胰腺组织含丰富的胰酶），坏死区酶性消化占优势，坏死组织溶解液化。脑组织的坏死称脑软化，其坏死灶称软化灶（图 2-14）。化脓性细菌或阿米巴原虫能释放或产生溶蛋

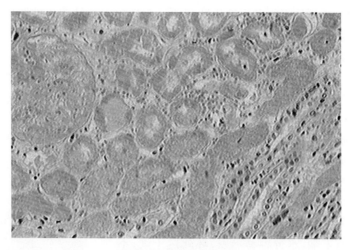

图 2-11　肾凝固性坏死
图中可见肾小球及肾小管的轮廓,但细胞结构消失。

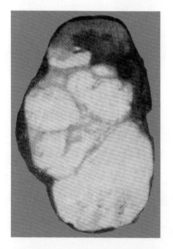

图 2-12　肾结核干酪样坏死

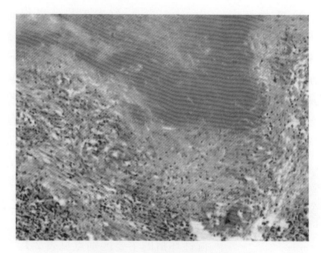

图 2-13　淋巴结干酪样坏死
图中上部红染区为淋巴结坏死部位,坏死彻底,不见组织结构轮廓。

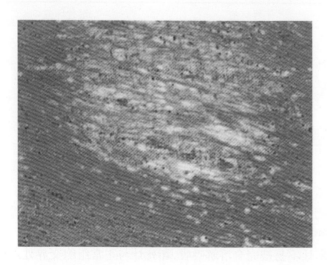

图 2-14　脑液化性坏死

图片：脂肪坏死

白酶,也可使组织发生液化性坏死。急性出血性胰腺炎的脂肪坏死,坏死的脂肪组织释放出的脂肪酸与钙结合形成钙皂,肉眼观呈质硬的灰白色斑点或小结节。

(3) 纤维素样坏死:过去称纤维素样变性。主要发生在结缔组织和小血管壁。病变处原来的组织结构崩解破坏,形成无结构的细颗粒状或小条块状物质,H-E 染色红染,强嗜酸性,与纤维素染色相似而得名。

(4) 坏疽:组织坏死后并发腐败菌感染称坏疽(gangrene)。坏疽处腐败菌分解坏死组织产生的硫化氢与红细胞崩解释放出的铁离子结合形成硫化铁,使坏死组织呈黑褐色(图 2-15)。坏疽有 3 种类型:

1) 干性坏疽(dry gangrene):好发于动脉阻塞而静脉回流通畅的四肢末端,水分容易蒸发,坏死区干硬,不利于腐败菌繁殖,腐败变化轻,病变进展慢,坏疽病灶与正常组织分界清楚。

2) 湿性坏疽(moist gangrene):好发于与外界相通的内脏(如肺、肠),在动脉血供阻断的同时,也伴有静脉回流受阻。坏死组织含有较多的水分,有益于腐败菌的繁殖,局部感染严重,组织明显肿胀、朽烂,呈污秽的暗绿或灰黑色,病变进展快,病变与正常组织分界不清。腐败菌分解坏死组织产生吲哚、粪臭素等物质,致坏疽部位有

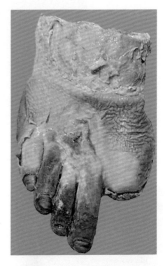
图 2-15　足干性坏疽

特殊恶臭,同时由于腐败性毒素被大量吸收可引起严重的中毒症状。

图片：气性坏疽

3) 气性坏疽(gas gangrene):是特殊的湿性坏疽,主要发生于较深的开放性创伤(尤其是战伤)合并厌氧产气腐败菌感染。细菌在分解坏死组织的过程中产生大量气体,坏死组织呈蜂窝状,按之有捻发感,病变发展迅猛,由于大量毒素被吸收,中毒症状严重,需紧急处理。

干、湿性坏疽的主要区别点见表 2-1。

表 2-1　干、湿性坏疽的主要区别

区别点	干性坏疽	湿性坏疽
原因	单纯性动脉阻塞	动脉阻塞伴淤血
好发部位	四肢末端	与外界相通的脏器
外观特点	干硬黑色,含水少	污秽的暗绿或灰黑色
与周围分界	清楚	不清楚
臭味	无或轻	明显
全身中毒症状	无或轻	严重

3. 坏死的结局

(1) 局部炎症反应:溶解坏死物刺激局部可引起急性炎症反应。

(2) 溶解吸收:小范围坏死灶被中性粒细胞或组织崩解所释放的蛋白溶解酶溶解液化,液化坏死物质被淋巴管、血管吸收或被巨噬细胞吞噬清除。

(3) 分离排出:较大的坏死灶不易被完全溶解吸收,坏死灶与正常组织交界处出现充血

和白细胞浸润,这些白细胞不断坏死崩解释放溶蛋白酶,加速坏死灶边缘处的溶解吸收,使坏死组织与健康组织分离,有利于坏死灶的脱落排出。皮肤、黏膜坏死脱落排出后形成的较浅的缺损称糜烂(erosion),较深者称溃疡(ulcer);肺、肾等脏器的坏死灶溶解后经自然管道排出后残留的空腔称为空洞(cavity)。

(4) 机化与包裹:肉芽组织取代坏死组织、血栓、血肿、炎性渗出物、异物等的过程,称机化(organization)。较大的坏死灶不能完全机化,则在坏死灶周围长出肉芽组织将其包围,称为包裹(encapsulation)。

(5) 钙化:坏死灶内有固态钙盐沉积,称坏死钙化。

4. 坏死的后果　坏死的影响与后果与下列因素有关:

(1) 坏死组织细胞的生理重要性:如心、脑坏死后果重。

(2) 坏死范围大小:如重症肝炎时肝细胞的大片坏死可造成死亡。

(3) 坏死组织细胞的再生功能:如肝脏、上皮组织细胞再生能力强,坏死后有可能通过再生恢复其结构和功能;神经细胞损伤则不能再生。

(4) 坏死器官代偿能力:如肺、肾等成对器官储备代偿能力强,一侧肾切除能通过另一侧肾功能的代偿来维持生命。

(二) 细胞凋亡

凋亡(apoptosis)是机体内散在的单个细胞在一定条件下通过启动其自身内部预存的死亡程序而发生的程序性自然细胞死亡过程。凋亡与胚胎发育、器官形成、成熟细胞的自我更新、激素依赖的生理性退化以及自身免疫性疾病和肿瘤的发生发展密切相关。凋亡多见于生理情况下,也可见于病理条件下。凋亡与坏死不同。凋亡是细胞的"主动"死亡,是机体排除不需要细胞的一种方式。这种细胞死亡同细胞生长一样受细胞内特殊基因控制,按一定程序发生,故又称为程序性细胞死亡(programmed cell death)。

凋亡细胞具有特殊的生化和形态学改变。细胞凋亡最重要的生化改变是 DNA 断裂,在基因调控下,细胞内核酸内切酶被激活,DNA 降解为以核小体为单位的片段,从而导致核染色质的凝集,激发了细胞程序性死亡过程。

凋亡通常仅表现为单个细胞的死亡。凋亡细胞脱水浓缩,体积小,圆形,核染色质在皱褶的核膜下凝集成新月状,细胞连接松解,细胞最终凋落形成凋亡小体(图 2-16)。与坏死不

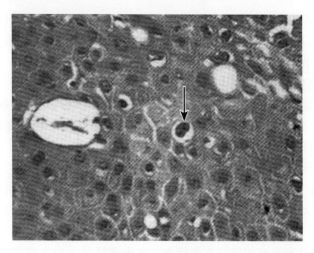

图 2-16　凋亡小体

凋亡细胞(↓)与邻近细胞分离,胞质嗜酸性,核浓缩形成凋亡小体。

同,凋亡细胞膜完好无损,故凋亡不引起周围炎症反应。凋亡细胞一经产生,就会被特异性
识别系统和巨噬细胞清除,通常情况下不易观察到。综上所述,细胞坏死与细胞凋亡不同,
两者的主要区别点见表 2-2。

表 2-2　细胞坏死与细胞凋亡的区别

区别点	细胞凋亡	细胞坏死
细胞核	染色质边缘化,核凝集、断裂	核浓缩、碎裂、溶解
细胞质	浓缩,胞质小泡,细胞器结构保存	显著肿胀,细胞器结构破坏
细胞膜	完整,凋亡小体形成	破裂,无凋亡小体形成
生化特征	核酸内切酶活化	核酸内切酶无活化
DNA 电泳	阶梯状条带	弥漫分布的电泳拖带
炎症反应	缺乏,凋亡小体被吞噬	存在
发病机制	由凋亡相关基因调控	与基因调控无关
诱导原因	生理性(多数情况)病理性均可	仅见于病理性的损伤

第三节　损伤的修复

缺损修补恢复的过程,称为修复(repair)。修复后可完全或部分恢复原组织的结构与功
能。修复有两种形式:①缺损由邻近健康的同种细胞修复称再生(regeneration);②缺损首先
通过肉芽组织增生填补,以后肉芽组织转变为瘢痕组织称纤维性修复(也称瘢痕修复)。损
伤由同种细胞修复称完全修复。纤维性修复为不完全性修复。在多数情况下,由于多种损
伤同时存在,如阑尾外科手术切口有皮肤、皮下组织、腹壁肌肉以及筋膜的损伤,故两种修复
过程常同时存在。

一、再生

再生分生理性再生及病理性再生。生理过程中许多细胞组织不断衰老、死亡,由新生的
同种细胞不断补充,这一过程称为生理性再生。在病因作用下,组织细胞缺损后发生的再生
称病理性再生。本节主要讨论病理性再生。

(一)组织的再生能力

组织细胞再生能力不同。一般而言,低等动物比高等动物再生能力强;幼稚组织比分化
高的组织再生能力强;平时易遭受损伤的组织细胞及生理情况下经常更新的细胞有较强再
生能力;反之,再生能力较弱或缺乏再生能力。

按再生能力不同,人体细胞分 3 类。

1. 不稳定细胞　再生能力很强。在生理情况下,它们能够新陈代谢周期性更换。病理
损伤时也表现出强大的再生能力,常表现为再生性修复。这类细胞包括皮肤表皮、胃肠道和
呼吸道的黏膜上皮、男女生殖器官管腔的被覆细胞、腺体的导管上皮、淋巴造血细胞等。

2. 稳定细胞　具有潜在的较强再生能力。在生理情况下增生现象不明显,处于细胞周
期的 G_0 期,但在损伤刺激下进入 G_1 期,开始分裂增殖,参与再生修复。稳定细胞见于各种

腺体及腺性器官的实质细胞,如肝、胰、汗腺、皮脂腺及肾小管上皮细胞等,此外还有间叶细胞及其各种衍生细胞,如成纤维细胞、骨、软骨、平滑肌细胞等。

3. 永久性细胞 基本上无再生能力。此类细胞包括神经细胞、心肌细胞及骨骼肌细胞。心肌细胞、骨骼肌细胞再生能力极弱,没有再生修复的实际意义,一旦损伤往往代之以瘢痕,造成永久性缺失。

（二）几种组织的再生过程

1. 上皮组织的再生

（1）被覆上皮再生:皮肤鳞状上皮受损后,由创缘或基底部残存的基底细胞分裂增生向缺损中心移动,先形成单层上皮,完全覆盖缺损后,再分化为鳞状上皮。黏膜上皮也以同样的方式再生,新生的黏膜细胞初为立方形,以后增高演变为柱状上皮。

（2）腺上皮再生:腺体损伤后,若基膜完好,残存腺上皮增生可恢复原有结构与功能;若腺体损伤累及基膜,腺上皮虽可增生,但恢复原结构则非常困难,如肝细胞再生能力强,但如肝小叶网状支架塌陷破坏,肝细胞的再生不能恢复原肝小叶结构,成为结构紊乱的假小叶,最终引发肝硬化。

2. 血管的再生 主要发生在小血管。大血管离断后需手术吻合,吻合两端的内皮细胞增生连接恢复内膜结构,而离断的肌层则难以再生,通过瘢痕修复。小血管的再生是以毛细血管的再生为起点的。毛细血管多以出芽方式再生,首先由毛细血管内皮细胞肥大、分裂增生开始,形成向外突起的实心内皮细胞条索,进而由于血流的冲击形成管腔并相互吻合构成毛细血管网（图 2-17）。以后,为适应功能需要,新生的毛细血管可进一步改进成小动脉或小静脉。

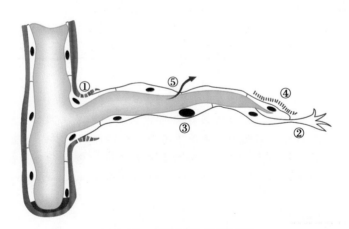

图 2-17 毛细血管再生模式图
①基底膜溶解;②细胞移动和趋化;③细胞增生;④细胞管形成、成熟及生长抑制;⑤细胞间通透性增加。

3. 纤维组织的再生 在损伤刺激下,静止状态的纤维细胞和未分化的间叶细胞分化形成幼稚的成纤维细胞。成纤维细胞体积较大、椭圆形或因胞体有突起而呈星芒状。当成纤维细胞停止分裂后在细胞周围形成胶原纤维,随着细胞的成熟,细胞周围胶原纤维逐渐增多,同时成纤维细胞又转变为长梭形的纤维细胞（图 2-18）。在再生的纤维组织中存在着一种具有较强收缩能力的成肌纤维细胞,这种细胞具有成纤维细胞和平滑肌细胞的双重特点。如果新生纤维组织内含有这种细胞较多,会引起新生纤维组织的过度收缩。

4. 神经组织的再生   外周神经损伤后,若与其相连的神经细胞体存活,则可完全再生。其再生过程为:首先断端远侧端的神经髓鞘与轴突崩解吸收,断端近侧一小段神经纤维也发生同样变化,然后神经膜细胞增生、轴突生长,最后神经轴突生长至末梢,多余的神经髓鞘与轴突消失(图 2-19)。如果近端再生的神经轴突未能延伸至远端髓鞘内,只在断端处长出很多细支,与增生的纤维组织绞缠在一起形成瘤样肿块,称创伤性神经瘤,引起顽固疼痛。

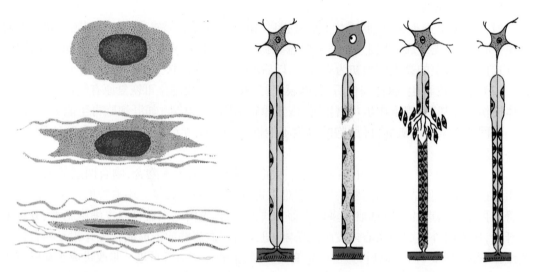

图 2-18   成纤维细胞产生胶原纤维并转化为纤维细胞模式图

图 2-19   神经组织再生模式图

 知识窗

干 细 胞

干细胞是指具有无限或较长时间自我更新和多向分化潜能的一类细胞。有胚胎性干细胞和成体干细胞两种。胚胎干细胞源于着床前胚胎内细胞群的全能干细胞,它可分化为成体所有类型的成熟细胞。成体干细胞是存在于一些器官组织中的具有自我更新和一定分化潜能的不成熟细胞。成体干细胞既可向本身组织分化,也可分化为无关组织类型的成熟细胞,即转分化。干细胞的转分化使传统认为不可修复、不可再生的组织的完全修复成为可能。

二、纤维性修复

前述再生已阐明,纤维性修复开始于肉芽组织的增生,以后肉芽组织转变为瘢痕组织。

(一)肉芽组织

1. 肉芽组织的成分与形态   肉芽组织(granulation tissue)主要由新生毛细血管、增生的成纤维细胞及少量炎细胞组成,肉眼观呈鲜红色,颗粒状,柔软湿润似鲜嫩的肉芽故而得名。镜下观,新生的毛细血管垂直于创面,并在近创缘表面处互相吻合形成弓状突起,毛细血管间是大量成纤维细胞及数量不等的炎细胞(图2-20)。另外,电镜研究发现肉芽组织中尚存在肌成纤维细胞(myofibroblast),在创伤收缩中起重要作用。如果创面存在感染、异物或局部血液循环不良,肉芽组织生长不良,称为不良的肉芽组织或非健康的肉芽组织,其外观苍白、水肿,无弹性,颗粒不明显,触之不出血,表面有脓性渗出物覆盖。这种肉芽组织生长缓慢,必须加以清除,使其重新长出健康肉芽,否则伤口将不易愈合。高出创缘表面皮肤的过度增生的肉芽组织也应加以清除,否则将形成瘢痕隆起。

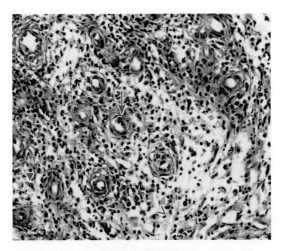

图2-20　肉芽组织

↑. 毛细血管;▲. 纤维母细胞;∧. 炎性细胞。

2. 肉芽组织的作用与结局　肉芽组织在创伤愈合中的作用有:抗感染和保护创面;机化血凝块、坏死组织及异物等;填补伤口及其他组织缺损等作用。随着肉芽组织的成熟,间质中的炎细胞减少并逐步消失;多数毛细血管闭合消失,少数演变成小动脉及小静脉;成纤维细胞产生大量胶原纤维,转变为纤维细胞,组织胶原化而转化为瘢痕组织。

（二）瘢痕组织

1. 形态结构　经过上述纤维化过程,肉芽组织转变为血管稀少,主要由胶原纤维组成的瘢痕组织(scar tissue)。肉眼观灰白色、质地坚韧、缺乏弹性。镜下观,瘢痕组织由大量平行或交错分布的胶原纤维束组成,胶原纤维均质红染即玻璃样变性。

2. 作用　瘢痕形成对机体有有利的一面:①保持组织器官的完整性。瘢痕组织能把创口或其他缺损长期地填补连接起来,有利于保持器官组织的完整性。②保持组织器官的坚固性。瘢痕组织中含大量胶原纤维,并且胶原纤维平行或交错分布,使这种填补和连接相当牢固,有利于保持器官组织的坚固性。

3. 对机体影响　瘢痕形成对机体造成的不利或有害影响如下。①瘢痕收缩:尤其是关节附近和重要器官的瘢痕常导致关节挛缩或活动受限。②瘢痕粘连:常影响器官组织功能,如心包粘连影响心脏搏动。③器官硬化:器官广泛损伤导致广泛纤维化玻璃样变,可发生器官硬化。④瘢痕疙瘩:瘢痕增生过度突出于皮肤表面并向周围不规则扩延称瘢痕疙瘩(keloid),也叫肥大性瘢痕(临床上又称为"蟹足肿")。⑤瘢痕膨出:如果瘢痕中胶原纤维形成不足或承受张力大而持久,缺乏弹性的瘢痕可逐渐膨出,导致腹壁疝形成、心脏室壁瘤形成等。

第四节 创 伤 愈 合

在外力作用下,皮肤等组织离断或缺损后的愈合过程,称创伤愈合(wound healing),这是一个包括各种组织再生、肉芽组织增生以及纤维化形成瘢痕的复杂组合。

一、创伤愈合的基本过程

创伤程度不同,愈合方式不同。最轻的损伤仅伤及皮肤表层,此时通过上皮再生愈合。下面以皮肤手术切口为例,阐述创伤愈合的基本过程。

视频:创伤愈合的基本过程

1. 伤口的早期变化   创口局部有不同程度的组织损伤,出血及炎症反应。血液以及炎性渗出物中的纤维蛋白原凝固形成血凝块填满伤口,血凝块表面水分蒸发、干燥形成痂皮。血凝块和痂皮对伤口起填充和保护作用。

2. 创口收缩   2~3d 后,创口边缘的全层皮肤及皮下组织向中心移动,创面缩小,直至 2 周左右停止。伤口收缩有利于缩小创面,对愈合十分有利。伤口收缩与创缘新生的肌纤维母细胞有关,而与胶原无关。

3. 肉芽组织增生及瘢痕形成   从第 2~3d 开始,自创口边缘及底部长出肉芽组织机化血凝块,逐渐填平伤口;第 5~6d 开始,成纤维细胞产生胶原纤维,肉芽组织演变为瘢痕组织;大约在伤后 1 个月瘢痕完全形成。瘢痕组织抗拉力强度只有正常皮肤的 70%~80%。因此,腹壁、心脏等部位较大瘢痕有可能在内压作用下逐渐膨出形成腹壁瘤或室壁瘤。

4. 表皮及其他组织再生   损伤 24h 内,创缘上皮基底层细胞开始在血凝块下向中心移动、增生,大约伤后 48h 连接成片,伤后 5d 内就可恢复原上皮层厚度并且有角化层的正常表皮结构。

如果创口过大(直径大于 20cm),往往需要植皮。如果毛囊、汗腺、皮脂腺等被完全破坏,则由瘢痕修复。

二、皮肤、软组织的创伤愈合

根据组织损伤程度、有无感染分 3 种类型。

1. 一期愈合   见于组织缺损少、创缘整齐、无感染、经粘合或缝合后,创面能严密对合的伤口,如外科无菌手术切口。这种伤口内只有少量血凝块,炎症反应轻,表皮再生在 1~2d 内便可完成。在第 2 天就可从伤口边缘长出肉芽组织并很快将伤口填满,5~6d 胶原纤维形成(可拆线),2~3 周完全愈合,留下线状瘢痕。一期愈合时间短,瘢痕形成少。

2. 二期愈合   见于组织损伤大、创缘不规则不整齐、无法整齐对合或感染明显,炎症反应重的伤口。这类伤口往往需要清创术清除坏死及异物,控制感染后才能愈合。清创的目的是使二期愈合的伤口转变为一期愈合的伤口,达到一期愈合的目的。二期愈合和一期愈合的基本过程相同,但由于二期愈合肉芽组织增生明显,愈合后形成的瘢痕较大,需时也较长。二期愈合常影响脏器外形与功能。一、二期愈合区别见表 2-3。

3. 痂下愈合   创伤表面的血液、渗出物及坏死组织干燥后形成硬痂覆盖于创口表面,上述愈合过程在痂下进行,待上皮再生完成后硬痂脱落。其愈合时间往往较无痂者长,这是因为表皮再生前必须首先将痂皮溶解,然后才能向前生长。痂皮对伤口有一定保护作用,但如果痂下渗出液较多易继发感染,不利于愈合。

表 2-3　一、二期愈合的区别

区别点	一期愈合	二期愈合
伤口特点	小而整齐、规则、易缝合对位	大、不规则、不易缝合对位
感染	无	常伴有
异物	无	常伴有
清创手术	不需要	需要
肉芽组织形成	少	多
瘢痕	小,外形与切口外形吻合	大,甚至形成瘢痕隆起
时间	短(1 周左右)	常,或长短不一

三、骨折愈合

骨的再生能力很强,但其愈合的好坏以及所需时间与骨折部位、性质(骨折有外伤性骨折和病理性骨折两大类)、错位程度、年龄等因素有关。多数情况下能完全愈合,恢复正常结构和功能。骨折愈合基本过程分以下几个阶段。

1. 血肿形成　骨组织和骨髓都有丰富的血管,骨折时血管破裂出血形成血肿并发生凝固暂时连接骨断端。

2. 纤维性骨痂形成　骨折 2~3d 后,肉芽组织长入血肿内将血肿取代而机化。继而发生纤维化形成纤维性骨痂或称临时性骨痂,起初步固定作用。血肿完全机化需 2~3 周。

3. 骨性骨痂形成　上述纤维性骨痂逐渐分化出骨母细胞,骨母细胞分泌骨基质并成熟为骨细胞形成类骨组织,以后出现钙盐沉积,转变为骨组织,即骨性骨痂。骨性骨痂中骨小梁排列紊乱,结构不致密,仍然达不到正常功能需要。另外,纤维性骨痂中的软骨组织也可经过软骨内化骨形成骨性骨痂。软骨形成与骨折断端固定不良有关。

4. 骨痂改建与再塑　上述骨痂形成后,断端被幼稚的排列不规则的编织骨连接起来,为适应生理需求,还需进一步改建为成熟的板状骨,并重新恢复骨皮质与骨髓腔的正常关系。骨痂改建是在破骨细胞的骨吸收及骨母细胞新骨形成的协调下完成的。骨折愈合过程见图 2-21。

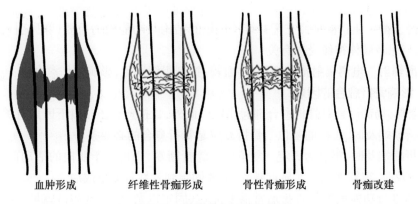

| 血肿形成 | 纤维性骨痂形成 | 骨性骨痂形成 | 骨痂改建 |

图 2-21　骨折愈合过程模式图

知 识 窗

病理性骨折

　　病理性骨折是指在某些疾病的基础上,在通常不足以引起骨折的外力作用下引起的骨折,或没有任何外力作用而引起的自发性骨折。骨的原发性或转移性肿瘤是病理性骨折最常见的原因;另外老年、各种营养不良和内分泌等因素引起的全身性骨质疏松以及骨的发育障碍都可引起病理性骨折。骨科专家一再强调:骨科检查的手法一定要轻柔,千万不要给骨病患者再雪上加霜,造成后果严重的病理性骨折。

四、影响创伤愈合的因素

　　创伤愈合除首先取决于损伤程度、组织再生能力外,还受很多因素影响,了解其影响因素的目的是避免不利因素,创造有利条件,促进组织修复。

　　(一)全身因素

　　1. 年龄　青少年的组织再生能力强、愈合快。老年人因常伴动脉粥样硬化,组织血供差及免疫力降低等因素,故而再生能力差,愈合慢。

　　2. 营养　营养物质尤其是蛋白质和维生素 C 缺乏,对愈合有很大影响。蛋白质严重缺乏,尤其是含硫氨基酸——甲硫氨酸、胱氨酸缺乏时,肉芽组织及胶原形成不良,不仅创面愈合速度减慢,而且抗张力强度低。维生素 C 缺乏也影响胶原纤维形成。在微量元素中锌对创伤愈合有重要作用,其作用机制可能与锌是细胞内一些氧化酶的成分有关。因此,补锌能促进愈合。此外,某些疾病如糖尿病以及糖皮质激素均能影响创伤愈合。

　　(二)局部因素

　　1. 感染与异物　感染使渗出物增多,创口张力增加、裂开。许多化脓菌产生的毒素与酶能引起组织坏死,基质和胶原纤维溶解,加重局部损伤。因此,只有局部感染被控制后修复才能顺利进行。异物对局部组织有刺激作用,可引起异物反应,妨碍修复。

　　2. 局部血液循环　局部良好的血液循环既是组织再生所需要的氧和营养物质的来源保证,又与坏死物的吸收、局部感染的控制密切关联。因此,局部血液供应良好时再生修复较为理想;相反则伤口愈合迟缓,如下肢静脉曲张患者小腿发生溃疡后常迁延不愈,变为慢性溃疡。

　　3. 神经支配　正常的神经支配对维持组织的结构与功能极为重要,麻风引起的溃疡不易愈合,这与患者肢体神经受损有关。

　　4. 电离辐射　电离辐射损伤细胞、小血管,抑制组织再生,影响创伤愈合。

　　(三)影响骨折愈合的因素

　　上述全身、局部因素对骨折愈合都起作用。此外,骨折愈合还与以下因素有关。

　　1. 骨折断端及时、正确的复位　骨折复位是骨折愈合的必要条件。

　　2. 骨折断端及时、牢靠的固定　复位后的骨折断端,仍可由于肌肉的活动而发生错位。因此复位后及时、牢靠地固定尤显重要,一般要固定到骨性骨痂形成后。

　　3. 早期进行功能锻炼　骨折后常需要复位、固定以及卧床,这些措施虽然有利于局部愈合,但长期卧床不活动,一方面引起局部血供不良,另一方面长期固定不动又会导致骨及肌肉的失用性萎缩,引起关节强直等并发症。因此,在不影响局部固定的情况下,应尽早离床活动,正确处理好动与静的辩证关系。

思考题

如何运用骨折愈合病理知识于护理临床实践中,正确指导、护理和关心骨折患者,避免护理不当影响骨折愈合、诱发骨折后相应并发症?

课件　　　　　　自测题

（周颖婷）

第三章　局部血液循环障碍

学习目标

　　掌握:充血、淤血、血栓形成、栓塞、梗死概念。
　　熟悉:肝、肺淤血的病理变化;血栓形成的原因、结局及对机体的影响;栓子运行途径;栓塞的常见类型与后果;梗死的原因、类型、病变、常见器官梗死的后果。
　　了解:充血的原因;出血的原因、后果。

　　血液循环是维持机体新陈代谢,保证机体内环境稳定和机能活动正常的必要条件。血液循环一旦发生障碍,则引起相应组织、器官出现代谢紊乱、功能异常和形态结构改变,重者甚至导致机体死亡。血液循环障碍分全身性和局部性两类:全身性血液循环障碍是整个心血管系统功能的失调,如心力衰竭、休克等;局部血液循环障碍则是由于局部的血量、血液性状、血管内容物及血管壁的异常而引起,两者之间既有区别,又有联系。本章重点介绍局部血液循环障碍。

第一节　充　血

　　局部组织或器官的血管内血液含量增多称为充血(hyperemia),按其发生机制分为动脉性充血和静脉性充血两类(图3-1)。

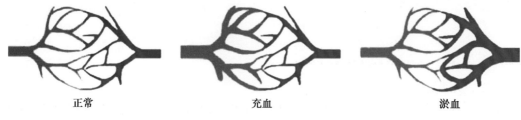

正常　　　　　　　　　　充血　　　　　　　　　　淤血

图3-1　充血示意图

一、动脉性充血

　　局部组织或器官由于动脉血输入量增多而发生的充血称为动脉性充血(arterial hyperemia),简称充血。

（一）原因及类型

各种原因通过神经体液作用,使血管舒张神经兴奋性增高或血管收缩神经兴奋性降低,引起细动脉扩张。凡能引起细动脉扩张的原因，都可引起器官和局部组织充血。

1. 生理性充血　是由于器官和组织的生理性代谢增强而发生的充血，如进食后的胃肠黏膜充血、运动时的骨骼肌充血等。

2. 病理性充血　各种病理状态下的充血。

（1）炎症性充血：是较为常见的病理性充血。炎症反应的早期，由于致炎因子的刺激引起的轴突反射和组胺等血管活性物质的作用，引起局部组织的细动脉扩张充血。

（2）减压后充血：局部器官和组织长期受压（如绷带包扎肢体或腹水压迫腹腔器官）后，组织内的血管张力降低，若一旦压力突然解除，受压组织内的细动脉发生反射性扩张，称为减压后充血。

（3）侧支性充血：局部组织由于缺血、缺氧，代谢不全产物积聚，刺激血管运动神经而导致的缺血周围组织吻合支动脉扩张充血，这种充血具有代偿意义。

（二）病理变化及结局

动脉性充血的器官和组织内血量增多，体积可轻度增大。充血如发生于体表，可见局部组织的颜色鲜红，温度升高。镜下观局部细动脉及毛细血管扩张，充满血细胞。动脉性充血是短暂的血管反应，原因消除后，局部血量迅速恢复正常，一般不遗留不良后果。但在某些情况下可能会引起严重后果，如血压升高引起的脑血管充血可能导致血管破裂出血，甚至引起死亡。

二、静脉性充血

局部组织或器官由于静脉血液回流受阻使血液淤积在小静脉和毛细血管内而发生的充血，称为静脉性充血（venous hyperemia），简称淤血（congestion）。静脉性充血远较动脉性充血多见，具有重要的临床和病理意义。

（一）原因

1. 静脉受压　由于静脉血管壁较薄以及静脉压力较低，轻微的压迫就足以阻碍静脉血液回流，引起淤血，如妊娠子宫压迫髂静脉引起的下肢静脉性充血，肿瘤压迫静脉引起相应组织或器官淤血，以及肝硬化时肝内肝静脉分支受增生肝细胞结节压迫引起门静脉所属器官的静脉性充血等。

2. 静脉腔阻塞　静脉血栓形成可以造成静脉腔的阻塞，引起相应器官或组织的静脉性充血。但由于静脉的分支多，只有当静脉腔阻塞而血流又不能充分地通过侧支回流时，才发生静脉性充血。

3. 心力衰竭　二尖瓣狭窄引起左心衰竭时，肺静脉回流受阻，可导致肺淤血；肺源性心脏病引起的右心衰竭，可导致体循环淤血。

（二）病理变化

淤血的组织器官，由于血液的淤积而肿胀。淤血发生于体表时，由于血液内氧合血红蛋白减少，还原血红蛋白增多，局部可呈紫蓝色，称为发绀（cyanosis）。局部血流淤滞，毛细血管扩张，散热增加，体表温度降低。镜下观淤血的组织小静脉和毛细血管扩张，充满血液。

（三）后果

淤血对机体的影响决定于淤血的范围、淤血发生的速度、持续的时间以及侧支循环建立的状况。淤血的原因去除，淤血可以消退。较长期的淤血，使局部组织内代谢中间产物蓄积，从而损害毛细血管，使其通透性增高，加之淤血时

0301

图片：淤血的后果

小静脉和毛细血管内流体静压升高,导致局部组织发生淤血性水肿,严重时红细胞漏出形成淤血性出血。长期淤血,由于氧和营养物质供应不足和代谢中间产物堆积,还可引起实质细胞的萎缩、变性甚至坏死。大量纤维组织增生可引起组织器官逐渐变硬,导致淤血性硬化。

（四）重要器官的淤血

视频:槟榔肝

1. 慢性肝淤血　主要见于右心衰竭者。肉眼观,肝脏体积增大,被膜紧张,暗红色,质地变实,切面呈红(淤血)黄(肝脂肪变性)相间状似槟榔的花纹,称为槟榔肝(nutmeg liver)(图 3-2)。镜下观,肝小叶中央静脉及肝窦扩张、淤血;肝小叶中心区肝细胞萎缩、消失;周边部肝细胞发生脂肪变性(图 3-3)。长期慢性肝淤血,肝内大量纤维组织增生形成淤血性肝硬化。

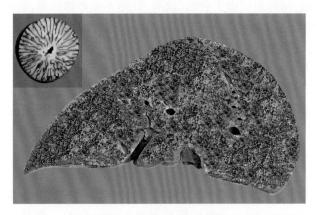

图 3-2　慢性肝淤血大体

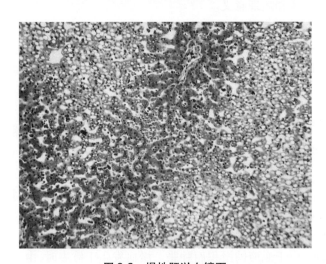

图 3-3　慢性肝淤血镜下

视频:慢性肺淤血

2. 慢性肺淤血　主要由左心衰竭引起。肉眼观,肺组织体积增大,暗红色,质地变实,切面有红色泡沫状液体流出。镜下观,肺泡壁毛细血管和小静脉扩张充血,部分肺泡腔内积聚漏出的水肿液、红细胞以及大量吞噬含铁血黄素的巨噬细胞,称为心力衰竭细胞(heart failure cell)(图 3-4)。长期慢性肺淤血,纤维组织增生,肺质地变硬,大量含铁血黄素沉积,颜色呈棕褐色,称为肺褐色硬化(brown duration)。临床上肺淤血的患者常出现明显气促、缺氧、发绀、咳

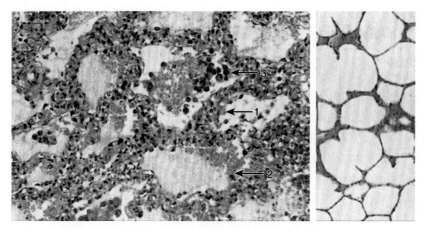

图 3-4 慢性肺淤血镜下

1. 肺泡壁毛细血管扩张充血,肺泡壁变厚;2. 肺泡腔内含有浆液及红细胞;3. 心力衰竭细胞。

嗽、咳粉红色泡沫痰等症状。

第二节 出 血

血液从血管或心腔溢出,称为出血(hemorrhage)。流出的血液进入体腔或组织间隙者,称为内出血;血液流出体外称为外出血。

一、原因和发病机制

按血液溢出的机制可将出血分为破裂性出血和漏出性出血。

1. 破裂性出血 是由心脏或血管壁破裂所致。心脏破裂见于室壁瘤的破裂,动脉血管破裂见于主动脉瘤,肺结核空洞对肺血管壁的破坏,肺癌、胃癌、子宫颈癌的癌组织侵蚀局部血管壁,胃和十二指肠慢性溃疡,溃疡底部的血管被病变侵蚀。静脉破裂性出血的原因除创伤外,较常见的如肝硬化时食管静脉曲张的破裂。毛细血管的破裂性出血发生于局部软组织的损伤。

2. 漏出性出血 由于毛细血管和细静脉壁的通透性增高,使得红细胞漏至血管外。漏出性出血的原因很多,可归纳为以下 3 种。

(1) 血管壁损害:缺氧使毛细血管内皮细胞变性,造成血管壁通透性增加;病原毒素使血管壁内皮细胞及基底膜损伤;维生素 C 缺乏可引起毛细血管基底膜破裂、血管周围胶原减少及内皮细胞连接处分开而致管壁通透性升高。

(2) 血小板减少和功能障碍:血小板的正常数量和质量是维持毛细血管通透性正常的重要因素,血小板减少到一定数量即可发生漏出性出血,如白血病、再生障碍性贫血等均可使血小板生成减少;原发性血小板减少性紫癜、弥散性血管内凝血(disseminated intravascular coagulation, DIC)使血小板破坏或消耗过多;某些药物在体内诱发抗原抗体复合物免疫反应所形成的免疫复合物吸附于血小板表面,使后者连同免疫复合物被巨噬细胞所吞噬;一些细菌的内毒素和外毒素也有破坏血小板的作用。

(3) 凝血因子缺乏:凝血因子Ⅷ(血友病 A)、Ⅸ(血友病 B),纤维蛋白原以及凝血酶原,凝血因子Ⅳ、Ⅴ、Ⅶ、Ⅹ、Ⅺ等的先天性缺乏或肝实质疾患时肝细胞合成凝血因子Ⅶ、Ⅸ、Ⅹ减少,弥散性血管内凝血时凝血因子消耗过多等,均有出血倾向。

二、病理变化及后果

内出血可发生于体内任何部位,血液积聚于体腔内者称体腔积血,如腹腔积血、心包积血;体腔内可见血液或凝血块。发生于组织内的出血,量大时形成血肿;量少时仅镜下才能察觉,在组织内有多少不等的红细胞或含铁血黄素的存在。皮肤、黏膜、浆膜的少量出血在局部形成瘀点,较大的出血灶形成瘀斑。

出血对机体的影响取决于出血量、出血速度和出血部位。漏出性出血过程比较缓慢,出血量较少,一般不会引起严重后果。漏出性出血广泛时,如肝硬化时因门静脉高压发生的广泛性胃肠黏膜漏出性出血,可因一时的大量出血导致失血性休克。破裂性出血的出血过程迅速,如在短时间内丧失循环血量的20%~25%,即可发生失血性休克。发生在重要器官的出血,即使出血量不多,亦可致命,如心脏破裂引起心包内出血,由于心包填塞,可导致急性心功能不全;脑出血,尤其是脑干出血,可因重要神经中枢受压致死。局部出血,可导致相应的功能障碍,如脑内囊出血引起对侧肢体偏瘫。慢性反复性出血可引起缺铁性贫血。

第三节　血栓形成

在活体的心脏或血管腔内,血液发生凝固或血液中的某些成分凝集形成固体质块的过程,称为血栓形成(thrombosis),在这个过程中所形成的固体质块称为血栓(thrombus)。

正常情况下,血液中存在着相互拮抗的凝血系统和抗凝血系统(纤维蛋白溶解系统)。血液中的凝血因子不断地被激活,从而产生凝血酶,形成微量纤维蛋白,沉着于血管内膜上,但这些微量的纤维蛋白又不断地被激活了的纤维蛋白溶解系统所溶解,同时被激活的凝血因子也不断地被单核吞噬细胞系统所吞噬。凝血系统和纤维蛋白溶解系统的这种动态平衡,保证了血液有潜在的可凝固性,同时又保持了血液的流体状态。然而,有时在某些能促进凝血过程的因素作用下,打破了这种动态平衡,触发了凝血过程,血液便可在心、血管腔内凝固形成血栓。

一、血栓形成的条件和机制

1. 心血管内膜损伤　是血栓形成的最重要和最常见的原因。内皮细胞损伤后,暴露出内皮下的胶原,胶原激活血小板和凝血因子Ⅻ,启动内源性凝血过程。同时,损伤的内皮细胞释放组织因子,激活凝血因子Ⅶ,启动外源性凝血过程。在触发凝血过程中起核心作用的是血小板的活化。内皮下的胶原纤维激活血小板,使血小板黏附在裸露的胶原纤维上,已黏集的血小板和损伤的内皮细胞均可释放腺苷二磷酸(adenosine diphosphate,ADP)等物质,加速血小板的活化,促使更多的血小板黏附及凝集,形成血小板凝集堆。血栓形成是以在胶原暴露的局部形成持久性血小板凝集堆开始的。因此,血栓多见于静脉内膜炎、结节性动脉炎、动脉粥样硬化性溃疡、风湿性和细菌性心内膜炎、心肌梗死等病变的心血管内膜上。为防止血栓形成,临床上应避免在同一部位反复静脉注射,手术中应尽量避免损伤血管。

图片:内皮细胞损伤引起血栓形成的机制

2. **血流状态的改变** 正常血流中,红细胞和白细胞在血流的中轴(轴流),轴流外层是血小板,最外是一层血浆带(边流),血浆将血液的有形成分和血管壁隔绝,阻止血小板和内膜接触。当血流缓慢或形成涡流时,血小板则进入边流,增加了和血管内膜接触的机会,同时活化的凝血因子不能及时随血流冲走,从而有利于血栓的形成。静脉内有静脉瓣,静脉瓣处的血流不但缓慢,而且形成漩涡。因此,静脉血栓形成往往以瓣膜处为起始点。血流缓慢是静脉血栓形成的重要因素。临床上静脉血栓比动脉血栓多4倍,久病卧床的患者下肢静脉血流较慢,血管又常受压,易形成血栓。心脏和动脉的血流快,不易形成血栓,但在血流较缓慢或出现漩涡时,也会有血栓形成,如二尖瓣狭窄时左心房血流缓慢并出现漩涡,动脉瘤内的血流呈漩涡状流动,易形成血栓。

图片:血流状态改变引起血栓形成的机制

3. **血液凝固性增加** 是指血液中血小板和凝血因子增多,或纤维蛋白溶解系统活性降低,导致血液的高凝状态。例如大面积烧伤、失水过多等使血液浓缩,大手术、创伤、分娩时失血过多,均可出现代偿性血小板增多,幼稚的血小板黏度高,易黏集,同时纤维蛋白原、凝血酶原及其他凝血因子也增加,使血液凝固性增高。另外,某些肿瘤,如肺、肾及前列腺癌以及胎盘早剥的患者,可释放大量组织因子入血,激活外源性凝血系统,导致血栓形成。

二、血栓形成的过程及类型

(一)血栓形成的过程

首先是血小板黏附于内膜裸露的胶原表面,当内源性和外源性凝血过程启动后,产生的凝血酶将纤维蛋白原水解,其纤维蛋白单体再聚合成纤维素。纤维素和内皮下的纤维连接蛋白共同使凝集的血小板堆牢固地黏附于受损内膜表面,不再离散,形成镜下均匀一致、无结构的血小板血栓。在血小板之间有少量纤维素存在,上述过程反复进行,血小板凝集堆不断增大、增多,构成多个血小板小梁,称为白色血栓(pale thrombus)。这是血栓形成的第一步。血小板小梁引起血流漩涡,更多的血小板黏聚,形成珊瑚状血小板小梁,其表面有许多中性粒细胞黏附,形成白细胞边层。由于血小板小梁之间血流缓慢,纤维素在小梁间形成纤维素网架,大量红细胞被网罗在网眼中,形成了混合血栓(mixed thrombus)。血栓继续增大阻塞血管管腔,局部血流趋于停滞而凝固,形成红色血栓(red thrombus)。白色血栓、混合血栓和红色血栓分别构成了血栓的头、体、尾(图3-5)。

(二)血栓的类型

1. **白色血栓** 发生于血流较快的部位,如动脉、心室;也可在血栓形成时血流较快的时期,如静脉混合性血栓的起始部,即延续性血栓的头部。肉眼观,呈灰白色,表面粗糙有波纹,质硬,与血管壁紧连。镜下观,白色血栓主要由许多聚集成珊瑚状的血小板梁构成,其表面有许多中性粒细胞黏附,血小板梁之间有网状的纤维素。

2. **红色血栓** 发生在血流极度缓慢甚或停止之后,其形成过程与血管外凝血过程相同。肉眼观,呈暗红色。新鲜的红色血栓湿润,有一定的弹性;陈旧的红色血栓由于水分被吸收,变得干燥,易碎,失去弹性,并易于脱落造成栓塞。镜下观,在纤维素网眼内充满如正常血液分布的血细胞。

3. **混合血栓** 静脉的延续性血栓的主要部分。肉眼观,灰白色和红褐色交替的层状结

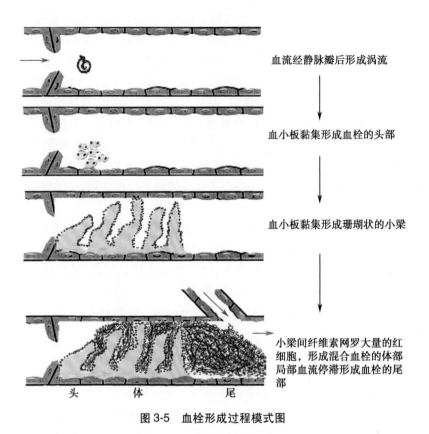

血流经静脉瓣后形成涡流

血小板黏集形成血栓的头部

血小板黏集形成珊瑚状的小梁

小梁间纤维素网罗大量的红细胞，形成混合血栓的体部局部血流停滞形成血栓的尾部

头   体   尾

图 3-5   血栓形成过程模式图

构（图 3-6）。镜下观，血小板小梁呈分支状，其表面黏着大量白细胞，小梁间可见红细胞和纤维素。

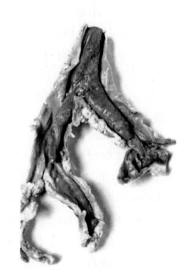

图 3-6   静脉内混合血栓

4. 透明血栓（hyaline thrombus）   发生于微循环小血管内，只能在显微镜下见到，故又称微血栓，主要由纤维素构成，见于弥散性血管内凝血。

临床应用

典型的混合血栓有利于临床死因判断

死后血凝块与活体内形成血栓的是不同的。死后血凝块的形成与体外血液凝固过程类似；而活体静脉内的血栓形成过程，首先是形成白色血栓，进一步形成混合血栓，最后形成红色血栓。因此，显微镜下看到典型的混合血栓结构，一定是在活体状态下形成的。相反，死后血凝块是不具混合血栓结构的。这有利于判断尸体解剖时心、血管内发现的块状物是死后血凝块还是生前形成的血栓。

三、血栓的结局

1. 软化、溶解、吸收　血栓形成后，由于纤溶酶的激活和白细胞崩解释放的溶蛋白酶，可使血栓溶解软化。当酶含量多、活性强时，血栓可被溶解，小的血栓可完全被溶解吸收。

2. 软化、脱落　大的血栓多为部分软化，可被血流冲击形成碎片或整个脱落，随血流运行造成栓塞。

3. 机化与再通　血栓形成后，从血栓附着处的血管壁向血栓长入内皮细胞和成纤维细胞，形成肉芽组织。肉芽组织伸入血栓，逐渐取代血栓而发生机化。机化过程在血栓形成后 1~2d 开始，较大的血栓在 2 周左右可完成机化。机化的血栓和血管壁牢固地黏着，很少有脱落的危险。机化血栓中的新生内皮细胞，被覆于血栓内产生的裂隙中，形成迷路状但可互相沟通的管道，使血栓上下游的血流得以部分地沟通，这种现象称为再通（recanalization）。

4. 钙化　钙盐沉着于血栓中引起血栓钙化。钙化的动脉血栓和静脉血栓，因质地较硬，又称为动脉石和静脉石。

四、血栓对机体的影响

血栓形成对破裂的血管起止血的作用，这是对机体有利的一面，如慢性胃、十二指肠溃疡的底部和肺结核性空洞壁，其血管往往在病变侵蚀前已形成血栓，避免了大出血。然而，多数情况血栓形成对机体可产生不利的影响，其影响程度取决于阻塞管腔的程度、阻塞血管的大小、阻塞部位、阻塞发生的速度以及有无侧支循环的建立等。

1. 阻塞血管　动脉血栓未完全阻塞管腔时，可引起局部器官缺血而萎缩；完全阻塞或引起必需的供血量不足而又缺乏有效的侧支循环时，可引起局部器官的缺血性坏死，如脑动脉血栓引起脑梗死、冠状动脉血栓引起心肌梗死、血栓闭塞性脉管炎引起患肢坏疽等。静脉血栓形成后，若未能建立有效的侧支循环，则引起局部淤血、水肿、出血，甚至坏死，如肠系膜静脉血栓可导致出血性梗死。

2. 栓塞　血栓的整体或部分可以脱落形成栓子，随血流运行，引起栓塞。如栓子内含着细菌，可引起栓塞组织的败血性梗死或栓塞性脓肿。

3. 心瓣膜变形　心瓣膜血栓机化可引起瓣膜粘连，造成瓣膜狭窄；如在机化过程中纤维组织增生而后瘢痕收缩，又可造成瓣膜关闭不全。

4. 出血　微循环的广泛性微血栓形成，可引起全身性广泛出血和休克。

<h1 style="text-align:center">第四节　栓　塞</h1>

在循环血液中出现的不溶于血液的异常物质,随血液运行阻塞血管腔的现象称为栓塞(embolism)。阻塞血管的物质称为栓子(embolus)。栓子可以是固体、液体或气体。最常见的栓子是脱落的血栓。

一、栓子运行的途径

栓子一般随血流运行。左心和大循环动脉内的栓子,最终栓塞于口径与其相当的动脉分支;大循环静脉和右心内的栓子,栓塞于肺动脉干或其分支;肠系膜静脉的栓子,引起肝内门静脉分支的栓塞。有房间隔或室间隔缺损者,心腔内的栓子可由压力高的一侧通过缺损进入另一侧心腔,再随动脉栓塞相应的动脉分支。罕见的情况下可发生栓子逆向运行,即下腔静脉内的栓子,由于胸、腹腔内压突然剧增(如咳嗽、呕吐),可逆血流方向栓塞下腔静脉所属的分支(图 3-7)。

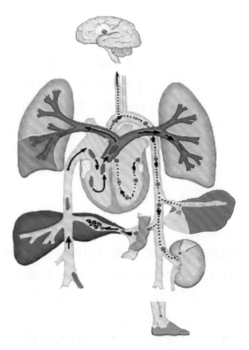

图 3-7　栓子运行途径与栓塞部位

二、栓塞的类型及其对机体的影响

(一)血栓栓塞

由血栓引起的栓塞称为血栓栓塞(thromboembolism),是最常见的栓塞类型,占各种栓塞的 99% 以上。

1. 肺动脉栓塞　造成肺动脉栓塞的栓子约 95% 以上来自下肢深部静脉,特别是腘静脉、股静脉和髂静脉,偶可来自盆腔静脉,很少来自下肢浅表静脉。较小的栓子栓塞肺动脉小分支,因肺动脉和支气管动脉之间有丰富的吻合支,支气管动脉的血流可以通过吻合支供应该区肺组织,一般不引起严重后果。若栓塞前,肺已有严重淤血,肺循环内的压力增高,与支气管动脉之间的侧支循环难以建立,则可引起肺梗死。虽然栓子体积较小,但数量多,广泛地栓塞肺动脉小分支;或栓子大,栓塞肺动脉主干或大分支时,患者可突然出现气促、发绀、休克,甚至急性呼吸、循环衰竭而猝死。猝死的机制尚不十分明了。一般认为,肺动脉主干或大分支栓塞时,肺动脉反射性收缩,血栓栓子内血小板释出的 5-羟色胺(5-hydroxytryptamine,5-HT)和血栓素 A_2 使支气管和肺泡导管以及肺动脉、冠状动脉、支气管动脉痉挛,引起急性右心衰竭,导致猝死。

图片:肺动脉栓塞后果

2. **体循环动脉栓塞**　栓子绝大多数来自左心的血栓,如亚急性细菌性心内膜炎时心瓣膜赘生物、二尖瓣狭窄时左心房附壁血栓、心肌梗死的附壁血栓。动脉栓塞以下肢、脑、肾、脾为常见。当栓塞的动脉缺乏有效的侧支循环时,则不可避免地引起局部组织的梗死。例如,脑底 Willis 环栓塞时,其环状的动脉联系可保证该部任何阻塞皆不导致脑的梗死,但 Willis 环远端栓塞时,脑梗死则必然发生。

(二)脂肪栓塞

脂肪栓子主要来自长骨骨折或严重挫伤的脂肪组织,脂肪细胞破裂所释出的脂滴可侵入破裂的血管进入血流;脂肪肝时也可由于上腹部猛烈挤压、撞击,使肝细胞破裂,其所含脂肪滴进入血流。这都可形成脂肪栓塞(fat embolism)。脂肪栓塞时,栓子随静脉血流到达肺,直径小于 $20\mu m$ 的脂滴可通过肺泡壁毛细血管经肺静脉和左心,引起全身器官的栓塞,尤其是脑;大于 $20\mu m$ 的脂肪栓子则栓塞于肺。脂肪栓塞的后果,取决于栓塞的部位及脂滴的多少,少量脂滴入血,可被巨噬细胞吞噬吸收,不产生严重后果。若大量较大的脂滴入血,广泛栓塞于肺小动脉和毛细血管内,使 75% 以上的肺血液循环受阻,可导致死亡。

(三)气体栓塞

多量气体迅速进入血液循环或原已溶解于血液内的气体迅速游离,均可形成气体栓塞(gas embolism)。

1. **空气栓塞**　多因静脉破裂,空气通过破裂口进入血流所致。分娩或流产时,由于子宫强烈收缩,空气被挤入破裂的子宫壁静脉窦;头颈手术、胸壁和肺创伤损伤静脉时,空气也可在吸气时因静脉腔内的负压而被吸入静脉。空气进入右心后,由于心脏搏动,将空气和心腔内血液搅拌形成大量的泡沫,泡沫状的液体有可压缩性,当心脏收缩时不被排出而阻塞肺动脉出口,导致猝死。一般迅速进入血液循环的空气量在 100mL 左右时,即可造成严重的循环障碍,患者可出现呼吸困难、发绀和猝死。体积较小的气泡还可以通过肺泡壁毛细血管进入左心和体循环的动脉系统,引起全身器官的栓塞。

2. **氮气栓塞**　人体从高气压环境迅速进入常压或低气压环境,原来溶解于血液内的氧气、二氧化碳和氮气迅速游离,形成气泡,其中氧气和二氧化碳可再溶于体液内被吸收,氮气在体液内溶解迟缓,遂在组织和血液内形成小气泡或互相融合成较大的气泡,继而引起栓塞,称为氮气栓塞,也称潜水员病。氮气栓塞的部位不同,临床表现也不同。栓塞于肌肉关节可引起肌肉疼痛;发生于内脏可引起痉挛性疼痛,短期内大量气泡形成,阻塞了多数血管,特别是冠状动脉,也可引起严重后果。

(四)羊水栓塞

羊水栓塞(amniotic fluid embolism)是分娩过程中一种罕见严重的并发症(1/50 000),死亡率大于80%。在分娩过程中,如羊膜破裂,尤其又有胎头阻塞阴道口时,子宫收缩可将羊水压入破裂的子宫壁静脉窦内,羊水成分可由子宫静脉进入肺循环,在肺动脉分支及毛细血管内引起羊水栓塞。少量羊水可通过肺毛细血管进入大循环引起多数器官小血管的栓塞。本病发病急骤,产妇出现发绀、呼吸困难和休克,绝大多数导致死亡。羊水成分栓塞肺血管所致的肺循环机械性阻塞,不是上述症状产生的原因。过敏性休克、DIC、羊水内所含的血管活性物质进入血液引起血管反应可能是致死的原因。

（五）其他栓塞

肿瘤细胞栓塞可引起肿瘤在局部形成转移瘤。细菌、寄生虫、虫卵和其他异物偶可进入血液循环引起栓塞。

临床应用

血栓形成与栓塞知识应用举例

　静脉输液时不能在同一处反复穿刺;静脉输液时如果空气没有排尽,可引起空气栓塞;长期卧床的患者更容易发生血栓形成,要指导并帮助患者翻身、做适当的运动;潜水员缓慢上浮有利于预防氮气栓塞等。

第五节　梗　死

由于动脉血流供应中断,而侧支循环又不能代偿时,引起局部组织或器官的缺血性坏死称为梗死(infarct)。

一、梗死形成的原因和条件

（一）梗死的原因

任何引起血管腔阻塞,导致局部组织缺血的原因均可引起梗死。

1. 血栓形成　是梗死最常见的原因,主要见于冠状动脉和脑动脉的粥样硬化合并血栓形成,可分别引起心肌梗死和脑梗死。

2. 动脉栓塞　也是梗死的常见原因,多为血栓栓塞,也可为气体栓塞和脂肪栓塞,常引起肾、脾、肺和脑的梗死。

3. 血管受压闭塞　动脉受肿瘤或其他机械性压迫而致管腔闭塞时可引起局部组织梗死,肠套叠、肠扭转和嵌顿性疝时肠系膜静脉受压,血液回流受阻,同时肠系膜动脉亦因受压而致输入血量不同程度地减少,亦可引起肠梗死。

4. 动脉痉挛　严重的冠状动脉硬化如发生冠状动脉痉挛,可引起心肌梗死。

（二）梗死的条件

动脉血流阻断是否引起梗死,还与下列因素有关。

1. 侧支循环状况　肺、肝具有双重血液供应,肠有着丰富的吻合支,一般当某一支血管阻塞后,可以尽快建立有效的侧支循环,不至于引起梗死;有些器官如脾、肾及脑等无动脉吻合或动脉吻合支较少,这些器官的动脉阻塞不易建立有效的侧支循环,常发生梗死。

2. 局部组织对缺血缺氧的耐受性 机体不同部位的组织细胞对缺氧的耐受性不同,神经细胞的耐受性最低,一般为 3~4min,其次是心肌细胞,20~30min,一旦血流阻断容易发生梗死;纤维结缔组织和骨骼肌对缺氧的耐受性最强,一般不易发生梗死。

二、梗死的类型及病理变化

根据梗死灶内含血量多少以及病变特点,将梗死分为贫血性梗死和出血性梗死两种类型。

梗死灶的形状决定于该器官的血管分布,多数器官的血管呈锥形分支,如脾、肾、肺等,故其梗死也呈锥形,切面呈扇面形,其尖端位于血管阻塞处,底部则为该器官的表面。冠状动脉分支不规则,故心肌梗死形状亦不规则或呈地图状。肠系膜血管呈扇形分布,故梗死灶呈节段状。梗死灶的质地决定于其坏死的类型。凝固性坏死者较干燥,质硬,表面下陷。脑梗死为液化性坏死,新鲜时质地软、疏松,日久液化成囊。梗死灶的颜色取决于病灶内的含血量,含血量少者,颜色灰白;含血量多者,颜色暗红。

1. 贫血性梗死(anemic infarct) 多发生于组织结构比较致密、侧支循环不充分的实质器官,如肾、脾、心肌,有时也见于脑。当这些器官动脉分支的血流阻断后,局部组织因缺血缺氧引起梗死,梗死灶周边的血管扩张充血、血管壁通透性增高,红细胞漏出,形成围绕梗死灶的充血出血带。因组织致密以及血管压力降低,故梗死区出血量较少,呈灰白色贫血状态。肉眼观,贫血性梗死的梗死灶呈灰白色或灰黄色,与正常组织分界清楚,分界处常有暗红色的充血及出血带;梗死灶的形状取决于器官的血管分布,脾、肾等器官梗死灶呈圆锥形,切面呈扇形或楔形,尖端朝向血管阻塞部位,底部靠近该器官的表面(图 3-8),心肌梗死灶形状不规则,呈地图形。镜下观,早期梗死区的组织轮廓尚存,梗死灶周围有明显的炎症反应,可见炎细胞浸润及充血、出血带。陈旧的梗死灶,

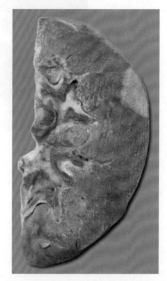

图 3-8 脾贫血性梗死

梗死区组织轮廓消失,呈均匀、红染、颗粒状,充血、出血带消失,周围有肉芽组织长入,最后形成瘢痕。

2. 出血性梗死(hemorrhagic infarct) 主要发生在肺和肠等有双重血液供应或血管吻合支丰富、组织结构较疏松的器官,如肠、肺。特点是在梗死灶内有明显的出血现象,故称出血性梗死。肺有肺动脉和支气管动脉双重血液供应,在正常情况下,即使肺动脉分支堵塞,另一支动脉尚可维持血液供应,一般不引起梗死。但在肺严重淤血的情况下,由于整个器官的静脉压和毛细血管内压增高,另一支动脉不能建立有效的侧支循环,可引起局部组织缺血坏死;同时,由于严重淤血、组织结构疏松以及梗死后血管壁通透性增加,而导致梗死区发生弥漫性出血现象。因此严重淤血是出血性梗死的先决条件。肺梗死灶为锥体形,切面为楔形,其尖端朝向肺门或血管堵塞处,底部靠近胸膜面;梗死灶因弥漫性出血呈暗红色。镜下观,梗死区肺泡壁结构不清,肺泡腔充满红细胞;随后,红细胞破坏崩解,从梗死灶周边开始发

0307

图片:贫血性梗死与出血性梗死的特点比较

生机化，最后形成瘢痕。肠出血性梗死常见于肠扭转、肠套叠、嵌顿性肠疝，在这些情况下肠系膜静脉首先受压而发生高度淤血，继而肠系膜动脉也受压导致局部缺血而发生出血性梗死。肠梗死多发生于小肠，因为肠系膜动脉呈扇形、节段性分布，故肠梗死通常只累及某一段肠管。肉眼观，梗死的肠壁因弥漫性出血而呈紫红色，因淤血水肿及出血，肠壁增厚，质脆弱，易破裂；肠腔内充满浑浊的暗红色液体（图 3-9），浆膜面可有纤维蛋白性渗出物。镜下观，肠壁各层组织坏死及弥漫性出血。肠梗死容易发生肠穿孔，引起弥漫性腹膜炎，进而危及生命。另外，如果梗死区合并细菌感染，则为败血性梗死。

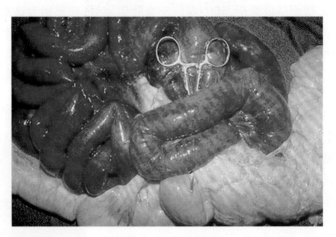

图 3-9　肠出血性梗死

知识窗

外科急腹症

急腹症是指腹腔内、盆腔和腹膜后组织和脏器发生了急剧的病理变化，从而产生以腹部症状和体征为主，同时伴有全身反应的临床表现。最常见的表现是急性腹痛，伴随症状有腹胀、呕吐及大小便异常、寒热出汗等。急腹症病因很多，机制复杂，病情急迫、多变且严重，不允许花费很长时间以求术前确诊，往往需要及时及早地做剖腹探查。肠扭转、肠套叠、嵌顿性肠疝都是外科急腹症。

三、梗死对机体的影响和结局

梗死对机体的影响取决于梗死的器官、梗死区的大小和部位。如肾梗死仅出现肾区疼痛和血尿，对肾功能无明显影响；脾梗死出现左季肋区疼痛；肺梗死出现胸痛与咯血，较大范围的梗死可引起呼吸困难；脑梗死可引起相应部位的功能障碍甚至死亡；心肌梗死可致心脏功能障碍或猝死；肠梗死引起剧烈腹痛、呕吐及弥漫性腹膜炎；下肢梗死若发生坏疽，可出现毒血症、败血症等。

小的梗死灶可以机化，最后形成瘢痕；大的梗死灶不能完全机化时，形成纤维包裹，并钙化；较大的脑梗死灶则液化成囊腔，周围由增生的胶质瘢痕包裹。

思考题

1. 运用血液循环障碍病理知识分析讨论：今后工作中如何有效避免因护理和操作不当可能诱发的各种血液循环障碍状况的发生？
2. 如何运用血液循环障碍病理知识于护理工作实践中，正确指导、护理和关心患者？

课件

自测题

（宋祥和 李 江）

第四章 水、电解质代谢紊乱

机体的新陈代谢以及各器官生理功能的正常进行需要适宜的内环境,因此人体内体液的容量、分布、渗透压、pH 和电解质浓度在很窄的范围内波动。水、电解质代谢紊乱在临床上十分常见,许多器官系统疾病和一些全身性的病理过程,都可以引起或伴有水、电解质代谢紊乱以及酸碱平衡紊乱,如不及时纠正,可使全身多个器官系统的生理功能和物质代谢发生障碍,严重时甚至危及生命。因此,掌握水电解质代谢紊乱发生发展的规律和机制,具有重要意义。

第一节 水钠代谢紊乱

一、水钠的正常代谢

(一)体液的容量和分布

正常成年男性体液总量约占体重的 60%,其中 40% 为细胞内液,20% 为细胞外液。细胞外液中组织液约占 15%,另外 5% 为血浆(图 4-1),还有少量的淋巴液和脑脊液等。体液的含量因年龄、性别和胖瘦而发生变化。人体内体液总量随年龄增长而减少。新生儿体液量约占体重的 80%,婴儿占 70%,学龄儿童占 65%,成年人占 60%。肌肉含水量为 25%~80%,脂肪组织含水量为 10%~30%。一般情况下,女性脂肪含量较男性多,故女性体液含量略少于男性。肥胖者和老年人的体液含量相对较少,对缺水的耐受性较差。

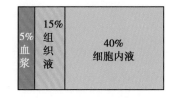

图 4-1 正常体液分布

(二)体液中的电解质和渗透压

体液中的电解质在细胞内、外的分布和含量有明显差别。细胞外液中阳离子以 Na^+ 为主,占阳离子总量的 90% 以上。此外,还有 K^+、Ca^{2+} 和 Mg^{2+} 等;阴离子以 Cl^- 最多,HCO_3^- 次之。细胞内液的阳离子主要是 K^+，占阳离子总量 80%左右；阴离子主要是 HPO_4^{2-} 和蛋白质。细胞内、外液电解质组成虽然差别较大，但总渗透压基本相等。正常血浆总渗透压波动在 290~310mmol/L 之间。

组织液和血浆的电解质在构成和数量上大致相等，两者的主要区别在于血浆比组织液含有较多的蛋白质，因而血浆胶体渗透压明显高于组织液胶体渗透压。

（三）水的平衡

正常人每天水的摄入和排出量保持动态平衡（表 4-1）。

表 4-1　正常人每天水的摄入和排出量

摄入/mL		排出/mL	
饮水	1 000~1 300	皮肤蒸发	500
食物水	700~900	呼吸蒸发	350
代谢水	300	粪便	150
		尿液	1 000~1 500
合计	2 000~2 500	合计	2 000~2 500

正常成人每天至少排出 500mL 尿液才能基本清除体内代谢产物，加上其他途径的排水，成人每天至少需水 1 500mL，才能保持水平衡。

（四）钠平衡

正常人体内含钠总量为 40~50mmol/kg，其中 50%存在于细胞外液，10%存在于细胞内液。血清 Na^+ 浓度为 135~150mmol/L，细胞内 Na^+ 浓度仅为 10mmol/L。天然食物含钠量少，人体每天主要从食盐获得钠，并由尿、粪和汗液排出钠，其中尿液排出约占 90%。肾脏排钠的特点是"多吃多排，少吃少排，不吃不排"。

 知识窗

食盐与高血压

世界卫生组织建议成人每天钠盐摄入量不宜超过 6g。盐的摄入量与高血压呈正相关，即人群中盐摄入量越多血压水平就越高。日均摄盐量每增加 1g，平均收缩压上升 2mmHg，舒张压上升 1.7mmHg。日本北部每人每天摄盐量 30g，结果高血压、脑卒中发病率明显高于世界平均水平，被称为"高血压王国"和"脑卒中王国"。相反牙买加某岛，人均每天摄盐量小于 2g，则无高血压的发生。食盐的主要成分是氯化钠，它在人体内主要以钠离子和氯离子形式存在于细胞外液中。当人摄入食盐过量时，由于渗透压的作用，引起细胞外液增多，血容量随之增多，同时增加了回心血量、心室充盈量和心输出量，结果使血压升高。

（五）体液容量和渗透压的调节

1. 抗利尿激素（antidiuretic hormone，ADH）　细胞外液渗透压升高时刺激下丘脑视上核渗透压感受器，使视上核和室旁核神经细胞分泌 ADH 增加；血容量减少时对容量感受器刺激减弱亦可使 ADH 分泌增加。ADH 促进肾远曲小管和集合管对水重吸收,减少水的排出,结果使升高的渗透压下降,减少的血容量回升;相反,细胞外液渗透压下降和血容量增多时可出现与上述相反的机制,使 ADH 分泌减少,肾远曲小管和集合管重吸收水减少,渗透压回升,血容量减少。

2. 醛固酮　血容量减少时激活肾素-血管紧张素系统,产生的血管紧张素Ⅱ和血管紧张素Ⅲ使醛固酮分泌增加,醛固酮作用于肾远曲小管和集合管,促进 Na$^+$ 和水的重吸收,进而使血容量回升,同时也促进 K$^+$ 的排出。血 K$^+$ 浓度升高和血 Na$^+$ 浓度下降都可使醛固酮分泌增加。

3. 口渴中枢　主要位于下丘脑视上核侧面,体内水分不足或摄入较多食盐使细胞外液渗透压升高时口渴中枢兴奋,引起渴感,促进机体饮水以补充水分的不足。

此外,心房钠尿肽、水通道蛋白等在体液容量和渗透压调节中也起一定作用。

图片:体液容量和渗透压调节机制的比较

课件:体液容量和渗透压的调节

图片:血浆及消化液中主要电解质的含量

二、脱水

脱水是指体液量明显减少,超过体重 2%,并出现一系列功能代谢变化的病理过程。脱水时,水和钠丢失的比例不同,血浆渗透压也不一样,根据血浆渗透压的高低,将脱水分为高渗性脱水、低渗性脱水和等渗性脱水三种类型。

(一)高渗性脱水

高渗性脱水的主要特点是失水多于失钠,血钠浓度高于 150mmol/L,血浆渗透压高于 310mmol/L。

1. 原因和机制

(1) 水摄入减少:①水源断绝。如沙漠迷路,地震后被埋废墟中等。②不能饮水。昏迷、频繁呕吐、吞咽困难、食管梗阻等。③渴觉障碍。下丘脑病变、某些脑血管意外患者等。

(2) 水丢失过多:①经皮肤失水。高热、大量出汗、甲状腺功能亢进等,均可由皮肤蒸发大量水分或丢失大量低渗性液体,发热时,体温每升高 1.5℃,皮肤不感蒸发量每天增加约 500mL。②经呼吸道失水。过度通气(高热、癔症、代谢性酸中毒等)时,呼吸道黏膜不感蒸发的纯水增加。③经消化道失水。呕吐、腹泻及消化道引流等可导致等渗性(胰液、胆汁、小肠液)或含钠量低的消化液(胃液)丢失。④经肾失水。常见于渗透性利尿和尿崩症患者。

2. 对机体的影响

(1) 代偿性变化:①细胞内液向细胞外转移。失水后细胞外液量减少,渗透压增高,吸引细胞内水分转移至细胞外,使细胞内液减少比细胞外液更为明显(图4-2)。②口渴中枢兴奋。细胞外液渗透压升高刺激口渴中枢,产生口渴饮水。

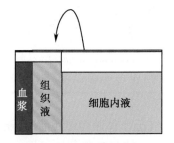

图 4-2　高渗性脱水时体液分布变化

③ADH 增多。细胞外液渗透压升高刺激 ADH 分泌,肾小管重吸收水增加。通过上述代偿反应,可使细胞外液中水分增多,有助于恢复血浆渗透压和血容量。

(2) 临床表现:①口渴明显。口渴中枢兴奋和细胞外液减少引起的唾液分泌减少均可引起口渴。②尿量减少。在 ADH 作用下肾小管重吸收水增加,尿生成减少,尿比重增高。③细胞脱水。脑细胞脱水可导致中枢神经系统功能障碍,出现嗜睡、肌肉抽搐、昏迷甚至死亡。脑体积显著缩小时可出现脑内出血和蛛网膜下腔出血。④外周循环障碍。轻度脱水(失液相当于体重 2%~3%)时细胞外液减少不明显,重度脱水(失液>体重 6%)时,血容量明显下降,可引起血压降低甚至休克。⑤脱水热。汗腺细胞脱水,汗液分泌减少,散热减少;体温调节中枢细胞脱水,体温调节障碍,导致体温升高,婴幼儿较常见。

3. 防治原则 ①积极治疗原发病;②补充水分,不能口服者静脉给予 5%~10% 葡萄糖溶液;③补给适当 Na^+。

(二)低渗性脱水

低渗性脱水的主要特点是失钠多于失水,血钠浓度低于 135mmol/L,血浆渗透压低于 290mmol/L。

1. 原因和机制 下述各种原因的体液大量丢失时,只单纯补充水分而未及时补充钠盐则可引起低渗性脱水。

(1) 消化液大量丢失:呕吐、腹泻、肠瘘、胃肠引流等。

(2) 经皮肤失水后只补充水:大量出汗、大面积烧伤等先引起高渗性脱水,如只补水,不补充丢失的钠有可能进一步演化为低渗性脱水。

(3) 肾丢失:肾病变、醛固酮分泌不足、长期使用利尿剂等。

(4) 体腔积液大量丢失:反复抽放胸腹水。

2. 对机体的影响

(1) 代偿性变化:①细胞外液向细胞内转移。细胞外液渗透压低,水分被渗透压相对较高的细胞内吸引进入细胞,使细胞外液进一步减少,细胞内液却增多(图 4-3)。②ADH 变化。早期,细胞外液渗透压降低抑制 ADH 分泌;晚期或重症患者因血容量明显下降使 ADH 分泌增加,肾小管重吸收水增加,有助于恢复血容量。③醛固酮增多。血容量降低通过激活肾素-血管紧张素系统,血钠降低直接刺激肾上腺皮质均可导致醛固酮分泌增加,肾小管重吸收钠、水增加,有助于恢复血容量和细胞外液渗透压。

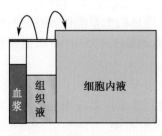

图 4-3 低渗性脱水时体液分布变化

(2) 临床表现:①外周循环障碍。血容量不足易发生体位性低血压,严重时出现血压下降甚至休克。②脱水症。组织液明显减少导致皮肤黏膜干燥,弹性下降,眼窝和婴幼儿囟门凹陷。③饮水减少。细胞外液渗透压降低,无口渴感,机体虽然缺水,却不思饮水。④尿量。早期 ADH 分泌减少,肾小管重吸收水减少,尿量增多,晚期血容量显著下降时 ADH 分泌增加,可出现尿量减少。

3. 防治原则 ①防治原发病,去除病因;②适当补液。原则上给予等渗盐溶液以恢复细胞外液容量,如出现休克,要按休克的处理方式积极抢救。

(三)等渗性脱水

等渗性脱水的特点是钠、水等比例丢失,血钠浓度为 135~150mmol/L,血浆渗透压为

290～310mmol/L。

1. 原因和机制　短时间内大量丢失等渗性体液均可导致等渗性脱水。如严重腹泻、肠梗阻、肠引流、大面积烧伤、大量抽放胸水和腹水等。

2. 对机体的影响

（1）代偿变化：①细胞内液容量不变。体液丢失后细胞外液渗透压正常，故细胞内、外液不发生移动，细胞内液容量无明显变化（图4-4）。②醛固酮和ADH增多。血容量减少引起醛固酮和ADH分泌增加，肾对钠、水的重吸收增加以助于恢复血量。

（2）临床表现：由于细胞外液减少，重症患者易出现脱水症和外周循环障碍。

现将三种类型脱水的比较归纳如表4-2。

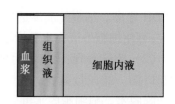

图4-4　等渗性脱水时体液分布变化

表4-2　三种类型脱水的比较

区别点	高渗性脱水	低渗性脱水	等渗性脱水
钠水丢失比	失水>失钠	失水<失钠	失水＝失钠
发病原理	水摄入不足或丢失过多	体液丢失后单纯补水	丢失等渗性体液
血钠浓度	>150mmol/L	<135mmol/L	135～150mmol/L
血浆渗透压	>310mmol/L	<290mmol/L	290～310mmol/L
细胞外液量	↓	↓	↓
细胞内液量	↓↓	↑	不变
血压	正常,严重时降低	易降低	易降低
尿量	明显减少	正常,严重时减少	减少
口渴感	明显	早期无,严重时有	有
脱水征	不明显	明显	明显

0404

图片:脱水时体液分布的变化比较

三、水中毒

水中毒是指摄水过多超过肾排水能力,以致水在体内大量潴留,细胞内、外液容量增加,渗透压下降的病理过程。水中毒时血钠低于135mmol/L,血浆渗透压低于290mmol/L。

水中毒往往发生于肾衰竭少尿期或抗利尿激素分泌过多时（应激、创伤、休克等）,此时肾排水减少导致水潴留;也可发生于输液过多过快、饮水过多或用无盐水灌肠等。水中毒的患者由于细胞内、外液量都增多,故有脑水肿的临床表现,出现头痛、恶心、呕吐等颅内高压症状,严重时出现视神经盘水肿、嗜睡甚至发生脑疝、死亡。

四、水肿

过多体液在组织间隙或体腔中积聚的病理过程称为水肿（edema）。过多体液积聚在体腔内称积水,如胸腔积水、脑积水、心包积水、腹腔积水等。

（一）水肿的发病机制

正常生理情况下,体液总量和组织液容量保持相对恒定,这主要依赖血管内外液体交换的平衡和体内外液体交换的平衡。当这两种平衡失调时,就可能导致体液总量和组织液容量增多而发生水肿。

1. 血管内外液体交换失平衡导致组织液增多　正常情况下组织液是血浆经毛细血管滤过生成的,又通过重吸收回到毛细血管。血管内外液体交换的动力是有效滤过压。有效滤过压=(毛细血管血压+组织液胶体渗透压)-(血浆胶体渗透压+组织液静水压)。其中毛细血管血压和组织液胶体渗透压促进血管内液体滤过生成组织液,血浆胶体渗透压和组织液静水压则促使组织液回流入血管。血液在流过毛细血管时由于毛细血管血压的逐渐变化,总有效滤过压也随之逐渐变化。在毛细血管动脉端有效滤过压为10mmHg,有组织液生成;在毛细血管静脉端,有效滤过压为-8mmHg,组织液则回流入血管。在毛细血管动脉端生成的组织液,约90%在静脉端回流入血管,另外10%左右通过毛细淋巴管生成淋巴液,最终亦回流入血液循环。故组织液生成的量与组织液和淋巴回流量之间保持动态平衡。淋巴回流代偿能力较强,而且能回收组织液中的蛋白质和大分子物质。上述与组织液生成和回流有关的因素发生变化时,使组织液生成大于回流,则可导致水肿。

（1）毛细血管血压增高:常见于右心衰竭导致的静脉淤血;静脉阻塞、受压迫;动脉充血等,毛细血管血压增高导致有效滤过压增大,组织液生成增多。

（2）血浆胶体渗透压下降:由血浆蛋白减少所致,常见原因有:①蛋白质合成减少。肝功能障碍,合成血浆蛋白的肝细胞严重受损;严重营养不良及胃肠吸收障碍等,导致合成蛋白质的原料不足。②蛋白质丢失过多。肾病综合征时大量蛋白质从尿中丢失。③蛋白质分解代谢增强。慢性感染、恶性肿瘤等导致血浆蛋白大量分解。上述原因导致血浆蛋白减少,血浆胶体渗透压下降,有效滤过压增大,组织液生成增多。

（3）毛细血管壁通透性增高:各种炎症,包括感染、烧伤、冻伤、化学伤,以及昆虫咬伤等,或组织缺血、缺氧等,这些因素可以直接损伤微血管壁或通过组胺、激肽等炎性介质的作用使毛细血管壁通透性增高,蛋白质从微血管壁滤出,导致组织液胶体渗透压增高,有效滤过压增大,组织液生成增多。

（4）淋巴回流受阻:淋巴回流是静脉回流的一个重要辅助部分。能把多余的组织液及其所含的蛋白质运回血液循环,具有重要的抗水肿作用。淋巴管炎症、恶性肿瘤压迫或阻塞淋巴管、乳腺癌根治术时淋巴结摘除以及丝虫病淋巴管阻塞等引起淋巴回流受阻,一方面使组织液回流减少;另一方面,含有蛋白的组织液积聚在组织间隙,使组织液胶体渗透压增高,也促进水肿的发生。

2. 体内外液体交换失平衡导致钠水潴留　正常情况下,水钠的摄入量和排出量处于动态平衡。肾脏控制着水钠的排出量。人体由肾小球滤过的钠和水,99%被肾小管重吸收,其中65%~70%在近端肾小管重吸收,重吸收率比较固定,称球-管平衡;20%~30%在远端肾小管和集合管重吸收,受激素调节。各种原因引起肾小球滤过减少或肾小管钠水重吸收增加,即可导致钠和水过多潴留于体内,引起水肿。

（1）肾小球滤过率下降:①广泛的肾小球病变。如急性肾小球肾炎时,肾小球毛细血管内皮细胞肿胀和炎性渗出物阻塞,使肾小球滤过率明显降低;慢性肾小球肾炎时肾小球滤过面积明显下降。②有效循环血量下降。大量失血、大面积烧伤、休克、充血性心力衰竭等,使有效循环血量减少,肾血流量下降;同时交感-肾上腺髓质系统兴奋时,肾血管收缩,引起肾血流量进一步下降,导致肾小球滤过率下降。

(2) 近端肾小管重吸收钠水增多:有效循环血量减少时,肾血流量减少,肾小球出球小动脉比入球小动脉收缩更明显,引起滤过分数增加,近端肾小管周围的毛细血管血压下降,血浆蛋白浓度增高,促进近端肾小管对钠水的重吸收。

(3) 远端肾小管重吸收钠水增多:血容量减少或血浆渗透压升高等引起醛固酮或 ADH 增多,肾远曲小管和集合管对钠、水重吸收增加。

(二)水肿的特点和对机体的影响

1. 特点 根据水肿液蛋白质含量不同分为漏出液和渗出液。皮下组织有过多液体积聚时,出现皮肤肿胀、弹性差、皱纹变浅,用手指按压时可能出现凹陷,称为凹陷性水肿,又称显性水肿。全身性水肿患者在出现凹陷之前已有组织液增多,在多达原体重的 10% 之前,不出现凹陷,称隐性水肿。

2. 对机体的影响 水肿对机体有利亦有弊。有利的一面在于:①在血容量明显增加时,大量液体转移到组织间隙,可以防止循环系统压力急剧上升,避免血管破裂和急性心力衰竭的发生;②炎性水肿可以稀释毒素、运送抗体、吸附有害物质、阻止细菌扩散等而具一定的抗损伤作用。水肿对机体不利的方面在于:①组织间液体积聚加大了细胞与毛细血管之间的距离,细胞和血液之间的物质交换容易发生障碍;②影响器官功能,如急性喉头水肿可立刻引起窒息;肺水肿可以引起严重缺氧;脑水肿能引起颅内高压,甚至脑疝而引起呼吸心搏骤停,使患者猝死。

(三)常见水肿的类型与特点

1. 心性水肿 左心衰竭主要引起肺水肿;右心衰竭引起全身性水肿,习惯上称为心性水肿。

(1) 发病机制:右心衰竭时水肿的发生最主要的机制包括两方面:

0405

图片:心性水肿的发生机制

  1) 组织液生成大于回流:①毛细血管血压增高。右心衰竭时由于右心射血障碍引起中心静脉压升高,静脉回流不畅,全身静脉淤血,毛细血管血压升高,有效滤过压升高。②血浆蛋白浓度降低。肝淤血,肝功能障碍和消化道淤血,蛋白质消化吸收障碍均可使血浆蛋白合成减少,血浆蛋白浓度降低,有效滤过压升高,组织液生成大于回流。

  2) 钠水潴留:①肾小球滤过率下降。右心衰竭导致全身静脉淤血,有效循环血量减少和交感-肾上腺髓质系统兴奋,肾血管收缩都可引起肾血流量下降,肾小球滤过率下降。②肾小管重吸收增加。有效循环血量下降,醛固酮、ADH 增多,肾小管重吸收钠、水增加。

(2) 临床特点:右心衰竭的典型表现是皮下水肿,较早出现在低垂部位,主要是由于重力作用,低垂部位毛细血管血压比其他部位高,如直立或坐位时,脚背、脚踝和胫前较明显;长期卧床者骶部、背部最明显,严重者波及全身,甚至出现胸腔积液、腹腔积液、心包积液。

2. 肝性水肿 是指肝原发性疾病引起的体液异常积聚。

(1) 发病机制

1) 肝静脉回流受阻:肝硬化时,肝组织结构紊乱,肝内静脉受压、扭曲,使肝静脉回流受阻,肝窦内压力增高,大量液体从血管内滤出到肝组织间,甚至从肝表面进入腹腔形成腹腔积液。

2）门静脉高压：门静脉高压时，肠静脉回流受阻，肠系膜毛细血管血压增高，液体由血管滤出明显增多，超过淋巴回流代偿能力时，液体从肠壁流入腹腔，形成腹腔积液。

3）血浆蛋白减少：肝硬化影响血浆蛋白合成；门静脉高压导致消化道淤血，消化吸收蛋白质能力下降，都使血浆蛋白减少，血浆胶体渗透压下降，有效滤过压增高，促进水肿形成。

4）钠水潴留：腹腔积液形成导致有效循环血量下降，醛固酮和 ADH 分泌增加；肝功能障碍时灭活醛固酮和 ADH 能力下降，使血中醛固酮、ADH 水平升高，肾小管重吸收钠、水增加；有效循环血量下降也使肾血流量减少，肾小球滤过率下降，结果造成钠水潴留，促进水肿形成。

（2）临床特点：肝性水肿的主要表现是腹水。患者有腹胀、腹部膨隆紧绷，严重时脐部外翻，形成脐疝。

3. 肾性水肿　是指原发于肾功能障碍的全身性水肿。

（1）发病机制

1）肾病性水肿：以蛋白尿导致低蛋白血症为主。肾病综合征患者出现大量蛋白尿，导致血浆蛋白浓度降低，血浆胶体渗透压下降，有效滤过压增高，组织液生成过多引发水肿。

2）肾炎性水肿：以肾小球滤过率明显下降为主。急性肾小球肾炎患者由于肾小球毛细血管内皮细胞肿胀、增生，使通过肾小球的血流减少，肾小球滤过率下降；严重损伤的肾小球失去滤过功能，肾小球滤过面积减少，肾小球滤过率进一步下降，引起钠水潴留导致水肿。

（2）临床特点：患者往往晨起时发现眼睑或面部水肿，病情严重者，可扩展到全身。因为肾性水肿的发生与毛细血管血压的升高无关，水肿液容易聚集在皮下组织相对疏松的眼睑和面部。

4. 肺水肿　过多的液体在肺组织间隙与肺泡积聚称为肺水肿。

（1）发病机制

1）肺毛细血管血压增高：左心衰竭、严重休克、纵隔肿瘤压迫等使肺静脉回流受阻时，肺毛细血管血压升高，血浆滤入肺组织间隙。

2）毛细血管和/或肺泡上皮通透性增高：见于严重感染、休克、缺氧、高热气体或毒气吸入，血浆通过通透性增高的毛细血管或肺泡上皮进入肺间质或肺泡。

3）血浆胶体渗透压降低：肾病、肝硬化等以及快速输入大量晶体溶液后，血浆蛋白浓度下降，胶体渗透压下降，液体从毛细血管滤出，导致肺水肿。

（2）临床特点：急性肺水肿症状较明显，患者突发严重呼吸困难、端坐呼吸、咳嗽、咳粉红色或无色泡沫样痰、发绀等，两肺布满对称性湿啰音；慢性肺水肿患者症状不明显，较易引起肺部感染。

5. 脑水肿　是指脑组织液体含量增多引起的脑容积和重量增加。

（1）发病机制

1）血管源性脑水肿：脑毛细血管壁通透性增高。多见于脑出血、脑肿瘤、脑外伤、脑栓塞等。

2）细胞中毒性脑水肿：脑细胞钠钾泵功能障碍引起脑细胞内液体过多。多见于急性脑缺血缺氧、脑膜炎、水中毒等。

3）间质性脑水肿：水肿液主要来源于脑脊液。主要见于脑肿瘤或炎性增生压迫导水管,脑脊液生成和回流通路受阻,脑室内压力上升,脑脊液进入周围白质引起间质水肿。

（2）临床表现:脑水肿患者主要表现为颅内高压症:剧烈头痛、呕吐、血压升高、视神经盘水肿、脑疝甚至死亡。

第二节　钾代谢紊乱

正常细胞外液钾浓度很低,血清钾浓度为 $3.5\sim5.5mmol/L$,血钾水平稳定主要取决于食物中钾的摄入、消化道和肾脏排钾以及钾在细胞内外移动之间的平衡。钾代谢紊乱主要是指细胞外液中钾离子浓度的异常变化,包括低钾血症和高钾血症。

一、低钾血症

血清钾浓度低于 $3.5mmol/L$ 称为低钾血症(hypokalemia)。

（一）原因和机制

1. 钾摄入不足　见于不能进食或不愿进食者,如消化道梗阻、昏迷、消化道手术后较长时间禁食患者以及刻意节食者等。

2. 钾丢失过多　是低钾血症最常见的原因。常见于下列情况:①消化道丢失。严重呕吐、腹泻、胃肠引流、肠瘘等丢失大量含钾较高的消化液。②肾脏丢失。肾衰竭多尿期、长期大量使用排钾利尿剂、肾小管功能障碍导致 K^+ 重吸收减少、醛固酮分泌增多导致排钾增加等。③皮肤丢失。主要见于大量出汗。

3. 钾分布异常　碱中毒、胰岛素使用过量、周期性低钾麻痹等,细胞外 K^+ 转入细胞内。

（二）对机体的影响

1. 神经肌肉兴奋性降低　神经肌肉症状是低钾血症患者的突出表现。细胞外 K^+ 浓度降低,膜内外 K^+ 浓度差加大,膜内 K^+ 外流增多,导致静息电位加大,静息电位与阈电位之间的距离加大,刺激阈值增高,细胞兴奋性降低。骨骼肌兴奋性降低轻者表现为肌肉软弱无力,重症可发生弛缓性麻痹。下肢肌肉最为常见,严重时可累及躯干、上肢肌及呼吸肌。胃肠道平滑肌兴奋性降低表现为胃肠蠕动减弱、肠鸣音减少或消失,腹胀甚至麻痹性肠梗阻。神经系统兴奋性下降,患者出现萎靡、倦怠、反应迟钝、嗜睡等。

2. 心律失常　低钾血症引起心肌电生理异常改变,心肌兴奋性、自律性、收缩性提高,传导性降低,患者可有心动过速、早搏、异位心律等表现。心电图表现为 QRS 波增宽,T 波低平,ST 段下降等,出现明显 U 波。

3. 代谢性碱中毒　低钾血症时细胞内 K^+ 外移,细胞外 H^+ 移入细胞,细胞内酸中毒,血液呈碱性;同时肾小管分泌 K^+ 减少而分泌 H^+ 增加,重吸收 HCO_3^- 增加,出现血液呈碱性而尿液呈酸性,称反常性酸性尿。

（三）防治原则

1. 防治原发病　去除病因,如防治腹泻或肾脏疾病,停用利尿剂。

2. 补钾　能进食者首先口服补钾,不能口服或低钾严重者才考虑静脉滴注方式补钾。补钾时应密切观察心率、心律,定时测定血钾浓度,补钾切忌操之过急。

3. 纠正水电解质和酸碱平衡紊乱　水电解质和酸碱平衡紊乱既可以是低钾血症的原因,也可以干扰补钾的疗效,故及时纠正水电解质和酸碱平衡紊乱对防治低钾血症有重要意义。

临床应用

低钾血症的补钾方法

能口服尽量口服补钾；不能口服或严重低钾血症者，采用静脉滴注补钾；绝对禁止静脉推注补钾。静脉滴注补钾时严格掌握以下原则：①见尿补钾。尿量大于 500mL/24h 才可补钾。②总量控制。每天补钾总量不超过 120mmol。③浓度不过高。输入液钾浓度控制在 20~40mmol/L 为宜。④速度不过快。每小时滴入量不宜超过 20mmol。⑤密切观察心率、心律，定时测定血钾浓度。

二、高钾血症

血清钾浓度高于 5.5mmol/L 称为高钾血症（Hyperkalemia）。

（一）原因和机制

1. 钾摄入过多　肾功能不全时口服和静脉补钾过多或输入库存血液。

2. 钾排出减少　肾排钾减少是高钾血症最主要的原因，多见于急性肾衰竭少尿期、慢性肾衰竭晚期、肾上腺皮质功能不全醛固酮分泌过少或过多使用贮钾利尿剂等。

3. 钾分布异常　酸中毒、组织细胞损伤、溶血、组织缺氧、胰岛素缺乏等，细胞内 K^+ 转移或释放入血。

（二）对机体的影响

1. 肌肉　骨骼肌的兴奋性先升高（轻度）后降低（重度）。高钾血症时细胞外 K^+ 浓度升高，细胞内外 K^+ 浓度差减小，静息电位减小，与阈电位之间距离减小，兴奋性增高，表现为手足感觉异常，肌肉震颤；重度高钾血症时静息电位过小，甚至可等于或超过阈电位，导致 Na^+ 通道失活，细胞兴奋性丧失，表现为肌肉软弱无力，腱反射减弱或消失，严重者可出现软瘫。

2. 心律失常　高钾血症对机体最致命危害是心室纤颤和心搏骤停。高钾血症亦引起心肌电生理异常改变，心肌自律性、收缩性、传导性均下降，兴奋性轻症增高、重症降低，表现为心搏无力、心动过缓、传导阻滞、心室纤颤甚至心搏骤停。心电图表现为 QRS 波增宽，P 波低平，T 波高尖等。

3. 代谢性酸中毒　高钾血症时细胞外 K^+ 移入细胞，细胞内 H^+ 移出，细胞内碱中毒，血液呈酸性；同时肾小管分泌 K^+ 增加而分泌 H^+ 减少，出现血液呈酸性而尿液呈碱性，称反常性碱性尿。

视频：高钾血症对机体影响

图片：高钾血症和低钾血症的比较

（三）防治原则

1. 防治原发病　去除引起高钾血症的原因，如改善肾功能，严禁静脉注射钾溶液。

2. 降低血钾   高钾血症患者存在心搏骤停的危险,故一经发现,应积极治疗,采取各种紧急措施降低血钾浓度。措施包括腹膜透析或血液透析促进钾排出体外;注射胰岛素和葡萄糖促进 K$^+$ 转入细胞内;静脉注射葡萄糖酸钙对抗钾的毒性等。

3. 高钾血症的紧急处理

(1) 停止使用一切含钾的食物和药物。

(2) 碳酸氢钠溶液:4%~5%,100~200mL,缓慢静脉滴注,促使过多钾向细胞内转移。

(3) 葡萄糖溶液:25%~50%,每 4g 糖给 1U 胰岛素,持续静脉滴注。利用钾与葡萄糖的协同转运作用使钾转移入细胞。

(4) 钙剂:10%葡萄糖酸钙 10~20mL+等量 25%葡萄糖溶液,缓慢静脉推注,对抗钾对心肌的毒性作用。

(5) 利尿药:常用呋塞米,促进钾排出。肾衰竭时效果不佳。

(6) 透析:急性重症者,尤其是肾衰竭引起者,最好采用血液透析最好。

思考题

1. 如何运用水肿理论于护理工作实践中,正确护理及对患者宣教,避免护理不当加重病情及并发症发生?

2. 高钾血症对机体有哪些危害?如何避免今后工作中因护理操作不当引起高钾血症?

课件   自测题

(徐文萍)

第五章 炎 症

第一节 概 述

一、炎症概念

炎症(inflammation)是指具有血管系统的活体组织对各种损伤因子引起的损害所发生的以血管反应为主的防御反应。炎症局部组织的基本病理变化主要表现为变质、渗出和增生,临床上局部表现为红、肿、热、痛和功能障碍等。严重者可伴有不同程度的全身反应,如发热、血液中白细胞数目增多、单核吞噬细胞系统及淋巴组织增生。

炎症是一种极为常见且十分重要的基本病理过程。临床上许多疾病都属于炎性疾病,如阑尾炎、肺炎、结核病等。创伤修复的基本病理过程也是炎症。在不同类型的炎症或同一炎症的不同发展时期,炎症局部的基本病变不尽相同,有的以变质为主,有的以渗出为主,有的以增生为主。通常变质属于损伤性变化,而渗出、增生则属于抗损伤性变化。变质、渗出、增生三者互相影响,在一定条件下,可以互相转化。

二、炎症形成原因

炎症的原因复杂多样。凡是能引起组织损伤的因素都可成为炎症的原因,这些因素称致炎因子。致炎因子根据性质不同分以下几类。

1. 生物性因素 是最常见、最重要的致炎因子,包括细菌、病毒、支原体、立克次体、螺旋体、真菌和寄生虫等各种病原生物。以细菌和病毒最常见。细菌可释放内毒素和外毒素激发炎症。病毒在细胞内复制致感染细胞坏死。某些病原体通过其抗原性诱发机体免疫反应而导致组织损伤等。通常将生物性因子引起的炎症称为感染(infection)。

2. 物理性因素 各种物理因素作用于人体,只要达到一定的强度或一定的作用时间,均可引起炎症。如高温引起的烧烫伤,低温所致的冻伤,电离辐射造成的放射性损伤,以及机械力导致的各种外伤,均会引起炎症反应。

3. 化学性因素 化学性因素包括外源性和内源性化学物质。外源性化学物质如强酸、强碱,内源性化学物质如坏死组织崩解产物、体内有毒代谢产物(如尿酸、尿素)等。

4. 异常免疫反应 异常免疫反应造成组织和细胞损伤导致炎症,如过敏性鼻炎、荨麻疹、肾小球肾炎;自身免疫反应引起的系统性红斑狼疮和类风湿性关节炎等。

致炎因子作用于人体能否引起炎症、炎症反应的程度,不仅与致炎因子的性质、强度和作用时间等有关,还与机体对致炎因子的敏感性和自身功能状态密切相关。如老人和幼儿由于机体免疫功能低下,易患肺炎,病情也较重;新生儿因从母体血液中获得了抗体,不易患某些传染病。因此,炎症反应的发生、发展取决于损伤因子和机体反应性两方面的综合作用。

第二节 炎症局部的基本病理变化

尽管不同原因引起的炎症、不同类型的炎症和炎症的不同时期其病理变化不尽相同,但任何炎症局部组织均有不同程度的变质、渗出和增生三种基本病理变化。一般来说,炎症的早期和急性炎症多以变质、渗出性病变为主,而炎症的后期或慢性炎症则多以增生性病变为主。变质、渗出和增生三者之间密切联系、相互促进、相互转化,共同构成炎症的复杂过程。

一、变质

变质(alteration)是指炎症局部组织细胞的变性和坏死。变质主要是由于致炎因子的直接损伤和炎症局部血液循环障碍所致。变质的组织细胞除形态学变化外,常伴有不同程度的代谢变化。

(一)形态变化

变质既可发生在实质,也可发生于间质。实质细胞常见的变质性改变有细胞水肿、脂肪变性、凝固性坏死和液化性坏死等;间质发生的变质常表现为有黏液样变性、纤维蛋白样坏死等。

(二)代谢变化

1. 分解代谢增强 炎症局部组织内糖、脂肪和蛋白质三大物质分解代谢均增强。

2. 局部酸中毒 炎症局部由于物质分解代谢增强,耗氧量明显增加;加之炎症病灶内血液循环障碍和酶系统受损,使有氧氧化过程障碍,无氧酵解增强,导致氧化不全的中间代谢产物(如乳酸、酮体)在炎症局部堆积,使炎症局部氢离子浓度增高,导致局部酸中毒。

3. 组织渗透压增高 炎症局部由于分解代谢增强,组织坏死崩解,使蛋白质等大分子物质分解为小分子物质,导致炎症局部分子浓度增高;同时由于局部酸中毒,可使盐类解离增强,引起局部离子浓度也增高,从而导致炎症局部的胶体渗透压和晶体渗透压增高。这为局部血管改变和炎性渗出提供了重要的条件。

变质的轻重取决于致炎因子的性质、强度和机体的反应性两个方面。

二、渗出

炎症局部组织血管内的液体和细胞成分,通过血管壁进入组织间质、体腔、黏膜表面和体表的过程称为渗出。渗出的各种成分总称为渗出物。渗出的液体称为渗出液。以血管反应为中心的渗出是炎症时最重要、最具特征性的变化。在此过程中血管反应主要表现为血流动力学改变、血管通透性增加、液体渗出和细胞渗出。

（一）血流动力学改变

炎症局部血流动力学改变是血液成分渗出的基础，一般按下列顺序发展（图5-1）。

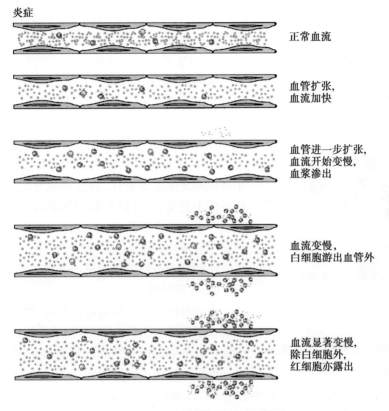

图5-1　炎症血管反应和渗出模式图

1. **细动脉短暂收缩**　当致炎因子引起局部组织损伤后，通过神经反射，首先引起炎症局部细动脉短暂的痉挛、收缩，血流量减少，其持续时间很短，只有几秒钟到几分钟。

2. **血管扩张血流加快**　细动脉短暂痉挛后，细动脉和毛细血管扩张，局部血流加快，血流量增多，形成动脉性充血即炎性充血。这是急性炎症早期血流动力学改变的标志，也是造成炎症局部发红和发热的原因。血管扩张是由于神经轴突反射和炎症介质的作用所致。

3. **血流速度减慢**　在血管扩张的基础上，由于炎症介质的作用，使血管壁通透性升高，富含蛋白质的液体渗出到血管外，导致血管内血液浓缩、黏稠度增加，使血流逐渐变慢，形成静脉性充血（淤血）。最后在扩张的小血管腔内挤满红细胞，称为血流停滞。

上述血流动力学的改变和血管壁通透性的升高，为血液成分的渗出创造了条件。

（二）血管壁通透性增加

血管通透性增加是导致炎症局部液体和蛋白渗出的最重要的原因。血管扩张、充血和血流加快等使血管内流体静压升高，血浆小分子蛋白进入间质使血管外胶体渗透压升高，导致血液成分外渗。造成血管壁通透性增高的主要几种机制如下（图5-2）：

1. **内皮细胞收缩**　炎症局部产生的组胺、缓激肽等炎症介质与内皮细胞的受体结合引起内皮细胞收缩，使内皮细胞间隙增宽。这些炎症介质的半衰期较短，仅15～30min，因而这种反应被称为速发短暂反应。此反应累及微静脉，而细动脉和毛细血管不受累。

内皮细胞收缩,
主要累及细静脉

内皮细胞收缩
和穿胞作用、
主要累及细静脉

内皮细胞损伤,
累及细动脉、
毛细血管和细静脉

新生毛细血管
高通透性

图 5-2　血管通透性增加的主要几
种机制

2. 内皮细胞损伤　较为强烈的致炎因子导致小血管内皮细胞的直接损伤,使之坏死、脱落,血管通透性因而迅速增高,并且持续到内皮细胞再生修复为止。也有一些损伤因子导致的血管内皮损伤发生较迟,常在数小时后才引起血管通透性的增高。

3. 内皮细胞吞饮及穿胞作用增强　炎症时内皮细胞吞饮能力增强,胞质内吞饮小泡增多,体积增大;在接近内皮细胞之间的连接处相互连接的囊泡形成穿胞通道,通过穿胞通道显示的穿胞作用增加了血管的通透性,使富含蛋白的液体渗出。

4. 新生毛细血管壁的高通透性　在炎症修复过程中形成的新生毛细血管,内皮细胞分化尚不成熟,细胞间连接不健全,并且具有较多的血管活性介质的受体,因而新生毛细血管具有高通透性,这也说明修复阶段的炎症也有液体外渗和水肿的表现。

血管壁通透性增加为渗出提供了有利条件。

（三）液体渗出

炎症时由于血管壁通透性升高、微血管内流体静压升高和组织渗透压升高等原因,病灶区血管内富含蛋白的液体成分通过血管壁到达血管外的过程称为液体渗出。渗出的液体成分称为渗出液(exudate)。渗出的液体积聚于组织间隙,使组织间液增多称为炎性水肿(inflammatory edema),积聚于体腔内的又可称为积液(hydrops),如腹腔积液、心包腔积液。

渗出液的量及其成分,因致炎因子、炎症病灶区的组织结构和血管壁损伤程度的不同而异,当血管壁损伤较轻时,则以盐类晶体及小分子白蛋白渗出为主;当血管壁损伤较重时,则以大分子蛋白质(如球蛋白、纤维蛋白原等)渗出为主。渗出液和非炎症性的漏出液(transudate)有明显的差异,临床上正确区别渗出液与漏出液,对某些疾病的诊断和鉴别诊断有重要意义。渗出液与漏出液的区别见表5-1。

表 5-1　渗出液与漏出液的区别

区别点	渗出液	漏出液
原因	炎症	非炎症(心力衰竭、低蛋白血症等)
血管壁通透性	血管壁损伤严重	血管壁通透性正常
透明度	混浊	澄清
比重	>1.020	<1.012
蛋白含量	>5g/L	<2.5g/L
蛋白类型	多种蛋白质	白蛋白
黏蛋白试验	阳性	阴性
细胞数	>0.50×10⁹/L	<0.10×10⁹/L
凝固	易自凝	不易自凝

渗出液具有重要的防御作用,主要表现为以下几方面:①渗出的液体可以稀释或运走毒素等有害物质,减轻其对机体组织的损伤;②渗出液中含有抗体、补体、溶菌酶等物质,可消灭病原体及中和毒素;③渗出的纤维蛋白原可形成纤维蛋白交织成网,阻止病原体及其毒素的扩散,有利于白细胞的游走和吞噬,还可作为组织修复的支架。

渗出过多对机体会造成不良影响,大量的渗出液可压迫局部组织、器官,加重局部血液循环障碍;体腔内渗出液过多,可影响组织、器官的功能,如大量心包积液时,可影响心脏的舒缩功能;渗出液中的大量纤维蛋白不能完全被吸收时,可发生机化、粘连,给机体带来不利影响,如大叶性肺炎时肺肉质变可引起浆膜粘连甚至浆膜腔闭锁。

（四）细胞渗出

白细胞的渗出是炎症反应的最重要的形态学特征,是炎症防御反应的中心环节。各种白细胞通过血管壁游出到血管外的过程称为白细胞渗出。炎症时渗出的白细胞称为炎症细胞。炎症细胞在趋化物的作用下进入组织间隙并聚集于炎症病灶区的现象称为炎细胞浸润。白细胞的渗出是主动过程,是防御反应的主要表现,主要包括白细胞的边集和附壁、黏着、游出、趋化作用等阶段到达炎症病灶,在局部发挥吞噬和杀菌等防御作用。

视频:炎症细胞

 临床应用

炎症细胞的临床应用

炎症细胞浸润是炎症反应的最重要的形态学特征。病理学上通常根据病变部位是否有明显的炎细胞浸润来鉴别疾病的性质是否为炎性疾病,同时根据病变部位浸润的主要炎细胞来初步确定炎症的原因和类型。

1. 白细胞的边集和附壁　在炎症渗出的过程中,随着液体的渗出、血流速度减慢,轴流消失,血液的有形成分进入边流,白细胞开始沿血管内皮的表面缓慢滚动,这种现象称为白细胞边集。随后靠边的白细胞黏附于血管壁,紧贴于内皮细胞表面,称白细胞附壁。

2. 白细胞黏着　附壁的白细胞与内皮细胞黏着并不牢固,可重新被血流冲走。只有当白细胞与内皮细胞牢固黏着后才有可能游出。这种黏着是由内皮细胞及白细胞表面黏附因子相互识别、相互作用来完成的。炎症可使内皮细胞和白细胞表达新的黏附分子,增加黏附分子的数目及增强彼此的亲和性。

3. 白细胞的游出和趋化作用　白细胞通过血管壁进入周围组织的过程称为白细胞游出。黏着于血管壁的白细胞,首先在内皮细胞连接处由胞质突起形成伪足,伸入内皮细胞间隙,以阿米巴样运动方式穿过内皮细胞间隙与血管基底膜到达血管外。白细胞游出血管后,受某种化学刺激物的影响进行定向运动的现象称为趋化作用。能吸引白细胞做定向运动的化学刺激物称为趋化因子。趋化因子主要有细菌及其代谢产物和炎症介质。不同趋化因子吸引不同的白细胞,如组胺主要吸引嗜酸性粒细胞;淋巴因子主要吸引中性粒细胞和吞噬细胞。其中以中性粒细胞和单核细胞对趋化因子反应最明显,而淋巴细胞反应较弱。白细胞游出过程见图 5-3。

4. 白细胞的吞噬作用　游出的白细胞在炎症灶局部可发挥吞噬作用和免疫作用,构成炎症反应的主要防御环节。炎症病灶区内的白细胞吞噬和消化病原体及其他异物的过程,称为吞噬作用(phagocytosis)。是炎症防御反应的重要组成部分。具有较强吞噬能力的细胞主要是中性粒细胞和巨噬细胞。吞噬过程大致可分为识别和黏着、包围和吞入、杀灭和降解三个阶段(图 5-4)。

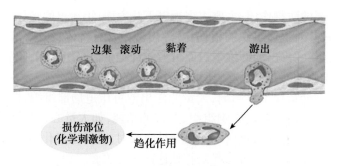

图 5-3 白细胞游出过程示意图

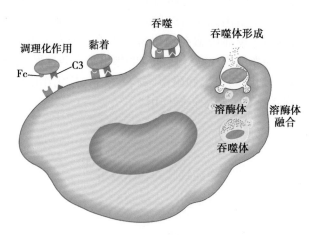

图 5-4 白细胞吞噬过程示意图

5. 炎症细胞的种类、功能及临床意义 炎症时各种炎症细胞主要来自于血液,部分可由局部组织增生而来(如淋巴细胞、巨噬细胞、浆细胞等)。各种炎症细胞见图 5-5。各种炎症细胞的主要功能及临床意义见表 5-2。

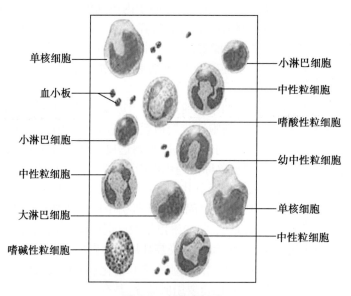

图 5-5 各种炎细胞

表 5-2 炎症细胞的种类、功能及临床意义

炎细胞种类	主要功能	临床意义
中性粒细胞	具有活跃的游走功能和较强的吞噬能力。能吞噬细菌、小组织碎片及抗原抗体复合物等	主要见于急性炎症的早期和化脓性炎症
单核巨噬细胞	具有很强的游走和吞噬能力。能吞噬非化脓菌、较大的组织碎片及异物等;释放内原性致热原;处理抗原,传递免疫信息	主要见于急性炎症后期,肉芽肿性炎症,病毒和寄生虫感染等
嗜酸性粒细胞	游走能力较弱,有一定吞噬能力。能吞噬免疫复合物及组胺	主要见于寄生虫感染及变态反应性炎症
淋巴细胞及浆细胞	游走能力弱,无吞噬能力 T淋巴细胞参与细胞免疫,致敏后产生淋巴因子,杀伤靶细胞;B淋巴细胞,在抗原刺激下,可转变为浆细胞,产生抗体,参与体液免疫	主要见于慢性炎症,病毒感染,以及与免疫反应有关的炎症
嗜碱性粒细胞和肥大细胞	无明显游走和吞噬能力。胞质中含嗜碱性颗粒,脱颗粒可释放组胺、5-羟色胺和肝素	主要见于变态反应性炎症

 知 识 窗

嗜酸性粒细胞在呼吸道变应性疾病中的作用

研究表明,嗜酸性粒细胞能够生成多达 25 种的细胞因子,在呼吸道变应性疾病中发挥着重要作用。一方面调节 B 细胞合成 IgE;另一方面,产生各种细胞毒性蛋白、氧化物颗粒、神经肽、细胞因子和脂类介质引起肥大细胞释放组胺,同时损伤呼吸道黏膜上皮;氧化物颗粒能够促进平滑肌收缩伴随气道组织损伤;P 物质和血管活性肠肽(vasoactive intestinal peptide,VIP)等神经肽引起平滑肌收缩、黏膜水肿、血管扩张和肥大细胞脱颗粒。

三、增生

增生(proliferation)是指炎症病灶区局部组织细胞增殖、数目增多。增生的细胞包括实质细胞和间质细胞。实质细胞的增生如慢性肝炎中肝细胞的增生,鼻息肉时鼻黏膜上皮细胞和腺体的增生;间质细胞的增生包括巨噬细胞、血管内皮细胞、淋巴细胞和成纤维细胞,成纤维细胞增生可产生大量胶原纤维。一般在急性炎症后期和慢性炎症时,增生性病变较为明显。少数急性炎症以增生性病变为主,如急性肾小球肾炎时,病变以肾小球毛细血管的内皮细胞和系膜细胞增生为主;伤寒时病变以全身单核巨噬细胞增生为主。

炎性增生是一种重要的防御反应,增生的巨噬细胞能吞噬杀灭病原体和清除异物,并能传递抗原信息,引起免疫反应;增生的成纤维细胞和毛细血管构成肉芽组织,能使炎症局限化,并能促进损伤组织的修复。但过度的纤维组织增生可使原有的组织、器官结构破坏,对机体产生不利影响。

任何炎症局部都具有变质、渗出和增生 3 种基本病变。不同类型的炎症和同一炎症的不同阶段,常以某一种病变为主。一般而言,急性炎症多以变质、渗出性病变为主,而慢性炎

症多以增生性病变为主。通常变质是损伤性变化,而渗出和增生则是以抗损伤为主的反应。

第三节 炎 症 介 质

炎症介质(inflammatory mediator)是指参与或诱导炎症发生发展的具有生物活性的化学物质。炎症介质在炎症的发生和发展过程中起着重要的介导作用。在炎症局部血管扩张、血管壁通透性增加及炎细胞浸润等炎症反应中,除了某些致炎因子可直接引起外,多由炎症介质介导而实现的。大多数的炎症介质具有促进小血管扩张,增加血管壁通透性,对炎细胞产生趋化的作用,引起炎性充血和渗出等变化。此外,某些炎症介质还具有引起发热、疼痛、组织损伤和参与免疫反应等作用。

一、细胞源性的炎症介质

1. 血管活性胺　包括组胺和 5-羟色胺,均能引起血管扩张和小静脉通透性升高。组胺主要存在于肥大细胞和嗜碱性粒细胞的颗粒中。许多因子可引起血管活性胺的释放,物理因子、Ⅰ型超敏反应、C3a 和 C5a、阳离子蛋白及某些神经肽等均可引起组胺释放。组胺的作用是小血管扩张,血管壁通透性升高,对嗜酸性粒细胞有趋化作用。5-羟色胺又称血清素,存在于肥大细胞及血小板中,能引起平滑肌收缩和血管通透性升高。炎症时一般与组胺同时出现。

2. 花生四烯酸代谢产物　炎症中受损伤的细胞,在磷脂酶作用下花生四烯酸从质膜磷脂中释放出来,在环加氧酶作用下,产生前列腺素;在脂质加氧酶的作用下,形成白细胞三烯。前列腺素有强烈的血管扩张作用,并有强化炎症介质(如组胺、缓激肽)的作用。白细胞三烯主要由肥大细胞和嗜碱性粒细胞释放。白细胞三烯 C_4、D_4、E_4 具有强烈的气管、支气管收缩作用,约为组胺的 1 000 倍,也可增加血管通透性。白细胞三烯既是过敏反应的慢反应物质,同时白细胞三烯 B_4 又具有强烈的趋化作用。

3. 白细胞产物　中性粒细胞和单核细胞可释放氧自由基和溶酶体酶。氧自由基可损伤血管内皮细胞,灭活 α_1-抗胰蛋白酶、导致蛋白酶活性增高;溶酶体酶的中性蛋白酶可引起组织损伤,阳离子蛋白质可引起肥大细胞脱颗粒,并对中性和嗜酸性粒细胞有趋化作用。激活的淋巴细胞和单核细胞可释放一系列细胞因子介导炎症。白介素-1 可促进内皮细胞表达黏附因子,促进白细胞黏着,引起发热。肿瘤坏死因子还可促进中性粒细胞聚集,释放蛋白水解酶。血小板激活因子具有激活血小板、增加血管通透性、促进白细胞聚集、黏着和趋化作用。

二、体液源性的炎症介质

1. 补体系统　促进炎症反应:过敏毒素 C3a、C5a 可使血管通透性升高;C5a 是中性粒细胞和单核细胞的趋化因子,协助消灭病原体;C3b 具有调理素作用,增加中性粒细胞和单核细胞的吞噬作用。

2. 激肽系统　缓激肽能使血管通透性升高,血管扩张,平滑肌收缩,引起疼痛。

3. 凝血系统　Ⅻ因子激活激肽系统,启动血液凝固及纤维蛋白溶解系统。主要炎症介质的种类及其生物学作用见表 5-3。

表 5-3 与各种炎症反应有关的主要炎症介质

炎症反应	主要介质种类
血管扩张	组胺、缓激肽、前列腺素、纤维蛋白降解产物
血管通透性升高	组胺、5-羟色胺、补体 C3a、C5a、缓激肽
趋化作用	C5a、LT、细菌产物
发热	IL-1、IL-6、TNF、PG
疼痛	PG、缓激肽
组织损伤	溶酶体酶、氧自由基

LT:白细胞三烯(leukotriene);IL:白细胞介素(interleukin);,TNF:肿瘤坏死因子(tumor necrosis factor);PG:前列腺素(prostaglandin)。

第四节 炎症的局部表现和全身反应

由于炎症局部的基本病变,使任何炎症均表现出不同程度的临床症状和体征。轻者仅有局部表现,重者则可同时出现不同程度的全身反应。

一、炎症的局部表现

炎症局部尤其以发生于体表的急性炎症主要有红、肿、热、痛和功能障碍五大临床表现。

1. 红 炎症早期由于动脉性充血,局部血液中氧合血红蛋白增多,使局部组织呈现鲜红色。炎症后期由于静脉性充血,局部血液内还原血红蛋白增多,使炎症局部组织呈现暗红色甚至发绀。

2. 肿 急性炎症时由于充血、炎性水肿及炎细胞浸润,可使局部组织明显肿胀。慢性炎症时,由于细胞和组织增生,也可引起肿胀。

3. 热 炎症局部由于动脉性充血,血量增多,组织代谢增强,产热增多而使局部温度增高,尤以体表炎症最为明显。

4. 痛 炎症局部常伴有疼痛,这主要是由于:①炎症病灶内,局部组织分解代谢增强,氢离子、钾离子浓度增高,刺激神经末梢引起疼痛;②某些炎症介质如 PG、5-HT、缓激肽等有致痛作用;③局部组织肿胀,压迫神经末梢引起疼痛。

5. 功能障碍 炎症病灶内的实质细胞变性坏死,渗出物的压迫或阻塞以及局部组织的肿胀、疼痛等,均可导致病变组织或受累器官的功能障碍。

二、炎症的全身反应

1. 发热 多见于病原微生物所致的炎症。各种病原体及其代谢产物、抗原抗体复合物等可作为发热激活物,刺激机体产生并释放内源性致热原,作用于下丘脑前部体温调节中枢,使体温调节中枢的调定点上移,从而使产热增多,散热减少,导致体温上升。炎症时通过发热,能增强机体的物质代谢,促进抗体形成和吞噬细胞的吞噬功能。但发热持续时间过久或体温过高,可消耗体内大量营养物质,使机体抵抗免疫力下降,甚至可导致中枢神经系统抑制,发生昏迷。

2. 血中白细胞的变化 绝大多数炎症时,末梢血中白细胞数目增多,可达 $15×10^9 \sim 20×$

10^9/L 以上。白细胞数目的增多可增强炎症反应,具有重要的防御意义。血中增多的白细胞类型与炎症的性质、病原体的种类、感染的程度有关。大多数细菌特别是化脓菌感染时,血中以中性粒细胞增多为主,当严重感染时,幼稚的中性粒细胞明显增多,称为核左移,细胞质内可见中毒颗粒;肉芽肿性炎症时,血中以单核细胞增多为主;寄生虫感染或变态反应性炎症时,以嗜酸性粒细胞增多为主;病毒感染时,以淋巴细胞、单核细胞增多为主;慢性炎症时,则以淋巴细胞和浆细胞增多为主。但少数炎症,如伤寒、流行性感冒等,血中白细胞数目不但不增高,反而减少。因此,在临床上通过对血中白细胞的计数和分类有助于疾病的诊断。

3. 单核吞噬细胞系统及淋巴组织增生　炎症病灶区的病原体、坏死崩解产物等,可通过血液或淋巴引流到全身单核吞噬细胞系统及淋巴结,刺激单核吞噬细胞及淋巴组织增生,使其功能加强,有利于吞噬、消化病原体和坏死组织。临床主要表现为肝、脾、淋巴结肿大。

4. 实质器官病变　炎症时其他器官的实质细胞可发生各种变性以至坏死,表现出相应的临床症状和体征。如白喉大量外毒素吸收入血,引起中毒性心肌炎,导致心肌细胞变性、坏死,引起严重的后果。

第五节　炎症的类型及病理变化

一、炎症的临床类型

按持续时间的长短,临床上大致可将炎症分为 3 种不同的类型:

1. 急性炎症　一般病程在 1 个月之内,起病急,症状明显,局部病变常以变质、渗出过程为主。炎症灶内常以中性粒细胞浸润为主。

2. 慢性炎症　病程在半年以上甚至持续数年,可由急性炎症转变而来,或因致炎因子长期的刺激所致。临床症状常不甚明显,炎症局部病变多以增生变化为主,渗出改变不明显,浸润的炎细胞主要为淋巴细胞和浆细胞。机体免疫力低下时慢性炎症可急性发作。

3. 亚急性炎症　病程介于急性和慢性炎症之间,如亚急性重型肝炎,亚急性细菌性心内膜炎等,病变特点是坏死和增生改变较为明显。

二、炎症的病理学类型及其特点

(一)变质性炎症

变质性炎症是指炎症局部组织细胞以变性、坏死为主,而渗出和增生性病变较轻微的炎症。多由严重感染和中毒引起。病变主要累及心、肝、肾、脑等实质器官,如病毒性肝炎、流行性乙型脑炎、中毒性心肌炎等。变质性炎症多呈急性经过。由于实质细胞变性、坏死,常破坏相应器官的结构,导致其功能障碍。

(二)渗出性炎症

渗出性炎症是指炎症局部以渗出性病变为主,同时伴有一定程度的变质,而增生性改变较轻微的一类炎症。根据渗出物主要成分和病变特点,一般可将渗出性炎症分为浆液性炎、纤维蛋白性炎、化脓性炎和出血性炎。

1. 浆液性炎(serous inflammation)　是指以大量浆液渗出为主的炎症。浆液性渗出物为淡黄色略显混浊的液体,主要成分为血清,含有 3%～5% 的白蛋白,混有少量的纤维蛋白、白细胞和脱落的上皮细胞。常发生于皮肤、黏膜、浆膜、关节滑膜和肺等部位。炎症局部组织明显充血、水肿,发生于皮肤、黏膜的可形成水疱,如皮肤二度烧伤时形成的水疱(图 5-6);发生于浆膜或关节滑膜的可形成积液,如胸腔积液、腹腔积液、关节腔积液等。浆液性炎症多可吸收消散,愈后多不留痕迹。但当渗出过多,如胸腔或心包腔大量积液时,可严重影响呼吸和心脏功能,导致严重后果。

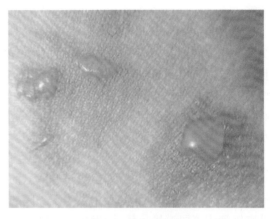

图 5-6　皮肤浆液性炎

2. 纤维蛋白性炎(fibrinous inflammation)　是以大量纤维蛋白渗出为特征的炎症。纤维蛋白性炎常发生于黏膜、浆膜和肺等部位。发生于黏膜的纤维蛋白性炎,渗出的纤维蛋白、中性粒细胞和坏死的黏膜上皮细胞混合共同形成灰白色的假膜,故可称为假膜性炎(pseudomembranous inflammation),如白喉、细菌性痢疾等。气管白喉时,位于气管、支气管表面的假膜容易脱落,阻塞气管或支气管,引起窒息(图 5-7)。发生于浆膜的纤维蛋白性炎,主要病变为在浆膜表面有大量的纤维蛋白渗出。例如,心包的纤维蛋白性炎症时,在心包脏壁两层之间有大量的纤维蛋白渗出,渗出的纤维蛋白随着心脏收缩、舒张的牵拉,形成绒毛状,故称绒毛心(图 5-8)。发生于肺的纤维蛋白性炎症,主要见于大叶性肺炎,表现为在肺泡腔内有大量的纤维蛋白渗出。

课件:纤维蛋白性炎

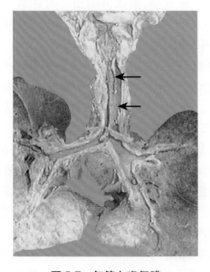

图 5-7　气管白喉假膜

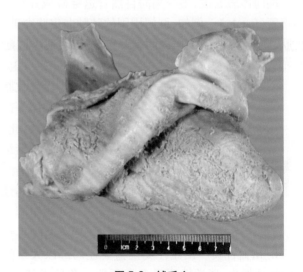

图 5-8　绒毛心

纤维蛋白性炎多呈急性经过。若渗出的纤维蛋白较少,可被中性粒细胞崩解时释放的蛋白溶解酶溶解吸收;若渗出的纤维蛋白过多,则不能完全被溶解吸收,而由肉芽组织取代而发生机化,导致组织或器官粘连,影响组织或器官的功能。如心包粘连,可影响心脏的舒缩功能。

3. 化脓性炎(purulent inflammation)　是以大量中性粒细胞渗出为主并伴有不同程度的组织坏死和脓液形成为特征的炎症。化脓性炎多由化脓菌感染所致。病灶内渗出的中性粒细胞释放的蛋白溶解酶将坏死组织溶解液化的过程,称为化脓。化脓过程中形成的脓性渗出物称为脓液,是一种混浊的凝胶状液体,呈灰黄色或黄绿色。脓液主要由大量变性坏死的中性粒细胞(即脓细胞)、坏死液化的组织、不等量的细菌和少量的浆液组成。根据化脓性炎症发生的原因和部位不同,分为以下3种类型。

(1) 表面化脓和积脓:表面化脓是指发生于黏膜和浆膜的化脓性炎。其脓性渗出物主要向黏膜或浆膜表面渗出,深部组织没有明显的炎细胞浸润现象。如化脓性支气管炎、化脓性胸膜炎、化脓性脑膜炎等。其中发生于黏膜的,如支气管黏膜、泌尿道黏膜等,渗出的脓液可沿支气管或泌尿道排出体外;发生于黏膜腔或浆膜腔者,其脓液可积聚于腔道器官内或浆膜腔内,形成积脓(empyema),如阑尾积脓、胆囊积脓、胸膜腔积脓。

(2) 脓肿(abscess):是指组织或器官内的局限性化脓性炎症,其主要特征是组织发生溶解坏死,形成充满脓液的腔。脓肿常发生于皮下及内脏器官。脓肿多由金黄色葡萄球菌感染所致,其产生的毒素致局部组织坏死,继而大量中性粒细胞渗出、浸润并释放蛋白溶解酶,将坏死组织溶解液化,形成脓肿。金黄色葡萄球菌还可产生血浆凝固酶,使渗出的纤维蛋白原转变为纤维蛋白,阻止病原菌的扩散,使炎症较为局限。疖是指单个毛囊、皮脂腺及其周围组织形成的脓肿。痈是由多个疖互相融合,在皮下脂肪和筋膜组织中形成互相沟通的脓肿。小的脓肿可以吸收消散,较大的脓肿常需切开排脓或穿刺抽脓,而后由肉芽组织增生,瘢痕修复。若较大的脓肿,脓液形成过多,既不能吸收又不能排除时,可发生机化或形成慢性脓肿。发生于皮肤和黏膜的脓肿,可向表面破溃形成缺损,即溃疡;深部组织的脓肿向体表或自然管道穿破,形成只有一个开口的有盲端的管道,称为窦道(sinus);若深部组织脓肿一端向体表穿破,另一端向自然管道穿破或穿通两个空腔脏器,形成两端相通的管道,称为瘘管(fistula)。例如,肛门周围的脓肿向皮肤穿破形成的盲管,称为肛旁窦道;若向外穿破皮肤,向内破入肛管,形成两端开口的管道,称为肛瘘(图5-9)。

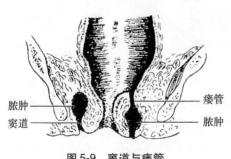

图5-9　窦道与瘘管

(3) 蜂窝织炎:是指发生于疏松组织的弥漫性化脓性炎症(图5-10),常见于皮肤、肌肉和阑尾等部位。蜂窝织炎多由溶血性链球菌感染所致,此细菌能分泌透明质酸酶和链激酶,可溶解结缔组织基质中的透明质酸和纤维蛋白,使细菌易沿组织间隙蔓延、扩散,导致炎症不易局限,炎症病灶内组织明显充血、水肿,大量中性粒细胞浸润,炎症病灶与正常组织界限不清,患者全身中毒症状严重。

4. 出血性炎　出血性炎是指炎症局部以大量红细胞漏出为特征的一类炎症。多因血管壁严重损伤,通透性明显升高所致。常见于某些烈性传染病,如炭疽、鼠疫、流行性出血热等。

(三) 增生性炎症

增生性炎症是指炎症局部以组织、细胞增生为主要特征,而变质和渗出较轻微的炎症。增生性炎症多见于慢性炎症。少数急性炎症以增生性病变为主,如急性链球菌感染后的肾

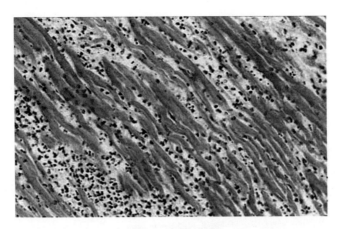

图 5-10 蜂窝织炎

小球肾炎和伤寒等。根据炎症局部病变特点的不同,将增生性炎症分为非特异性增生性炎和特异性增生性炎两大类。

1. 非特异性增生性炎 是指炎症局部有明显的组织、细胞增生,并伴有慢性炎细胞浸润的炎症。增生的组织细胞主要有成纤维细胞和血管内皮细胞,可伴有被覆上皮、腺上皮或实质细胞的增生。炎症局部浸润的炎细胞主要是巨噬细胞、淋巴细胞、浆细胞。晚期由于大量纤维组织增生,可导致组织器官质地变硬,体积缩小,如慢性硬化性肾小球肾炎晚期,由于大量纤维组织增生,形成颗粒性固缩肾。也有的一般增生性炎症,可使组织或器官体积增大,如慢性扁桃体炎时,由于长期慢性炎症的刺激,使扁桃体内的淋巴组织和纤维组织增生,致扁桃体体积明显肿大,质地变硬。非特异性增生性炎有两种特殊情况即炎性息肉(inflammatory polyp)和炎性假瘤(inflammatory pseudotumor)。

(1) 炎性息肉:是指在某些致炎因子的长期作用下,炎症局部的黏膜上皮、黏膜下腺体及肉芽组织共同增生,形成向表面突起的底部有蒂的肿物。炎性息肉可单发或多发,直径从数毫米至数厘米不等,单个或多个。常见的炎性息肉有子宫颈息肉、鼻息肉等,临床上易引起出血。

(2) 炎性假瘤:是指在某些致炎因子的作用下,炎症局部有多种成分增生,形成境界清楚的肿瘤样团块。其本质为炎症性增生,而非真性肿瘤。常见于眼眶和肺。炎性假瘤在临床上及 X 线检查时,易误诊为恶性肿瘤,如肺炎性假瘤易误诊为肺癌,应注意鉴别。

2. 特异性增生性炎 以肉芽肿形成为特征。肉芽肿是指在某些特殊致炎因子作用下,炎症局部以巨噬细胞及其演化细胞增生为主,形成境界清楚的结节状病灶。以肉芽肿形成为主要特点的炎症称为肉芽肿性炎症。炎性肉芽肿的基本形态特点是病灶内主要有大量巨噬细胞增生,增生的巨噬细胞可转变为类上皮细胞、多核巨细胞等,病灶周围有少量的淋巴细胞、成纤维细胞包绕,形成圆形或梭形的界限清楚的结节状病灶。由于不同原因引起的肉芽肿其形态特点各异,因此,可根据典型的肉芽肿的形态结构做出病因学诊断。如检查到典型的结核结节时即可诊断为结核病。典型的结核结节中央为干酪样坏死,周围有呈放射状排列的类上皮细胞和多核的朗汉斯巨细胞,再外围有淋巴细胞及成纤维细胞围绕,形成境界清楚的结节状病灶(图 5-11)。

根据致炎因子、病变的形态特点和发病机制的不同,肉芽肿性炎症分为感染性肉芽肿和异物性肉芽肿两大类。

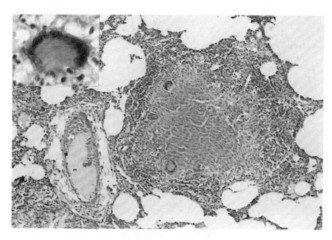

图 5-11 炎性肉芽肿(结核结节)

（1）感染性肉芽肿:是最常见的一种,此类肉芽肿的形成,主要是由于病原体感染引起机体免疫反应,特别是细胞免疫反应所致。常见的感染性肉芽肿有:结核结节、伤寒小结、风湿小体和梅毒肉芽肿等。不同病原体感染所引起的肉芽肿性病变,各自具有独特的形态学特征,此特征具有重要的诊断价值。肉芽肿能围歼病原微生物,限制其扩散,有重要的防御作用。

（2）异物性肉芽肿:是由于异物长期刺激所引起的以巨噬细胞增生为主的结节状病灶。引起异物性肉芽肿的常见异物有:外科缝线、木刺、滑石粉、石棉纤维、矽尘、死亡的寄生虫虫卵等。其基本形态特征是以异物为中心,周围有多少不等的巨噬细胞、异物性多核巨细胞及成纤维细胞,形成境界清楚的结节状病灶。其功能是包围、吞噬和清除异物。

 临床应用

特征性的肉芽肿在疾病诊断中的作用

临床上能够形成肉芽肿的疾病很多。由于不同原因引起的肉芽肿其形态特点各异,因此,可根据典型的肉芽肿的形态结构作出病因学诊断。如检查到典型的结核结节时即可诊断为结核病。

第六节 炎症的结局

在炎症过程中,致炎因子的性质、机体抵抗力及反应性的差异、治疗措施等因素均可影响炎症的经过和结局。如渗出、增生等抗损伤过程占优势,则炎症逐渐向痊愈方向发展;相反,如损伤性变化占优势,则炎症逐渐加重并可向全身蔓延扩散;若损伤与抗损伤变化基本平衡时,则炎症转变为迁延不愈。

一、痊愈

大多数炎症均可痊愈。痊愈有完全痊愈和不完全痊愈两种。

（一）完全痊愈

多数情况下，由于机体抵抗力较强，治疗及时得当，病因完全消除，炎性渗出物及坏死组织完全被溶解吸收或排出，由周围健康的同种组织细胞再生修复，在形态结构和功能上完全恢复正常达到完全痊愈。如大叶性肺炎经适当治疗或随着机体抵抗力增强，可完全痊愈。

（二）不完全痊愈

少数情况下，由于机体抵抗力较弱，炎症灶坏死范围较大，渗出物及坏死组织不能完全被溶解吸收，主要由肉芽组织进行修复，最终形成瘢痕组织，在形态结构和功能上未能完全恢复正常，形成不完全痊愈。如胸膜炎和心包炎时渗出的纤维素不能被完全溶解吸收，由肉芽组织取代，纤维化可引起胸腔、心包腔粘连而影响心、肺功能。

二、迁延不愈

急性炎症时，机体抵抗力低下、致炎因子持续作用或治疗不彻底，使炎症反复发作，不断引起组织细胞损伤，导致炎症经久不愈，病情时轻时重，长期不愈。如急性病毒性肝炎经久不愈可转变为慢性病毒性肝炎和肝硬化，急性肾盂肾炎转变为慢性肾盂肾炎等。

三、蔓延扩散

当机体的抵抗力低下，或病原微生物毒力强、数量多以及不能有效控制感染的情况下，病原微生物在局部大量繁殖，并沿组织间隙或脉管系统向周围和全身组织和器官扩散，引起严重后果。

（一）局部蔓延

局部蔓延是指炎症病灶内的病原微生物，沿组织间隙、血管淋巴管周围间隙或自然管道向周围邻近的组织、器官蔓延扩展。如肾结核可沿输尿管蔓延至输尿管和膀胱；急性支气管炎时，炎症可沿支气管蔓延至小细支气管或肺泡，形成支气管性肺炎。

（二）淋巴道蔓延

淋巴道蔓延是指病原体及其毒素侵入淋巴管，随淋巴液扩散，引起淋巴管和局部淋巴结炎症。常表现为局部淋巴结肿大、质地硬、压痛。如急性扁桃体炎时，病原体及其毒素沿淋巴道扩散，可致颌下或颈部淋巴结炎症；原发性肺结核病时，肺原发灶内的结核分枝杆菌，可沿淋巴道扩散，引起肺内淋巴管结核和肺门淋巴结结核。

（三）血道蔓延

血道蔓延是指病原体及其毒素侵入或吸收入血，或经淋巴道转入血液，可分别引起菌血症、毒血症、败血症和脓毒败血症，严重者可危及生命。

1. **菌血症** 炎症病灶的细菌经血管或淋巴管侵入血流，从血流中可查到细菌，但无全身中毒症状，称为菌血症。

2. **毒血症** 细菌的毒素或毒性产物被吸收入血，引起全身中毒症状，称为毒血症。临床上出现高热、寒战等中毒症状，常同时伴有心、肝、肾等实质细胞的变性或坏死，但血培养阴性，即找不到细菌。严重者可出现中毒性休克。

3. **败血症** 侵入血液中的细菌大量生长繁殖，并产生毒素，引起全身中毒症状和病理变化，称为败血症。患者除有严重毒血症临床表现外，还常出现皮肤、黏膜的多发性出血斑点、脾肿大及全身淋巴结肿大等。此时血培养，常可找到细菌。

4. **脓毒败血症** 由化脓菌引起的败血症进一步发展，细菌随血流到达全身，在肺、肾、肝、脑等处发生多发性脓肿,称为脓毒败血症。这些脓肿通常较小,较均匀散布在器官中。镜下观,脓肿的中央及尚存的毛细血管或小血管中常见到细菌菌落(栓子),说明脓肿是由栓塞于器官毛细血管的化脓菌所引起,故称之为栓塞性脓肿或转移性脓肿。

 知 识 窗

全身炎症反应综合征

全身炎症反应综合征(systemic inflammatory response syndrome,SIRS)是因感染或非感染性病因作用于机体而引起的机体失控的自我持续放大和自我破坏的全身性炎症反应。它是机体修复和生存而出现过度应激反应的一种临床过程。当机体受到外源性损伤或感染毒性物质的打击时,可促发初期炎症反应,同时机体产生内源性免疫炎性因子而形成"瀑布效应"。危重患者因机体代偿性抗炎反应能力降低以及代谢功能紊乱,最易引发 SIRS。严重者可导致多器官功能障碍综合征(multiple organ dysfunction syndrome,MODS)。

 思考题

1. 根据炎症发生原因分析,如何在今后的护理工作中辨证地使用抗炎药物?

2. 利用炎细胞的种类、功能和临床意义,分析在护理工作中如何运用血常规(外周血化验)白细胞变化指标,指导患者及时、正确就诊,有效关心、指导和护理患者?

课件

自测题

（许　燕　丁凤云）

第六章　酸碱平衡紊乱

┌─ 学习目标 ───┐

　掌握:机体对酸碱平衡调节的机制;四种单纯性酸碱紊乱的概念;代谢性酸中毒。

　熟悉:体内酸和碱的来源;反映酸碱平衡的常用指标及其意义;呼吸性酸中毒。

　了解:代谢性碱中毒和呼吸性碱中毒的原因、机体代偿、对机体的影响。

└──┘

人体的体液环境必须具有适宜的酸碱度才能维持正常的代谢和生理功能。正常人体血浆的酸碱度在比较狭窄的弱碱环境内变动,用动脉血 pH 表示 7.35~7.45。人在生命活动的过程中每天会摄入和产生酸性或碱性物质,机体可以通过调节机制始终将血液 pH 维持在正常范围内,称酸碱平衡(acid-base balance)。某些因素引起酸、碱负荷过度或机体调节机制出现障碍时,血液 pH 超出正常范围,称酸碱平衡紊乱(acid-base disturbance)。

第一节　酸碱平衡的调节

一、酸碱的概念及其来源

(一) 酸和碱的概念

能够释放出 H^+ 的物质称为酸,如 HCl、H_2SO_4、NH_4^+ 和 H_2CO_3 等。能够接受 H^+ 的物质称为碱,如 OH^-、NH_3、HCO_3^- 等。

(二) 体液中酸碱物质的来源

体液中酸性或碱性物质可以来自于体内细胞分解代谢,也可以由食物摄入。一般情况下,酸性物质主要由代谢产生,碱性物质主要来自食物。普通膳食条件下,酸性物质的产生量远远超过碱性物质。故一般情况下,机体对酸碱平衡调节的主要目标是对酸的缓冲调节。

1. 酸的来源

(1) 挥发酸:指碳酸(H_2CO_3)。糖、脂肪和蛋白质在分解代谢过程中产生大量 CO_2,CO_2 与 H_2O 结合生成 H_2CO_3,H_2CO_3 可以释放出 H^+,也可以形成气体 CO_2 经肺排出,故称挥发酸。它是机体代谢过程中产生最多的酸性物质。

(2) 固定酸:指不能变成气体由肺呼出,必需通过肾脏由尿排出的酸。固定酸包括蛋白质分解代谢产生的硫酸、磷酸和尿酸;糖代谢产生的甘油酸、丙酮酸、乳酸、三羧酸;脂肪代谢产生的 β-羟丁酸和乙酰乙酸等。

2. 碱的来源　碱主要来自食物,特别是蔬菜、瓜果中所含的有机酸盐,如苹果酸盐、草酸盐、柠檬酸盐,在体内均可与 H^+ 反应,分别生成苹果酸、草酸和柠檬酸,Na^+ 与 K^+ 则与 HCO_3^- 形成碱性盐 $NaHCO_3$ 和 $KHCO_3$。机体代谢亦可产生碱性物质,如氨基酸脱氨基和肾小管分泌产生的氨。

二、体内酸碱平衡的调节

机体对酸碱平衡有强大的调节机制,使机体在不断生成和摄入酸、碱物质的过程中,血液 pH 并不发生显著变化。机体对酸碱平衡调节的机制主要包括以下四方面:

1. 血液的缓冲　血液中有五种缓冲系统可以缓冲酸碱,包括:碳酸氢盐缓冲系、磷酸盐缓冲系、血浆蛋白缓冲系、血红蛋白缓冲系和氧合血红蛋白缓冲系(表 6-1)。

表 6-1　全血缓冲系统及其分布和含量

缓冲系统	酸　　　碱	分布与含量
碳酸氢盐缓冲系统	$H_2CO_3 \rightleftharpoons HCO_3^- + H^+$	血浆　　35% 细胞内　18%
血红蛋白缓冲系统 氧合血红蛋白缓冲系统	$HHb \rightleftharpoons Hb^- + H^+$ $HHbO_2 \rightleftharpoons HbO_2^- + H^+$	}35%
磷酸盐缓冲系统	$H_2PO_4^- \rightleftharpoons HPO_4^{2-} + H^+$	5%
血浆蛋白缓冲系统	$HPr \rightleftharpoons Pr^- + H^+$	7%

视频:H^+ 对呼吸的调节

血液缓冲系统中,碳酸氢盐缓冲系最重要,其特点有:①缓冲能力强。占血液总缓冲量 53%。②决定血液 pH。动脉血 $pH = pKa + \log[HCO_3^-]/[H_2CO_3]$。其中 pKa 为标准状态时 H_2CO_3 解离常数的负对数值,是常数,$[HCO_3^-]/[H_2CO_3]$ 的正常比值为 20:1,此时血液 pH 为 7.4。③受肺和肾双重调节。肺和肾分别通过对 H_2CO_3 和 HCO_3^- 的调节使缓冲物质易于补充和排出。④只能缓冲固定酸,对挥发酸无效。

2. 肺的调节　肺通过调整 CO_2 的排出量而改变血液中 H_2CO_3 的水平,维持血浆 $[HCO_3^-]/[H_2CO_3]$ 比值,以保持 pH 相对恒定。动脉血中 $PaCO_2$ 升高和 H^+ 浓度升高可以通过刺激中枢化学感受器及颈动脉体和主动脉体化学感受器,引起呼吸中枢兴奋,呼吸加深加快,排出 CO_2,降低 $PaCO_2$,降低血中 H_2CO_3 浓度,使 $[HCO_3^-]/[H_2CO_3]$ 比值趋于正常;反之亦然。肺只能通过改变 CO_2 的排出量调节 H_2CO_3 的水平,对固定酸无作用。

视频:CO_2 对呼吸的调节

课件:CO_2、H^+ 和 O_2 在呼吸调节中的相互作用

临床应用

癔症呼吸性碱中毒

癔症发作时精神性通气过度,呼吸过快过深,使 CO_2 排出过多,血浆 H_2CO_3 浓度原发性降低,引起急性呼吸性碱中毒,此时可让患者将过度呼出的 CO_2 重新吸回体内,如让患者戴口罩。

3. 组织细胞的调节 细胞的缓冲作用主要是通过细胞内外离子交换进行的,红细胞、肌细胞、骨组织细胞内外可以通过 H^+-K^+、H^+-Na^+、K^+-Na^+ 交换以维持电中性。当细胞外液 H^+ 浓度增高时,H^+ 弥散入细胞内,细胞内 K^+ 移出,导致细胞外液 K^+ 浓度升高,故酸中毒往往伴有高血钾;反之,碱中毒时可伴有低钾血症。血液中 HCO_3^- 升高时,通过细胞内外 Cl^--HCO_3^- 交换完成对 HCO_3^- 的缓冲。

4. 肾的调节 肾对酸碱平衡的调节主要是排出固定酸(排酸)和重吸收 HCO_3^-(保碱)。肾小管上皮细胞可以通过分泌 H^+、分泌 NH_3;排出铵盐和酸性磷酸盐以及重吸收 HCO_3^- 来调节血浆 HCO_3^- 水平,以维持血液 pH 恒定,维持酸碱平衡(图 6-1~图 6-3)。

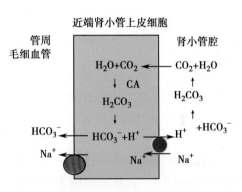

图 6-1 近端小管泌 H^+ 和 $NaHCO_3$ 重吸收示意图

CA:碳酸酐酶

近端肾小管分泌 H^+ 时,通过 H^+-Na^+ 交换,引起 Na^+ 主动重吸收,同时带动 HCO_3^- 重吸收;远端肾小管或集合管通过 H^+-ATP 酶主动分泌 H^+,H^+ 可与磷酸盐结合形成酸性磷酸盐经尿排出;肾小管细胞内具有谷氨酰胺酶,催化谷氨酰胺分解生成 NH_3 分泌入肾小管,与 H^+ 结合形成铵盐,亦经尿液排出。

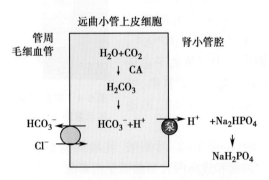

图 6-2 远曲小管和集合管泌 H^+ 和磷酸盐排出示意图

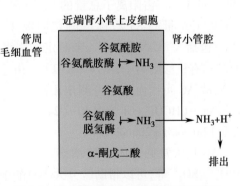

图 6-3 肾小管泌 NH_3 和铵盐排出示意图

第二节 反映酸碱平衡状况的指标及其意义

1. 动脉血 pH pH 是 H^+ 浓度的负对数值,反映溶液的酸碱度。动脉血 pH 正常为 7.35~

7.45。pH<7.35 为失代偿性酸中毒,pH>7.45 为失代偿性碱中毒。

2. 动脉血二氧化碳分压(partial pressure of carbon dioxide,PCO_2)　是指物理溶解在动脉血中的 CO_2 产生的张力。正常值 33~46mmHg,平均为 40mmHg。PCO_2 是反映呼吸因素的重要指标,PCO_2>46mmHg,表示肺泡通气不足,有 CO_2 潴留;PCO_2<33mmHg,表示肺通气过度,CO_2 呼出过多。

3. 标准碳酸氢盐和实际碳酸氢盐　标准碳酸氢盐(standard bicarbonate,SB)是指在标准状态下(38℃,血红蛋白氧饱和度为 100%,PCO_2 为 40mmHg)所测得的血浆 HCO_3^- 含量。由于标准化已排除了呼吸因素的影响,故 SB 是反映代谢性因素的指标,代谢性酸中毒时 SB 降低,代谢性碱中毒时 SB 升高。实际碳酸氢盐(actual bicarbonate,AB)是指隔绝空气的血液标本,在实际 PCO_2 和血红蛋白氧饱和度条件下测得的血浆 HCO_3^- 含量,故 AB 受呼吸和代谢两方面因素影响。正常人 SB 和 AB 相等,正常范围为 22~27mmol/L,平均 24mmol/L,AB-SB 反映了呼吸因素对酸碱平衡的影响。AB>SB 表明有 CO_2 蓄积;AB<SB 表明有 CO_2 排出过多。

4. 缓冲碱(buffer base,BB)　是指血液中具有缓冲作用的所有负离子的总和,包括血浆和红细胞中的 HCO_3^-、Hb^-、HbO_2^-、Pr^- 和 HPO_4^{2-} 等。通常以氧饱和的全血测定,正常值 45~52mmol/L,是反映代谢性因素的指标,代谢性酸中毒时 BB 值降低,代谢性碱中毒时 BB 值升高。

5. 碱剩余(base excess,BE)　是指在标准状态下将全血滴定至 pH 7.40 所需要的酸或碱的量(mmol/L)。正常值范围为−3.0mmol/L~+3.0mmol/L。如果用碱滴定,表示被测血样中碱缺乏,BE 用负值表示,代谢性酸中毒时,BE 负值增加;若用酸滴定,表示被测血样中碱过多,BE 用正值表示,代谢性碱中毒时 BE 正值增加。

上述指标均可以通过血气分析仪测得。

6. 阴离子间隙(anion gap,AG)　是指血浆中未测定阴离子(undetermined anion,UA)与未测定阳离子(undetermined cation,UC)的差值(图 6-4)。正常机体血浆中的阳离子与阴离子总量相等,均为 151mmol/L,Na^+ 占阳离子总量的 90%,称可测定阳离子;Cl^- 和 HCO_3^- 占阴离子总量的 85%,称可测定阴离子。血浆中未测定的阳离子(UC)包括 K^+、Ca^{2+} 和 Mg^{2+},未测定的阴离子(UA)包括 Pr^-、HPO_4^{2-}、SO_4^{2-} 和有机酸阴离子,AG=UA−UC。由于细胞外液中正负离子总量相当,故 AG 可用血浆中可测定阳离子与可测定阴离子之差算得,即 $AG=Na^+-(HCO_3^-+Cl^-)=140-(24+104)=140-128=12mmol/L$,波动范围 12mmol/L±2mmol/L。

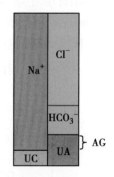

图 6-4　阴离子间隙示意图

AG 增大常见于固定酸增多,包括乙酰乙酸、β-羟丁酸、丙酮酸、乳酸的酸根和 Pr^-、HPO_4^{2-}、SO_4^{2-} 等,可以帮助区分大小写酸中毒的类型和诊断混合型酸碱平衡紊乱。

第三节　单纯性酸碱平衡紊乱

单纯性酸碱平衡紊乱可分为代谢性酸中毒、呼吸性酸中毒、代谢性碱中毒和呼吸性碱中毒 4 种类型。

一、代谢性酸中毒

代谢性酸中毒(metabolic acidosis)是指细胞外液 H^+ 增加和/或 HCO_3^- 丢失引起的 pH 下降,以血浆 HCO_3^- 原发性减少为特征。是临床最常见的酸碱平衡紊乱类型。

(一)原因和机制

根据 AG 的变化分为 AG 增高型代谢性酸中毒和 AG 正常型代谢性酸中毒(图 6-5)。

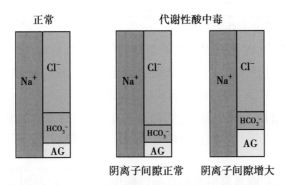

图 6-5 正常和代谢性酸中毒时的阴离子间隙示意图

1. AG 增高型代谢性酸中毒 多由固定酸过多消耗 HCO_3^- 所致,见于:

(1)产酸过多:①乳酸酸中毒。休克、呼吸心搏骤停、严重贫血、肺部疾病、一氧化碳中毒等引起严重缺氧,糖酵解增强,乳酸生成过多。②酮症酸中毒。糖尿病、饥饿、长时间禁食等,脂肪大量动员,酮体生成增加。

(2)肾排酸减少:固定酸几乎全部经肾脏排出,急、慢性肾衰竭时,肾脏排泄功能严重障碍,固定酸排出减少。

(3)摄酸过多:摄入酸性药物(阿司匹林等)。

AG 增高型代谢性酸中毒的特点是 HCO_3^- 减少,AG 增大,血氯正常。

 知识窗

酮 体

在肝脏中脂肪酸氧化分解的中间产物乙酰乙酸、β-羟基丁酸及丙酮,三者统称为酮体。糖尿病酮症酸中毒是糖尿病最常见的急性并发症,临床以高血糖、高血酮和代谢性酸中毒为主要表现。糖尿病酮症酸中毒时酮体中的乙酰乙酸和 β 羟丁酸消耗碱储备,超过机体代偿能力时出现失代偿性酮症酸中毒;当 pH<7.0 时,可致呼吸中枢麻痹和严重肌无力,甚至死亡。

2. AG 正常型代谢性酸中毒 由于 HCO_3^- 丢失过多所致,见于:

(1)消化道丢失:严重腹泻、肠道引流、肠瘘管等丢失大量含 HCO_3^- 的消化液。

(2)肾小管性酸中毒:肾小管功能障碍时,分泌 H^+ 能力下降,H^+ 在体内蓄积导致 HCO_3^- 被消耗;或 HCO_3^- 重吸收障碍,大量 HCO_3^- 从尿中排出。

（3）碳酸酐酶抑制剂使用：使用碳酸酐酶抑制剂使肾小管内碳酸酐酶活性下降，H_2CO_3生成减少，分泌 H^+ 和重吸收 HCO_3^- 能力下降导致血浆 HCO_3^- 减少。

（4）成酸药摄入过多：如过多使用氯化铵：$2NH_4Cl+CO_2 \rightarrow CO(NH_2)_2+2HCl+H_2O$，生成的 HCl 消耗 HCO_3^- 同时提高血氯水平。

AG 正常型代谢性酸中毒的特点是 HCO_3^- 减少，AG 正常，血氯升高。

（二）机体的代偿调节

1. 血液的缓冲作用　代谢性酸中毒时，血液中增多的 H^+ 立即被血浆中的缓冲碱缓冲，HCO_3^- 和其他缓冲碱不断被消耗而减少。

2. 肺的代偿　血液中 H^+ 浓度增高刺激颈动脉体和主动脉体化学感受器，引起呼吸中枢兴奋，呼吸加深加快，排出 CO_2，其代偿意义是使血中 H_2CO_3 浓度继发性降低，维持 $[HCO_3^-]/[H_2CO_3]$ 比值接近正常，使血液 pH 趋向正常。

3. 细胞内外离子交换　酸中毒时，细胞外液中的 H^+ 弥散入细胞，被细胞内的缓冲碱（HCO_3^-、Pr^-、Hb^-、$H_2PO_4^-$ 等）缓冲，细胞内 K^+ 移出，导致细胞外液 K^+ 浓度升高，故酸中毒易引起高血钾。

4. 肾的代偿　除肾功能异常引起的代谢性酸中毒外，其他原因引起的代谢性酸中毒是通过肾的排酸、保碱功能增强发挥代偿作用的。

酸中毒时，肾小管内碳酸酐酶和谷氨酰胺酶性增强，肾小管分泌 H^+ 增加，$NaHCO_3$ 重吸收也增加；生成的 NH_3 增多。分泌入小管液的 H^+ 与 NH_3 结合形成 NH_4^+ 而被排出，亦可与小管液中的 HPO_4^{2-} 结合生成 $H_2PO_4^-$ 而被排出，尿液酸化。肾功能障碍引起的代谢性酸中毒时，肾的调节作用无法发挥。

经过上述代偿后，如果能使血浆 $[HCO_3^-]/[H_2CO_3]$ 比值保持 20:1，则血浆 pH 基本能维持在正常范围内，称代偿性代谢性酸中毒，若无法维持 $[HCO_3^-]/[H_2CO_3]$ 的比值，则 pH 低于 7.35，称失代偿性代谢性酸中毒。

代谢性酸中毒的血气分析参数变化如下：

pH 降低，由于 HCO_3^- 减少，故 AB、SB、BB 值均降低，BE 负值加大，呼吸代偿性加强，故 PCO_2 继发性下降，AB<SB。

（三）对机体的影响

1. 心血管系统功能障碍　表现为①心律失常：与酸中毒引起的高血钾有关，表现为传导阻滞、心室纤颤甚至心搏骤停；②心肌收缩力减弱：由 H^+ 竞争性抑制 Ca^{2+} 与肌钙蛋白结合、抑制 Ca^{2+} 内流、抑制心肌细胞肌质网释放 Ca^{2+} 所致；③血管扩张：H^+ 可以降低小动脉、微动脉和毛细血管前括约肌对儿茶酚胺的敏感性，导致阻力血管扩张，毛细血管网大量开放，回心血量减少，血压下降甚至休克。

2. 中枢神经系统功能抑制　由于酸中毒时生物氧化酶活性受抑制，使 ATP 生成减少，脑能量供应不足；同时脑内谷氨酸脱羧酶活性增强，生成过多的抑制性神经递质 γ-氨基丁酸，故患者出现中枢神经系统抑制，表现为乏力、倦怠、嗜睡甚至昏迷。

（四）防治的病理生理基础

1. 预防和治疗原发病　治疗原发病，去除引起代谢性酸中毒的病因是治疗代谢性酸中毒的基本原则和主要措施。

2. 补碱　口服或静脉补充碳酸氢钠或其他碱性药物（如乳酸钠和三羟甲基氨基甲烷等）。

知识窗

Kussmaul 呼吸

代谢性酸中毒时,由于血浆 H^+ 浓度升高,刺激颈动脉体和主动脉体化学感受器反射性兴奋延髓呼吸中枢,使呼吸的深度和频率增加,结果 CO_2 排出增多并使血浆 HCO_3^- 浓度降低,血浆 $[HCO_3^-]/[H_2CO_3]$ 得以接近 $20:1$,pH 可以维持在正常范围内。呼吸系统的代偿功能是极其迅速的,一般数分钟即可出现深大呼吸,这种深大呼吸称 Kussmaul 呼吸。

二、呼吸性酸中毒

呼吸性酸中毒(respiratory acidosis)是指 CO_2 排出障碍或吸入过多引起的 pH 下降,以血浆 H_2CO_3 浓度原发性升高为特征。

（一）原因和机制

1. CO_2 排出障碍 见于各种原因引起的肺通气功能受阻,如:①呼吸中枢抑制。颅脑损伤、脑炎、脑血管意外、呼吸中枢抑制或麻醉剂使用过量等。②呼吸肌麻痹。急性脊髓灰质炎、脊神经根炎、有机磷中毒、重症肌无力、重度低钾血症等。③呼吸道阻塞。喉头痉挛和水肿、溺水、异物堵塞气道、支气管哮喘、阻塞性肺气肿等。④胸廓病变。胸部创伤、严重气胸、胸腔积液、胸廓畸形等。⑤肺部疾病。肺炎、肺水肿、肺淤血、肺纤维化、急性肺损伤/急性呼吸窘迫综合征等。

2. CO_2 吸入过多 见于身处通风不良且 CO_2 浓度较高的矿井、坑道、地窖等。

（二）机体的代偿调节

由于呼吸性酸中毒发生的主要原因为肺通气障碍,因而肺无法进行代偿;血液中的主要缓冲碱 HCO_3^- 对挥发酸 H_2CO_3 无效,故血液的代偿只能依靠非碳酸氢盐缓冲系,作用较弱。

1. 急性呼吸性酸中毒 肾的代偿作用十分缓慢,故急性呼吸性酸中毒主要靠细胞内外离子交换及细胞内缓冲(图 6-6),代偿能力有限,易表现为代偿不足或失代偿。

CO_2 潴留使血浆 H_2CO_3 浓度升高,H_2CO_3 解离出 H^+ 和 HCO_3^-,血浆 HCO_3^- 浓度升高。H^+ 与 K^+ 交换进入细胞,被细胞内蛋白质缓冲,同时血 K^+ 浓度升高;CO_2 也可以弥散入红细胞,在碳酸酐酶作用下与 H_2O 结合形成 H_2CO_3,H_2CO_3 解离出 H^+ 和 HCO_3^-,H^+ 被血红蛋白缓冲,HCO_3^- 则与 Cl^- 交换出细胞,使血浆 HCO_3^- 进一步浓度升高。

2. 慢性呼吸性酸中毒 主要依靠肾脏进行代偿。PCO_2 和 H^+ 浓度升高可激活肾小管上皮细胞内碳酸酐酶和谷氨酰胺酶,使肾小管分泌 H^+ 和 NH_3 增加,HCO_3^- 重吸收也增加。通过代偿,可以使

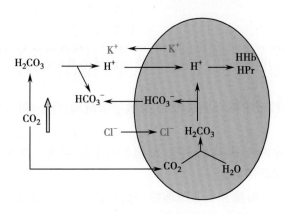

图 6-6 呼吸性酸中毒时血红蛋白缓冲和细胞内外离子交换

$[HCO_3^-]/[H_2CO_3]$ 的比值接近 20:1，故轻、中度慢性呼吸性酸中毒往往是代偿完全的。

呼吸性酸中毒的血气分析参数变化如下：

pH 降低，$PaCO_2$ 增高，通过肾等代偿后，代谢性指标继发性升高，AB、SB、BB 值均升高，BE 正值加大，AB>SB。

（三）对机体的影响

呼吸性酸中毒对机体的影响基本与代谢性酸中毒相似，可以引起心律失常、心肌收缩力减弱、血管扩张和血钾升高等，而中枢神经系统的表现更为显著。患者出现明显头痛，与 CO_2 直接舒张脑血管引起脑血流量增加有关；严重失代偿呼吸性酸中毒患者可因"CO_2 麻醉"出现精神错乱、震颤、谵妄、嗜睡甚至昏迷，临床称为肺性脑病，与脑血流量增加引起的颅内高压和明显的脑组织酸中毒有关。

（四）防治的病理生理基础

根据引起呼吸性酸中毒的原因不同，采取不同的方式治疗原发病，解除呼吸道梗阻或痉挛，控制感染，使用呼吸兴奋药或人工呼吸机等，最终改善通气，降低血液 CO_2 水平。

三、代谢性碱中毒

代谢性碱中毒（metabolic alkalosis）是指细胞外液碱增多和/或 H^+ 丢失引起的 pH 升高，以血浆 HCO_3^- 原发性增多为特征。

（一）原因和机制

1. H^+ 丢失过多　　见于：①胃液丢失。剧烈呕吐、幽门梗阻、胃液引流等，H^+ 丢失使肠道 HCO_3^- 不能被中和而吸收入血液增多。②肾脏丢失。大量使用呋塞米或噻嗪类利尿剂，抑制肾髓袢升支重吸收 Cl^- 和 Na^+，到达远曲小管的 NaCl 含量升高，H^+-Na^+ 交换增强，使肾小管分泌 H^+ 增加而丢失，同时 HCO_3^- 重吸收也增加；醛固酮分泌过多时肾小管重吸收 Na^+ 增加，分泌 H^+ 增多而丢失。

2. HCO_3^- 过量负荷　　治疗消化性溃疡时过多使用 $NaHCO_3$ 或大量输入库存血。

3. 低钾性碱中毒　　低钾血症时细胞内 K^+ 向细胞外转移，细胞外 H^+ 则进入细胞内；同时肾小管 K^+-Na^+ 交换减少，H^+-Na^+ 增多，H^+ 排出增多，HCO_3^- 重吸收也增多，造成低钾性碱中毒。

（二）机体的代偿调节

与代谢性酸中毒方式相同，方向相反。

1. 血液缓冲　　HCO_3^- 与血液缓冲系中的弱酸反应，导致非碳酸氢盐缓冲系中的缓冲碱增多。

2. 肺的代偿　　血液中 H^+ 浓度下降，对呼吸中枢有抑制作用，导致呼吸减弱，CO_2 排出减少，PCO_2 升高，血浆 H_2CO_3 浓度升高。

3. 细胞内外离子交换　　碱中毒时，细胞内液 H^+ 移出细胞，细胞外液中的 K^+ 进入细胞，导致细胞外液 K^+ 浓度下降，故碱中毒易引起低钾血症。

4. 肾的代偿　　碱中毒时，肾小管中的碳酸酐酶和谷氨酰胺酶活性降低，肾小管分泌 H^+ 和 NH_3 减少，H^+ 排出减少，同时 HCO_3^- 重吸收也减少，有助于 HCO_3^- 排出。

代谢性碱中毒的血气分析参数变化如下：

pH 升高,AB、SB、BB 值均升高,BE 正值加大,PCO$_2$ 增高,AB>SB。

（三）对机体的影响

1. 中枢神经系统兴奋 由于 pH 升高,脑内抑制性递质 γ-氨基丁酸生成减少,故中枢神经系统相对兴奋,患者可有烦躁不安、精神错乱、谵妄、意识障碍等表现。

2. 神经肌肉兴奋性增高 碱中毒使血浆游离钙减少,神经肌肉兴奋性增高,患者可有腱反射亢进、面部和肢体肌肉抽动、手足抽搐等表现。

3. 低钾血症 碱中毒时,细胞内 H$^+$ 移出,而细胞外 K$^+$ 进入细胞;同时,肾小管分泌 H$^+$ 减少而分泌 K$^+$ 增多,结果导致低钾血症。

4. 血红蛋白氧离曲线左移 pH 升高,血红蛋白与氧的亲和力增加,血红蛋白氧离曲线左移,不易释放出氧,故易造成组织缺氧,尤其是脑缺氧。

（四）防治的病理生理基础

1. 治疗原发病 积极去除代谢性碱中毒的病因和维持因素。

2. 生理盐水 口服或静脉补充生理盐水,用于胃液丢失及应用利尿剂时,伴细胞外液容量减少,有效循环血量不足的代谢性碱中毒治疗。

3. 碳酸酐酶抑制剂和抗醛固酮药物 用于醛固酮过多引起的全身水肿同时又有代谢性碱中毒的患者。

四、呼吸性碱中毒

呼吸性碱中毒（respiratory alkalosis）是指肺通气过度引起的 PCO$_2$ 降低、pH 升高,以血浆 H$_2$CO$_3$ 浓度原发性减少为特征。

（一）原因和机制

各种原因引起的过度通气,使 CO$_2$ 排出过多,血浆 H$_2$CO$_3$ 浓度和 PaCO$_2$ 降低。常见于:①低氧血症。初到高原地带或肺炎、肺水肿、休克肺等导致严重低氧血症而引起代偿性通气过度。②呼吸中枢受刺激或精神性通气过度。颅脑损伤、脑炎、脑膜炎、颅内肿瘤、脑血管意外等均可刺激呼吸中枢引起过度通气;癔症发作时精神性通气过度,呼吸过快过深。③机体代谢旺盛。高热、甲亢等也会出现通气增强。④人工呼吸机使用不当。通气量过大导致 CO$_2$ 呼出过多。

（二）机体代偿

1. 细胞内外离子交换和细胞内缓冲 急性呼吸性碱中毒时,血浆 H$_2$CO$_3$ 浓度迅速降低,HCO$_3^-$ 相对升高,细胞内 H$^+$ 与细胞外 K$^+$ 交换移出细胞,与 HCO$_3^-$ 结合,使血浆 HCO$_3^-$ 浓度有所降低,H$_2$CO$_3$ 浓度有所回升;细胞外部分 HCO$_3^-$ 可与红细胞内 Cl$^-$ 交换进入红细胞内,与细胞内 H$^+$ 结合,进一步生成 CO$_2$ 再逸出,在血浆中形成 H$_2$CO$_3$,使血浆 H$_2$CO$_3$ 浓度进一步回升。

2. 肾的代偿 慢性呼吸性碱中毒,低碳酸血症持续存在时,肾小管上皮细胞分泌 H$^+$ 和 NH$_3$ 减少,重吸收 HCO$_3^-$ 减少,随尿排出的 HCO$_3^-$ 增加,血浆 HCO$_3^-$ 代偿性降低。

呼吸性碱中毒的血气分析参数变化如下:

pH 升高,PCO$_2$ 降低,AB<SB,AB、SB、BB 值均降低,BE 负值加大。

（三）对机体影响

失代偿性呼吸性碱中毒对神经肌肉的影响与代谢性碱中毒相似,但更容易出现眩晕,四肢及口周围感觉异常,意识障碍及抽搐等。抽搐与低 Ca^{2+} 有关,神经系统功能障碍除碱中毒对脑功能的损伤外,还与 PCO_2 下降引起的脑血管收缩,使脑血流减少有关。

第四节　混合性酸碱平衡紊乱

混合性酸碱平衡紊乱是指同一患者同时存在两种或两种以上酸碱平衡紊乱。
临床混合性酸碱平衡紊乱的主要类型见表 6-2。

表 6-2　临床混合性酸碱平衡紊乱的主要类型

项　　目	类　　型
双重性酸碱平衡紊乱	
酸碱一致(相加型)	呼酸+代酸;代碱+呼碱
酸碱混合(相消型)	代酸+呼碱;代碱+呼酸;代酸+代碱
三重性酸碱平衡紊乱	
呼酸+AG 增高性代酸+代碱	
呼碱+AG 增高性代酸+代碱	

一、双重性酸碱平衡紊乱

(一)酸碱一致型

1. 呼吸性酸中毒合并代谢性酸中毒　常见于严重的通气障碍引起的呼吸性酸中毒,同时因持续缺氧而发生代谢性酸中毒,如心跳、呼吸骤停、慢性阻塞性肺疾病合并心力衰竭或休克,糖尿病酮症酸中毒合并肺部感染引起呼吸衰竭等。

2. 代谢性碱中毒合并呼吸性碱中毒　常见于高热伴呕吐患者,高热时通气过度出现呼吸性碱中毒,又因呕吐丢失大量胃液出现代谢性碱中毒。

(二)酸碱混合型

1. 呼吸性酸中毒合并代谢性碱中毒　常见于慢性阻塞性肺疾病患者引起的慢性呼吸性酸中毒,又有呕吐或心力衰竭而大量使用排钾利尿剂引起低钾性碱中毒。

2. 代谢性酸中毒合并呼吸性碱中毒　见于糖尿病、肾衰竭或感染性休克等患者伴有发热或机械性通气过度等。

3. 代谢性酸中毒合并代谢性碱中毒　见于尿毒症或糖尿病患者因频繁呕吐丢失大量胃液,或严重胃肠炎呕吐加严重腹泻并伴有低钾和脱水患者。

二、三重性酸碱平衡紊乱

由于同一患者不可能同时存在呼吸性酸中毒和呼吸性碱中毒,故三重性酸碱平衡紊乱只存在呼吸性酸中毒合并 AG 增高性代谢性酸中毒和代谢性碱中毒;呼吸性碱中毒合并 AG 增高性代谢性酸中毒和代谢性碱中毒两种类型。

三重性酸碱平衡紊乱情况复杂,必须充分了解病史并结合实验室检查进行综合分析后才能得出正确结论。

1. 运用酸碱平衡紊乱病理知识分析讨论如何避免今后工作中因护理和操作不当诱发患者酸碱平衡紊乱？熟悉各种酸碱平衡紊乱的表现并注意防范。

2. 如何运用酸碱平衡紊乱理论于护理临床实践中，正确指导、护理和关心患者？

课件

自测题

（赵文慧　丁凤云）

第七章 发 热

学习目标

掌握:发热的概念;发热的分期及热代谢特点;发热时机体的功能和代谢变化。

熟悉:发热的原因和机制。

了解:发热的生物学意义和处理原则。

人是恒温动物,正常生理情况下,受体温调节中枢的调节,始终维持体温相对恒定在37℃左右,一昼夜波动不超过1℃。在致热原作用下,体温调节中枢调定点(set point,SP)上移引起的调节性体温升高,超过0.5℃,称为发热(fever)。

发热时体温调节功能是正常的,只是由于调定点上移,体温调节在高水平上进行。某些疾病时,由于体温调节障碍(如体温调节中枢损伤)、产热异常增多(如甲状腺功能亢进)或散热障碍(如先天性汗腺缺乏、皮肤鱼鳞病或环境温度过高)等,体温调节机构无法将体温控制在调定点水平,引起被动性体温升高,称为过热。有些生理情况也会出现体温升高,如剧烈运动、月经前期、应激时等,故体温升高并不都是发热。

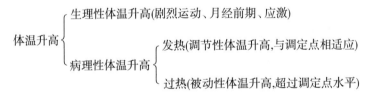

第一节 发热的原因和机制

一、发热激活物

发热激活物又称内生致热原诱导物,包括外致热原和某些体内产物。

1. 外致热原 是指来自体外的致热物质,主要是各种病原微生物,又称感染性因素。

(1) 细菌:包括①革兰氏阳性细菌,主要有葡萄球菌、链球菌、肺炎球菌、白喉杆菌等。其菌体和代谢产物都可引起发热,如葡萄球菌释放的可溶性外毒素,白喉杆菌释放的白喉毒素等。②革兰氏阴性细菌,主要有大肠埃希菌,伤寒杆菌、淋病奈瑟球菌、脑膜炎球菌等。此类菌除菌体有致热性外,其胞壁中所含的内毒素(主要成分是脂多糖),具有极强的致热性。内毒素耐热性很高,需干热160℃两小时才能灭活,一般方法难以清除,是血液制品和输液过程中的主要污染物。③分枝杆菌,如结核杆菌,其菌体及细胞壁所含肽聚糖、多糖和蛋白质都有致热作用。

（2）病毒：常见的有流感病毒、严重急性呼吸综合征（severe acute respiratory syndrome, SARS）病毒、麻疹病毒、柯萨奇病毒等。病毒是以全病毒体和所含的血细胞凝集素致热的。

（3）其他：真菌、螺旋体、疟原虫、立克次氏体、支原体等感染均可引起发热。

2. 体内产物　体内产生的抗原-抗体复合物、类固醇代谢产物、尿酸结晶等和损伤、坏死组织也有致热作用。体内产物又称非感染性因素。

二、内生致热原

内源性热原（endogenous pyrogen, EP）是指在发热激活物作用下，由产 EP 细胞产生和释放的能引起体温升高的物质。

1. 产 EP 细胞　是指所有能够产生和释放 EP 的细胞。主要包括单核细胞、巨噬细胞、内皮细胞、淋巴细胞、星状细胞以及肿瘤细胞等。产 EP 细胞与发热激活物结合后，通过复杂的细胞信息传递和基因表达调控过程，完成产 EP 细胞的激活、EP 的合成和释放。

视频：内生致热原

2. 内生致热原的种类　常见的内生致热原有：

（1）白细胞介素-1（interleukin-1, IL-1）：是由单核细胞、巨噬细胞、内皮细胞、星状细胞及肿瘤细胞等在发热激活物作用下产生的多肽类物质。有 IL-1α 和 IL-1β 两种亚型，均作用于脑内 IL-1 受体，产生致热作用。

（2）肿瘤坏死因子（tumor necrosis factor, TNF）：是多种外致热原如葡萄球菌、链球菌、内毒素等诱导巨噬细胞、淋巴细胞产生和释放的多肽，有 TNFα、TNFβ 两个亚型，具相似的致热活性。

（3）干扰素（interferon, IFN）：是一种具有抗病毒、抗肿瘤作用的蛋白质，主要由白细胞产生，有多种亚型，与发热有关的是 IFN-α 和 IFN-γ。此外，白细胞介素-6、巨噬细胞炎性蛋白、白细胞介素-2、白细胞介素-8、睫状神经营养因子和内皮素等也被认为与发热有一定关系。

三、发热时的体温调节机制

1. 体温调节中枢　一般认为，体温调节中枢位于视前区-下丘脑前部（preoptic-anterior hypothalamus, POAH），该区含有温度敏感神经元，对来自外周和深部温度信息起整合作用。另外一些部位，如杏仁核、腹中隔和弓状核则对发热时的体温产生负性影响。发热的体温调节中枢可能由两部分组成，一个是正调节中枢，主要包括 POAH 等；另一个是负调节中枢，主要包括杏仁核、腹中隔和弓状核等。当外周致热信号传入中枢后，启动体温正负调节机制，一方面通过正调节介质使体温上升，另一方面通过负调节介质限制体温升高，正负调节相互作用的结果决定调定点上移的水平及发热的幅度和时程。

2. 致热信号传入中枢的途径　在发热激活物作用下，产 EP 细胞产生和释放的 EP，可能通过血-脑屏障毛细血管上 IL-1、IL-6、TNF 的特异性转运机制转运入脑，或通过位于视上隐窝上方，紧邻 POAH，对大分子物质有较高通透性的终板血管器进入脑，作用于体温调节中枢。

3. 发热的中枢调节介质　研究证明，EP 不是引起调定点上移的最终物质，它们可能是首先作用于体温调节中枢,引起发热中枢介质释放,继而引起调定点的改变。发热中枢介质可分为两类:正调节介质和负调节介质。

正调节介质包括:前列腺素 E、Na^+/Ca^{2+} 比值、环腺苷酸(cyclic adenylic acid,cAMP)、促肾上腺皮质激素释放激素和一氧化氮等;负调节介质包括:精氨酸加压素、黑素细胞刺激素和膜联蛋白 A1 等。

图片:正常体温的调节

4. 体温调节的方式   调定点的正常值设在 37℃ 左右,体温调节机构以负反馈方式围绕调定点来调控体温。当体温偏离调定点时可由温度感受器将偏差信息传送到体温调节中枢,经其综合分析,与调定点比较,然后调节产热器官和散热器官的功能状态,使体温维持在与调定点相适应的水平。

来自于体内外的发热激活物作用于产 EP 细胞,引起 EP 的产生和释放,EP 通过血液循环到达颅内,在 POAH 和终板血管器附近,引起发热中枢介质的释放,后者作用于相应神经元,使调定点上移。此时由于调定点高于机体中心温度,体温调节中枢发出冲动,一方面通过运动神经使骨骼肌紧张度增强甚至打寒战,增加产热;另一方面,通过交感神经使代谢增强,产热增多;皮肤血管收缩,散热减少,最终,机体的产热大于散热,体温逐渐升高至与新的调定点相等的水平。体温上升的同时,负调节中枢也被激活,产生负调节介质,限制调定点的上移和体温的上升。正负调节相互作用的结果决定体温上升的水平。也正因为如此,发热时体温很少超过 41℃,称为热限。热限的存在避免了体温过高引起的脑细胞损伤,具有重要的自我保护意义。

 知识窗

人能耐多高温度

人有很强的维持体温能力,能经受住外环境温度的强烈变化。英国实验生理学家勃莱登(C. Blagdon)于 1775 年进行自体实验发现:如果空气干燥,人可以在 120℃ 室温下停留 15min,并无不良反应,体温仍可保持稳定。在此温度下,13min 就可以使牛肉烤熟。但若在湿度饱和的空气中,室温虽只有 48~50℃,人只能耐受很短的时间,这是因为汗液不能蒸发的缘故。科学家还对人体在干燥空气环境中能耐受的最高温度做过实验,人体在 71℃ 环境中能坚持 1h;104℃ 坚持 26min。人体耐受时间受到痛觉的限制,并与所穿的衣服有关。在裸体情况下,人体能忍受的快速升温极限为 210℃;而穿上厚实的冬季飞行服,则可高达 270℃。

相比之下,体内温度升高就难以承受了,体温若超过 42℃,中枢神经系统的功能严重紊乱,体内蛋白质可能变性、凝固,就会有生命危险。

第二节   发热的分期和各期特点

根据体温的变化,发热的过程分三个时期:体温上升期,高温持续期,体温下降期(图7-1)。

1. 体温上升期   是体温逐渐升高的时期。发热的开始阶段,因调定点上移,正常体温变成了"冷刺激",中枢对"冷"信息起反应,发出指令经交感神经引起皮肤血管收缩,散热减

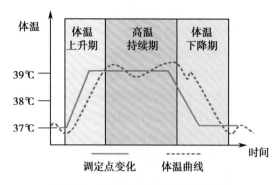

图 7-1　发热的时期和调定点的关系

少,皮肤苍白,皮肤温度下降而出现畏寒,因立毛肌收缩,皮肤可出现"鸡皮疙瘩"。同时,指令到达产热器官,引起肌肉紧张度增强甚至寒战,以及物质代谢加强,产热增加,体温逐渐或骤然上升至调定点水平。

2. 高温持续期(高峰期)　是体温上升至新调定点水平并维持的时期。由于此期体温已达调定点水平,体温调节中枢以与正常体温调节相同的方式来调节产热和散热,所不同的是在一个较高的水平上进行调节。此时产热多,散热也增加,患者自觉酷热,皮肤发红、干燥。这是因为皮肤血管扩张,血流增多,故皮肤发红;皮肤温度增高,故觉酷热;散热增加,通过皮肤蒸发的水分过多,所以皮肤、口唇干燥。

3. 体温下降期(退热期)　是体温由高水平下降至正常水平的时期。当发热激活物、EP以及发热中枢介质消除,体温调节中枢调定点回到正常水平,这时由于血温高于调定点,POAH的热敏神经元发放频率增加,通过调节作用使交感神经的紧张性活动降低,皮肤血管进一步扩张,散热增加,由于高血温和皮肤温度感受器传来的热信息对发汗中枢的刺激,汗腺分泌增加,患者大量出汗,皮肤潮湿,体温逐渐或骤然下降至正常水平。

发热的三个时期和热代谢特点归纳如表 7-1。

表 7-1　发热的时期和热代谢特点

发热的时期	产热和散热	体温变化
体温上升期	产热↑>散热↓	体温上升
高温持续期(高峰期)	产热↑=散热↑	体温高水平维持
体温下降期(退热期)	产热↓<散热↑	体温下降

第三节　发热时机体的代谢变化和功能变化

一、物质代谢的改变

发热时物质代谢加快,分解代谢全面增强。体温每升高 1℃,基础代谢率提高 13%。因此,持久发热使物质消耗明显增加,容易导致消瘦,体重减轻和维生素缺乏。

1. 糖代谢　发热时由于产热的需要，能量消耗大大增加，对糖的需求增多，糖的分解代谢加强，肝糖原和肌糖原分解增多，糖原储备减少。寒战期糖的消耗更大，氧供应相对不足，无氧酵解增强，乳酸生成增多，患者可出现肌肉酸痛。

2. 脂肪代谢　发热时因能量消耗的需求，脂肪分解也明显加强。由于糖原储备不足，加上发热患者食欲较差，营养摄入不足，于是机体动员脂肪储备参与产热。

3. 蛋白质代谢　发热时由于高体温和白细胞致热原的作用，患者体内蛋白质分解加强，尿素氮比正常人增加 2~3 倍，如果未能及时补充足够的蛋白质，将产生负氮平衡。蛋白质分解加强可为肝脏提供大量游离氨基酸，用于急性期反应蛋白的合成和组织修复。但长期的负氮平衡，将导致机体抵抗力下降，伤口不易愈合。

4. 水、盐和维生素代谢　体温上升期，肾血流减少，尿量也明显减少，Na^+ 和 Cl^- 排泄减少。退热期尿量恢复和大量出汗，Na^+ 和 Cl^- 排出增加。高温持续期皮肤和呼吸道水分蒸发增加和退热期的大量出汗，导致水分大量丢失，严重者可导致脱水。因此高热患者退热期应及时补充水分和适量电解质。

发热尤其是长期发热患者，由于糖、脂肪和蛋白质分解代谢加强，各种维生素的消耗也增多，应注意及时补充。

二、生理功能变化

1. 循环系统功能改变　发热时心率加快，体温每升高 1℃，心率约增加 18 次/min，主要是由于血温增高刺激窦房结以及交感-肾上腺髓质系统兴奋所致。代谢增强，耗 O_2 量和 CO_2

图片:发热时心率的变化及机制

生成量增加也是影响因素之一。心率过快和心肌收缩力加强（交感神经和肾上腺素的作用）会增加心脏负担，在心肌劳损或心脏有潜在病灶的人容易诱发心力衰竭，应特别注意。因此，发热患者应当安静休息，尽量减少体力活动和避免情绪激动，以免心率过快。体温上升期，由于心率加快和外周血管收缩，血压可轻度升高；高峰期和体温下降期，外周血管舒张，血压可轻度下降。体温骤降者可因大量出汗而致虚脱，甚至循环衰竭，应及时预防。

2. 中枢神经系统功能改变　发热使中枢神经系统兴奋性增高，特别是高热（40~41℃）时，患者可能出现烦躁、谵妄、幻觉。有些患者会出现头痛。小儿高热易引起抽搐（热惊厥）。也有些患者出现淡漠、嗜睡等中枢神经系统抑制状态，可能与 IL-1 的作用有关。

3. 呼吸功能改变　发热时血温升高可以刺激呼吸中枢并提高呼吸中枢对 CO_2 的敏感性，再加上代谢增强、CO_2 生成增多，共同促使呼吸加深加快，从而有更多热量从呼吸道散发。

4. 消化功能改变　发热时，交感神经兴奋，胃肠平滑肌蠕动减弱和消化液分泌减少，患者可有食欲减退、消化不良等表现。

第四节　发热的意义和处理原则

一、发热的意义

一定程度的发热可以提高机体的抗感染能力。淋病奈瑟球菌、梅毒螺旋体、肺炎球菌等对热比较敏感,一定高温可将其灭活或抑制其生长和繁殖。人白细胞的最大吞噬活性在38～40℃,发热还可促进白细胞向感染局部游走和包裹病灶。发热时产生的内生致热原IL-1、TNF、IFN等,具有一定程度的抑制或杀灭肿瘤细胞的作用。另外,肿瘤细胞长期处于相对缺氧状态,对热敏感,高热可使其生长受到抑制并可被部分灭活。因此,发热对于清除有害致病因素,提高机体的防御功能具有一定意义,但体温过高或持续高热对机体会产生不利影响,可使能源物质和维生素消耗过多,可能导致心脏负荷加重、负氮平衡、细胞外液容量不足甚至休克。

二、发热的处理原则

(一)一般性发热的处理

对伴有原发疾病的患者,应积极治疗原发病。对于体温<40℃又不伴有其他严重疾病的患者,可不急于解热。因为除了能增强机体的某些防御功能以外,发热还是疾病的信号,体温曲线的变化可以反映病情和转归。特别是某些有潜在病灶的病例,除了发热以外,其他临床征象不明显,若过早予以解热,会掩盖病情,延误原发病的诊断和治疗。因此,对于一般的发热患者,主要应该针对物质代谢增强和大汗脱水等情况,予以补充足够的营养物质、水和维生素。

(二)解热

1. 必须及时解热的病例　包括:①高热病例。超过40℃以上的高热,可能对中枢神经细胞造成较大影响,尤其是小儿高热,容易诱发惊厥,应尽早解热。②心脏病患者。心脏病患者及有潜在心肌损害者,容易诱发心力衰竭,须及早解热。③妊娠期妇女。发热对妊娠早期的妇女有致胎儿畸形的危险;妊娠中、晚期,循环血量增多,心脏负担重,发热会进一步加重心脏负担,有诱发心力衰竭的可能性。

2. 解热措施　①药物解热:水杨酸盐类,类固醇和中草药;②物理降温:用冰帽或冰袋冷敷头部、四肢大血管处,或用酒精擦浴全身;也可将患者置于较低环境中,加强空气流通,以增加对流散热。

 临床应用

发热患者的日常护理

在临床护理工作中,对发热患者应做到以下几点:

1. 耐心、细致、全面观察病情,密切观察体温、脉搏、呼吸、血压变化及患者主诉,根据病情每2～4h测量体温1次。

2. 在发热不同时期采取不同的护理措施。①体温上升期:注意保暖;②高温持续期:若体温较高,可采取物理降温措施,如头部放置冰袋、冰帽,温水擦浴等;③体温下降期:应及时更换汗湿的衣服、床单,防止患者受凉。

3. 饮食方面,应选用营养高,易消化的流质或半流质食物,多吃水果和新鲜蔬菜。

思考题

发热分哪几个时期？各期有哪些功能变化？临床护理实践中怎样去观察病情？如何正确护理、指导和关心发热患者？

课件

自测题

（徐文萍　陈晓笑）

第八章　缺　氧

缺氧(hypoxia)是指因组织供氧减少或用氧障碍引起细胞功能、代谢和形态结构异常变化的病理过程。缺氧是造成细胞损伤最常见的原因,也是很多疾病引起死亡的重要原因。成人机体储氧量仅 1.5L,而静息时需要量约为 250mL/min。机体一旦呼吸、心跳停止,数分钟内就可能死于缺氧。

视频:血液循环

第一节　反映血氧变化的指标及其意义

1. 血氧分压(partial pressure of oxygen,PO_2)　是指物理溶解在血液中的氧产生的张力。动脉血氧分压(arterial partial pressure of oxygen,PaO_2)约为 100mmHg,主要取决于吸入气氧分压和外呼吸功能;静脉血氧分压(partial pressure of oxygen in venous blood,PvO_2)约为 40mmHg,主要反映组织摄氧和用氧的能力。

2. 血氧容量(oxygen binding capacity,CO_{2max})　是指 100mL 血液中的血红蛋白被氧充分饱和时的最大携氧量,取决于血红蛋白的性质和数量。

3. 血氧含量(blood oxygen content,CO_2)　是指 100mL 血液实际结合氧量。动脉血氧含量的高低取决于血氧分压、血红蛋白的性质和数量。

4. 血氧饱和度(oxygen saturation,SO_2)　是指血红蛋白结合氧的百分数。SO_2=(血氧含量−溶解氧量)/血氧容量×100%。动脉血氧饱和度(oxygen saturation in arterial blood,SaO_2)约为 95%,静脉血氧饱和度(oxygen saturation in venous blood,SvO_2)约为 75%。血氧饱和度的大小与氧分压有关。

课件:氧气在血液中的运输

5. 动-静脉氧含量差　是指动脉血氧含量与静脉血氧含量的差值,反映组织的用氧量。

第二节　缺氧的类型与特点

氧的获得和利用是个复杂的过程,包括氧被吸入肺泡并弥散入血液,与血红蛋白结合,由血液循环运输,最后被组织细胞摄取利用。其中任何一个环节发生障碍都将导致组织细胞缺氧。据此,将缺氧分为四种类型:低张性缺氧、血液性缺氧、循环性缺氧和组织性缺氧。

一、低张性缺氧

低张性缺氧是指以动脉血氧分压降低为主要特征的缺氧,又称乏氧性缺氧。

（一）原因

1. 吸入气氧分压过低　多见于海拔3 000m以上的高原或高空,通风不良的矿井、坑道或吸入被惰性气体或麻醉药稀释的低氧气体等。

2. 外呼吸功能障碍　见于各种病因引起的肺通气不良、气体弥散障碍以及通气血流比例失调等。

3. 静脉血分流入动脉　多见于右向左分流的先天性心脏病,如室间隔缺损伴肺动脉狭窄或肺动脉高压,右心压力高于左心,未经氧合的静脉血从缺损处流入左心,与动脉血混合,导致 PaO_2 过低。

（二）血氧变化特点及组织缺氧机制

动脉血氧分压、氧含量、血氧饱和度均下降;血氧容量正常:低张性缺氧时,血红蛋白无明显变化,故血氧容量正常;动-静脉氧含量差减小或正常:因为低张性缺氧时 PaO_2 降低导致毛细血管 PO_2 降低,O_2 向细胞弥散减少导致组织缺氧。慢性缺氧时由于机体代偿,红细胞和血红蛋白增多,血氧容量可增大;细胞利用氧能力增强,动-静脉氧含量差亦可正常。发绀:低张性缺氧时,由于血氧含量下降,血液中氧合血红蛋白减少,还原型血红蛋白增多,当毛细血管中平均浓度超过50g/L时,患者皮肤和黏膜呈青紫色,称发绀,发绀是低张性缺氧的特点之一。

 知识窗

发绀与缺氧

发绀只是某些缺氧的表现,缺氧患者不一定都发绀,如贫血患者因血液中血红蛋白不足,还原型血红蛋白浓度小于50g/L,则无发绀;发绀也不一定有缺氧,红细胞增多症患者,血红蛋白过多,还原型血红蛋白超过50g/L,但不缺氧。

二、血液性缺氧

血液性缺氧是指由于血红蛋白数量减少或性质改变,导致血液携氧减少或释氧障碍引起的缺氧。此型缺氧 PaO_2 正常,又称等张性缺氧。

（一）原因

1. 贫血　各种原因引起的严重贫血,红细胞数量和血红蛋白量明显减少,血液携带氧减少引起缺氧。

2. 碳氧血红蛋白血症　一氧化碳(CO)中毒(煤气中毒)时,由于CO与血红蛋白的亲和力比氧大约210倍,血红蛋白与CO结合形成碳氧血红蛋白(血红蛋白CO)而失去携氧能力;CO还能抑制红细胞内糖酵解,减少2,3-二磷酸甘油酸(2,3-diphosphoglyceric acid,2,3-DPG)的生成,导致氧离曲线左移,使血红蛋白分子上已结合的氧不易释放而加重缺氧。

3. 高铁血红蛋白血症　血红蛋白分子中的二价铁在氧化剂的作用下可被氧化成三价铁,形成高铁血红蛋白(血红蛋白-Fe^{3+}-OH),其中Fe^{3+}与-OH牢固结合而失去携带氧能力,同时,一个血红蛋白分子中的Fe^{2+}被氧化成Fe^{3+}后,还能增强其余Fe^{2+}与氧的亲和力而减少血红蛋白释放氧。临床上常见于亚硝酸盐、硝基苯化合物或磺胺类药物中毒,或食用大量含硝酸盐的不新鲜蔬菜、新腌渍的咸菜后,肠道细菌可将硝酸盐还原为亚硝酸盐,经吸收入血后导致高铁血红蛋白血症,又称肠源性发绀。

课件:氧与血红蛋白结合的特征

（二）血氧变化特点

血氧容量、血氧含量降低:血液性缺氧时由于血红蛋白数量减少或性质改变,故血氧容量与血氧含量均下降;CO中毒时,将血液取出在体外用氧充分饱和后测得的氧容量是正常,在体内的血氧容量仍降低。血液性缺氧时由于外呼吸功能是正常的,吸入气氧分压也正常,故动脉血氧分压正常,动脉血氧饱和度也正常。血液性缺氧患者虽然PaO_2正常,但血液携带O_2量减少,因此向组织释放少量O_2后,PO_2迅速下降,使毛细血管氧分压与组织的氧分压差迅速降低,O_2弥散动力减小,向组织供氧减少,动-静脉氧含量差减小。严重贫血时,血红蛋白量明显减少,患者脸色苍白,毛细血管内脱氧血红蛋白达不到50g/L,一般不出现发绀;CO中毒时,因碳氧血红蛋白呈鲜红色,故患者皮肤黏膜呈樱桃红色,严重CO中毒时,外周血管收缩,皮肤黏膜可显苍白色;高铁血红蛋白呈咖啡色,高铁血红蛋白血症时,患者皮肤黏膜可呈咖啡色或青紫色。

 知识窗

CO中毒表现

CO中毒轻者有头痛、无力、眩晕、劳动时呼吸困难;症状加重时,患者口唇呈樱桃红色,可有恶心、呕吐、意识模糊、虚脱或昏迷;重者呈深昏迷,伴有高热、四肢肌张力增强和阵发性或强直性痉挛。患者多有脑水肿、肺水肿、心肌损害、心律失常和呼吸抑制,可造成死亡。

三、循环性缺氧

循环性缺氧是指由于血液循环发生障碍,导致组织供血减少而引起的缺氧。

（一）原因

1. 全身性循环障碍　见于休克、心力衰竭等,因心输出量减少引起全身组织缺血缺氧。
2. 局部性循环障碍　局部血管痉挛、血栓形成、栓塞等,造成局部组织缺血或淤血。

（二）血氧变化特点

动脉血氧分压、血氧容量、血氧含量、血氧饱和度均正常:此型缺氧的原因是血液循环障碍,而外呼吸功能和血红蛋白正常,故上述指标均可正常。动-静脉氧含量差增大:由于血流缓慢,血液流经毛细血管的时间延长,组织从单位容积血液中摄取的氧增多,故动-静脉氧含量差增大,但单位时间流经组织的血流量减少,组织供氧仍然是减少的。

四、组织性缺氧

组织性缺氧是指组织细胞利用氧障碍引起的缺氧。

（一）原因

1. 组织中毒 氧是细胞内线粒体呼吸链的终末氢和电子受体,氰化物、砷化物、硫化物、甲醇、巴比妥盐类等物质,可以作用于呼吸链,干扰递氢或传递电子过程,导致氧无法接受氢和电子从而引起细胞利用氧障碍。

2. 线粒体损伤 放射线、细菌毒素、过热、严重缺氧等多种因素均可损害线粒体,导致细胞利用氧障碍。

3. 维生素缺乏 维生素 B_1（硫胺素）、维生素 B_2（核黄素）、烟酰胺等是呼吸酶的重要组成成分,严重缺乏时使呼吸酶合成减少,导致生物氧化过程不能正常进行,细胞利用氧障碍。

（二）血氧变化特点

组织性缺氧时由于组织细胞利用氧障碍,血液流经组织时组织用氧减少,故静脉血分压和氧含量高于正常,动-静脉氧含量差减小。其他环节正常,故其他指标也正常。由于细胞用氧减少,毛细血管内氧合血红蛋白增加,患者皮肤可较红或呈玫瑰红色。

各型缺氧血氧变化特点见表 8-1。

表 8-1 各型缺氧血氧变化特点

类型	PaO_2	CO_{2max}	CaO_2	SaO_2	$C(A-V)O_2$ 差	皮肤颜色
低张性缺氧	↓	N	↓	↓	↓	发绀
血液性缺氧	N	↓	↓	N	↓	苍白、樱桃红、咖啡色
循环性缺氧	N	N	N	N	↑	发绀
组织性缺氧	N	N	N	N	↓	玫瑰红

第三节 缺氧时机体功能和代谢变化

一、呼吸系统变化

1. 代偿性反应 急性低张性缺氧,当 $PaO_2<60mmHg$ 时,可刺激颈动脉体和主动脉体化学感受器,引起呼吸加深加快。久居高原的人,因长期缺氧刺激使外周化学感受器对缺氧敏感性降低,呼吸逐渐恢复正常。血液性缺氧和组织性缺氧因 PaO_2 不降低,一般没有呼吸增强反应;循环性缺氧,即使 PaO_2 正常,也可因动脉血压下降或右心淤血刺激颈动脉窦或右心房压力感受器,反射性引起呼吸增强。

2. 呼吸功能障碍

（1）高原性肺水肿:进入 4 000m 高原后 1~4d 内出现头痛、胸闷、咳嗽、发绀、呼吸困难、血性泡沫样痰甚至神志不清以及肺部湿性啰音的临床综合征。

（2）中枢性呼吸衰竭:当 $PaO_2<30mmHg$ 时,直接抑制呼吸中枢,引起中枢性呼吸衰竭。

二、循环系统变化

1. 代偿反应　缺氧引起的循环系统的代偿主要表现为心输出量增加、血液重分布、肺血管收缩和毛细血管增生。缺氧时交感-肾上腺髓质系统兴奋,引起心功能增强,心输出量增加,同时,皮肤内脏血管收缩,心、脑血管舒张,血流充沛,保证心和脑的血液供应。低张性缺氧时,当某部分肺泡气氧分压下降,引起该部位肺小动脉收缩,以减少不能充分氧合的静脉血掺入动脉,并使血流转向通气充分的肺泡,以增加氧的摄入。长期缺氧可促使毛细血管增生,缩短氧弥散至细胞的距离,增加对细胞的供氧量。

2. 循环功能障碍　长期慢性缺氧可引起高原性心脏病、肺源性心脏病、贫血性心脏病。其发生可能与持续缺氧引起心肌能量代谢障碍,ATP 生成减少、酸中毒及细胞外液高钾,以及缺氧引起的肺血管收缩、红细胞增多导致血液黏度增加导致心脏负荷增加等有关。

三、血液系统变化

1. 红细胞和血红蛋白增加　急性缺氧时交感神经兴奋引起内脏血管收缩,使储备血量释放,增加循环血中红细胞,增强血液携带氧的能力。慢性缺氧可使肾脏释放促红细胞生成素增多,刺激骨髓红细胞系统增生,使外周血中红细胞数和血红蛋白增多,提高血氧容量和血氧含量,具有代偿意义。

2. 红细胞向组织释放氧的能力增强　缺氧时,红细胞内 2,3-DPG 增多,血红蛋白与氧亲和力降低,有利于氧的释放。

四、中枢神经系统变化

脑组织需能多,耗氧大,脑重仅为体重的 2%,血流量约为心输出量的 15%。脑的能量主要来自葡萄糖的有氧氧化,脑耗氧量约为全身总耗氧量的 23%,但脑内葡萄糖和氧的贮备甚微,故脑对缺氧极其敏感。急性轻度缺氧时,患者可出现头痛、情绪激动,思维力、记忆力、判断力降低或丧失以及运动不协调等症状;慢性缺氧者则出现易疲劳、注意力不集中、嗜睡及精神抑郁等症状;严重缺氧可导致烦躁不安、惊厥、昏迷甚至死亡。

五、组织细胞的变化

1. 代偿性变化　慢性缺氧时,细胞内线粒体数和表面积增加,氧化还原酶的活性增强,提高了组织细胞利用氧的能力;细胞内糖酵解的酶活性增强,补充 ATP 的生成;肌红蛋白含量也增多,提高机体贮备氧的量。

2. 损伤性变化　严重缺氧使线粒体变性、肿胀、嵴断裂,ATP 生成减少。溶酶体膜稳定性降低,通透性增加甚至破裂释放出溶酶体酶继而分解组织蛋白,破坏细胞结构,出现组织自溶,细胞变性、坏死,导致组织细胞发生不可逆性损伤。

第四节　影响机体对缺氧耐受性的因素

一、机体的代谢耗氧率

机体代谢率高,耗氧多,需要氧也多,故对缺氧的耐受性较低。脑是耗氧最多的器官,当其兴奋程度较高时脑耗氧量和全身耗氧量均增加;甲状腺功能亢进、发热、寒冷、体力劳动等,均可由于耗氧多而降低机体对缺氧的耐受性。反之,体温降低、神经系统抑制、低温麻醉等,可以降低组织代谢率和机体耗氧率,增加对缺氧的耐受性。

课件:O₂ 对呼吸运动的调节

二、机体的代偿能力

机体的代偿能力越强,对缺氧的耐受性越强。适当的锻炼可以增强机体对缺氧的耐受能力。在一定程度缺氧环境中锻炼,如经过训练的登山运动员、高空飞行员等可以提高心肺功能,提高对缺氧的耐受性;而老年人,心、肺疾病和血液病患者,对缺氧的耐受性较低。

第五节　氧疗和氧中毒

一、氧疗

氧疗是治疗缺氧的首要措施,对各种类型的缺氧均有一定的疗效,但对不同类型缺氧的疗效不尽相同。通常情况下,对低张性缺氧进行氧疗效果最好。大多数急性高原病患者经吸氧、休息后,症状缓解,甚至痊愈。常压氧疗对由右向左分流所致缺氧的作用较小,因为吸入的氧无法对经动-静脉短路流入左心的血液起氧合作用。CO 中毒引起的血液性缺氧,常压氧疗作用不是很大,而通过高压氧舱给予高浓度氧,效果比较理想。亚硝酸盐中毒患者进行氧疗时,必须给予还原剂(维生素 C 和亚甲蓝),才能达到治疗的根本目的。对氰化物中毒患者进行急救时,需要同时使用亚硝酸盐和硫代硫酸钠。对循环性缺氧也可进行氧疗,但同时要改善血液循环状态,才能发挥最好的氧疗效果。

二、氧中毒

如果长时间吸入氧分压过高的气体可引起组织、细胞损害,称为氧中毒。氧中毒主要影响肺和中枢神经系统。成人以肺的损伤最突出,病理变化表现为肺充血、肺水肿、出血、肺泡内透明膜形成,临床表现为咳嗽、呼吸困难等。在高气压环境下(高压舱、潜水),以及长时间、高流量吸入纯氧时容易发生氧中毒,临床工作中应加以重视。

 临床应用

缺氧的判断与护理

临床上,护士判断患者是否缺氧,需从以下几个方面进行:首先,确定患者是否存在有缺氧可能的病因;其次,观察患者皮肤黏膜及甲床颜色,缺氧时因原因不同,皮肤黏膜及甲床颜色可能呈现紫蓝色、苍白、樱桃红色、咖啡色、玫瑰红色等;第三,进行血气分析,观察动脉血氧分压、血氧容量、血氧含量及血氧饱和度的变化。在缺氧治疗护理过程中,应密切观察患者缺氧症状有无改善,定时测量脉搏、血压,观察其精神状态、皮肤颜色及温度、呼吸方式等;还可测定动脉血气分析判断疗效,以便选择适当的用氧浓度。

思
考
题

1. 运用缺氧章节中所学到的病理学知识点分析讨论：如何避免今后工作中因护理和操作不当可能诱发的患者缺氧的各种情形并注意防范。

2. 如何运用缺氧知识点于护理临床实践中，正确指导、护理和关爱缺氧患者，有效纠正缺氧，有效抢救和护理患者？

课件

自测题

（赵文慧　丁凤云）

第九章 休 克

学习目标

掌握:休克的概念;休克的发展过程及其机制。

熟悉:休克的原因与分类;休克时机体的代谢与功能变化。

了解:休克的防治与护理原则。

休克(shock)原意为震荡、打击。1731年首次用于医学领域描述创伤引起的一种临床危重状态。目前认为:休克是指机体在各种强烈致病因素作用下,机体有效循环血量急剧减少,组织器官灌流不足、微循环障碍为主要特征,并导致重要器官代谢、功能障碍甚至衰竭的全身性危重病理过程。临床表现为神志淡漠、面色苍白、皮肤湿冷、脉搏细速、尿量减少等。

知 识 窗

休克的研究历史

200多年来人们对休克的认识和研究不断深入,经历了四个主要发展阶段:即症状描述阶段:如血压下降、尿量减少、意识障碍等;急性循环紊乱阶段:提出休克是急性外周循环紊乱所致,血压下降是其关键,这阶段抢救休克患者的主要措施是升血压,但有些患者病情反而恶化进展;微循环学说创立阶段:该学说认为休克的关键是微循环灌注障碍;细胞分子水平研究阶段:发现休克的发生与许多体液因子有关。

第一节 休克的原因与分类

一、按休克的原因分类

1. **失血、失液性休克** ①失血:若快速失血超过总血量的20%左右,即可引起失血性休克。常见于外伤、食管静脉曲张破裂、消化道溃疡、宫外孕及产后大出血等。②失液:体液大量丢失使有效循环血量锐减而引起休克,以前称为"虚脱"。常见于剧烈呕吐、腹泻、肠梗阻、大汗等。

2. **烧伤性休克** 大面积烧伤伴有血浆大量渗出而丢失,可引起烧伤性休克(burn

shock）。此型休克的发生早期与血容量减少和疼痛有关，晚期如若继发感染则可发展为感染性休克。

3. 创伤性休克　严重创伤（如骨折、挤压伤等）可因剧烈疼痛、大量失血和失液、组织坏死而引起创伤性休克。

4. 感染性休克　细菌、立克次体、病毒和真菌等严重感染，均可引起感染性休克。最常见于革兰氏阴性菌感染，在其引起休克的过程中，内毒素发挥了重要作用，故亦称内毒素性休克或中毒性休克。重度感染性休克常伴有败血症，故又称败血症休克。

5. 过敏性休克　过敏体质者注射某些药物（如青霉素）、血清制剂或疫苗等，引发Ⅰ型变态反应可导致过敏性休克。发病机制与IgE及抗原在肥大细胞表面结合，引起组胺和缓激肽大量释放入血，造成血管床容积扩张，毛细血管通透性增加有关。

6. 心源性休克　大面积急性心肌梗死、弥漫性心肌炎、严重的心律失常及急性心包填塞等均可使心泵功能严重障碍，心排血量急剧减少、有效循环血量下降而引起心源性休克。

7. 神经源性休克　剧烈疼痛、高位脊髓麻醉或损伤、中枢镇静药过量，可通过影响交感神经的缩血管功能，使外周血管扩张，血管床容积增大，有效循环血量相对不足导致神经源性休克。

二、按休克时血流动力学特点分类

1. 低排-高阻型休克　临床最常见。其血流动力学特点是心输出量降低，外周阻力增高，又称低动力型休克。由于皮肤血管收缩，血流量减少，使皮肤苍白、湿冷，故又称冷休克。常见于失血、失液性休克，创伤性休克、大多数感染性休克和心源性休克。

2. 高排-低阻型休克　其血流动力学特点是心排血量增高，外周阻力降低，又称高动力型休克。由于动-静脉短路开放，血流量增多，使皮肤温度增高，故又称暖休克。常见于部分感染性休克、过敏性休克和神经源性休克。

3. 低排-低阻型休克　其血流动力学特点是心排血量降低，总外周阻力降低，血压明显降低。多见于各型休克的晚期。

第二节　休克的发病机制

一、休克发生的始动环节

尽管引起休克的原因各异，但有效循环血量减少是各型休克发生的共同环节。机体有效循环血量取决于3个因素：正常的心泵功能；充足的血容量；正常的血管床容积。这3个因素中的一个或多个出现异常，即可引起有效循环血量减少，导致休克。因此，血容量减少、血管床容量增加及心泵功能障碍是休克发生的始动环节（图9-1）。

二、休克的发展过程及其机制

休克的原因和发生的始动环节不同，发展过程也不尽相同，但微循环障碍是休克发生的共同基础。微循环是指微动脉和微静脉之间的血液循环，是血液与组织进行物质交换的基本结构和功能单位。主要由微动脉、后微动脉、毛细血管前括约肌、真毛细血管、动-静脉吻

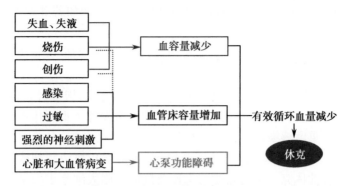

图 9-1　休克发生的原因、始动环节

合支、通血毛细血管和微静脉 7 个部分组成;构成 3 条通路:迂回通路、直捷通路和动-静脉短路(图 9-2A)。微循环的灌流状态主要受神经及体液因素的调节。

　　以典型的失血性休克为例,根据微循环障碍的演变可将休克的发展过程分为 3 期。

课件:正常微　　　视频:微循环
循环及其灌流　　　的结构和功
调节　　　　　　能

（一）缺血性缺氧期（休克早期、微循环血管收缩期、代偿期）

　　1. 微循环变化的特点　皮肤、内脏器官(心、脑除外)、骨骼肌内微循环,包括微动脉、后微动脉、毛细血管前括约肌、微静脉强烈收缩或痉挛,其中后微动脉和毛细血管前括约肌收缩更为显著。毛细血管前阻力↑↑>后阻力↑,大量真毛细血管网关闭,血液经直捷通路和开放的动-静脉短路迅速回流。微循环灌流特点:"少灌少流、灌少于流",灌流量急剧减少,组织呈缺血性缺氧状态(图 9-2B)。

　　2. 微循环变化的机制　此期微循环变化的最主要机制是交感-肾上腺髓质系统强烈兴奋和缩血管物质增加。①交感神经兴奋:各种强烈的致病因子作用于机体通过不同途径引起交感-肾上腺髓质系统强烈兴奋,释放大量儿茶酚胺入血,刺激 α-肾上腺素受体,造成皮肤、腹腔内脏和肾等小血管明显收缩;β-肾上腺素受体受刺激则引起动-静脉短路开放,使微循环营养性血流量锐减。②其他缩血管物质释放:除儿茶酚胺外,血管紧张素Ⅱ、内皮素、血栓素 A_2 等体液因子释放入血,促使小血管强烈收缩,参与休克早期微循环的变化。

　　3. 微循环变化的代偿意义　本期微循环的变化引起皮肤、部分内脏器官缺血、缺氧,但同时对整个机体却有一定的代偿意义,因此这一期又叫休克代偿期。

　　（1）有利于维持动脉血压:主要通过以下三方面的机制来实现。

　　1）回心血量增加:①"自身输血"。儿茶酚胺等缩血管物质大量释放,使肌性微静脉、小静脉等容量血管及肝脾收缩,迅速而短暂地增加回心血量,成为休克时增加回心血量的"第一道防线"。②"自身输液"。由于毛细血管前阻力比后阻力增加显著,毛细血管内流体静压下降,促使较多组织间液进入毛细血管,使回心血量增加,这是"第二道防线"。通过这一途径增加回心血量比较缓慢,但其增加的量较为可观。

知识窗

神奇的"抗休克裤"

抗休克裤是一种急救复苏装备,适用于紧急抢救各种低血容量性休克患者以及需要直接压迫控制的出血者等。抗休克裤环绕腿部和腹部,通过充气施加可计量压力,最大限度地将这两个部位的血液输送到上躯干和头部的血液循环之中,使得体内有限的血液实现最优分配,以确保心、脑等重要生命器官的血液供应。现场穿抗休克裤,只需1~2min,可达到"自身输血"750~1 500mL的功效。

2)心排血量增加:除心源性休克外,休克早期交感神经兴奋和儿茶酚胺释放增加,可使心率加快、心肌收缩力增强,心排血量增加。

3)外周血管阻力升高:大量缩血管物质的作用使多个部位微循环收缩,总外周阻力升高,有助于动脉血压的维持。

上述三方面的变化均有利于动脉血压的调节、维持,因此休克早期患者的血压无明显降低。

(2)有利于心、脑血液供应:不同器官对儿茶酚胺的反应性不同,皮肤、腹腔内脏和骨骼肌的血管 α-肾上腺素受体密度高,对儿茶酚胺敏感,因而收缩明显,血流量明显减少。脑血管因交感缩血管纤维分布少,α-肾上腺素受体密度低;冠状动脉由于局部代谢产物的作用,两者收缩均不明显,血流量基本正常。在全身循环血量减少的条件下,出现这种血液重分布"移缓救急",保证了心、脑生命器官的血液供应。

课件:休克 I 期微循环的变化及其代偿意义

4. 临床表现　患者皮肤苍白、四肢湿冷、脉搏细速、脉压差缩小、尿量减少、烦躁不安。除大失血患者外,此期血压变化不明显,故不能以血压下降与否作为判断早期休克的指标。

休克代偿期是治疗的关键,应尽早去除病因,及时补足血容量,恢复有效循环血量,患者逐渐好转。但实际工作中常因血压降低不明显而漏诊,导致休克进一步发展。

(二)淤血性缺氧期（休克进展期、微循环血管扩张期、失代偿期）

1. 微循环变化的特点　休克持续一定时间,内脏微血管的自律运动消失,微动脉、后微动脉、毛细血管前括约肌收缩逐渐减退甚至舒张,微静脉仍持续收缩;毛细血管后阻力>前阻力,大量血液涌入真毛细血管网;此期微循环灌流特点:"灌而少流,灌大于流",血液淤滞。同时,毛细血管内压显著升高、微血管壁通透性增高,导致血浆外渗,血液浓缩、黏滞性高,流动缓慢,组织缺氧加剧,呈淤血性缺氧状态(图9-2C)。

2. 微循环变化的机制　此期微循环淤血的主要机制是:①乳酸酸中毒。休克早期微循环长时间的缺血、缺氧,细胞无氧酵解增强,导致二氧化碳和乳酸堆积。血液中 H^+ 增高,微动脉、后微动脉和毛细血管前括约肌对儿茶酚胺的反应性降低,收缩逐渐减弱甚至扩张;而微静脉、小静脉对酸中毒的耐受性较强,因而继续收缩,导致血液淤滞。②局部扩血管物质增多。长期缺血、缺氧及酸中毒刺激肥大细胞释放组胺;ATP 分解的产物腺苷在局部堆积;细胞分解后释出的 K^+ 增多;激肽系统激活,缓激肽生成增多,这些都能造成血管扩张。③肠源性内毒素的作用:除感染性休克外,其他类型休克患者由于长期缺血、缺氧,肠黏膜的屏障和解毒功能降低,肠道细菌产生的内毒素可吸收入血,导致内毒素血症。内毒素通过激活激肽系统、补体系统和诱导产生大量一氧化氮等机制,引起血管扩张。④血液流变学的改变。该期微循环血液流速明显降低,灌流压下降,导致白细胞滚动、贴壁,加之白细胞变圆变大、变形能力降低不易通过血管,使白细胞黏附甚至嵌塞于微静脉;红细胞、血小板亦容易聚集于血流缓慢的微静脉,加大了微循环流出通路的血流阻力。此外,由于毛细血管通透性增高,血浆外渗,血液浓缩、黏稠,造成微循环血流缓慢,"泥化"甚至停止,进一步加大了毛细血管的后阻力,加剧微循环的淤血状态。

3. 微循环变化的后果 缺氧、酸中毒可导致微循环淤血,而淤血又可加重酸中毒,两者互为因果、恶性循环,促使整个循环系统功能恶化,机体由代偿逐渐发展为失代偿。

(1)"自身输血"停止:本期微循环血管反应性下降,真毛细血管网大量开放,血液分隔并淤滞在内脏器官"自身输血"停止,回心血量急剧减少,导致有效循环血量锐减。

(2)"自身输液"停止:本期微循环毛细血管后阻力大于前阻力,血管内流体静压升高,血管壁通透性增加,"自身输液"停止,甚至有血浆外渗到组织间隙。加上组织间液亲水性增加,组织间水分被封闭和分隔在组织间隙,导致血液浓缩、黏稠,促进红细胞聚集、微循环淤滞,使有效循环血量进一步减少,加重恶性循环。

(3)心脑血液灌流量减少:由于回心血量及有效循环血量的进一步减少,血压进行性下降。当平均动脉血压<50mmHg时,心脑血管对血流量的自身调节作用丧失,冠状动脉和脑血管灌流不足,导致心、脑功能障碍,甚至衰竭。

4. 临床表现 此期患者主要表现为血压进行性降低,心搏无力,心音低钝,神志由淡漠转入昏迷,尿量减少甚至无尿,脉搏细弱频速,静脉塌陷,皮肤出现花斑、发绀。

休克进展期属于失代偿期,此时如果治疗方案正确,休克仍是可逆的。否则,将进一步发展进入微循环衰竭期。

(三)微循环衰竭期(休克晚期、弥散性血管内凝血期、难治期)

1. 微循环变化的特点 随着缺氧和酸中毒的进一步加剧,微血管平滑肌对血管活性物质失去反应,此期微血管发生麻痹性扩张,血流缓慢甚至停止;微循环灌流特点:"不灌不流,灌流停止",处于衰竭状态;由于血液进一步浓缩,黏滞度高,容易发生弥散性血管内凝血(DIC)(图9-2D)。

2. 微循环变化的机制

(1)微血管麻痹性扩张的机制:长期严重的酸中毒、大量局部代谢产物和一氧化氮的释放以及血管内皮细胞和平滑肌的损伤等,都和微血管麻痹性扩张有关。

(2)合并DIC的机制:①由于血液进一步浓缩、血细胞聚集使血液黏滞性升高,血液处于高凝状态,加之血流速度非常缓慢,极易导致DIC;②缺氧、酸中毒或内毒素等损伤血管内皮细胞,通过激活凝血因子Ⅻ,启动内源性凝血系统;③创伤、烧伤等引起的休克,组织受损释放出大量组织因子,通过激活外源性凝血系统引发DIC;④各种休克时发生红细胞大量破坏,释放出磷脂和腺苷二磷酸(ADP),促进凝血过程的发生;⑤休克过程中,体内生成血小板活化因子、血栓素 A_2 等大量促凝物质,促进血小板和红细胞聚集,加速DIC的发生、发展。

3. 微循环变化对机体的影响 该期患者经输血补液治疗后,虽然血压可一度回升,但微循环灌流量无改善,出现毛细血管"无复流现象",加之微血栓形成,导致全身器官持续低灌流,内环境严重紊乱;许多体液因子,尤其是溶酶体酶、细胞因子和活性氧的释放,进一步

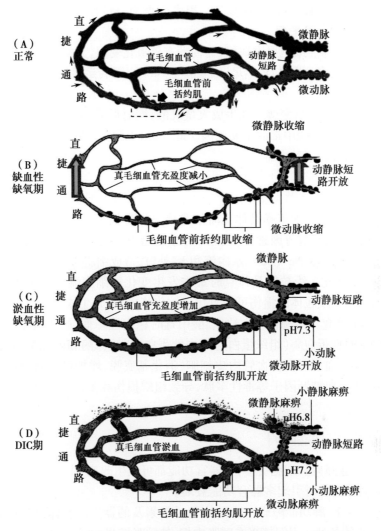

图 9-2 休克各期微循环变化示意图

造成组织器官和细胞功能的"不可逆性"损伤,严重时可导致多系统器官功能障碍甚至衰竭。所以,休克一旦发展到 DIC 或出现重要器官功能衰竭,将对临床治疗带来极大困难,患者濒临死亡。故通常称该期为"不可逆"性休克或休克难治期。

4. 临床表现 此期患者病情危重,出现进行性顽固性低血压,给予升压药难以回升,脉搏细速,中心静脉压降低,浅表静脉塌陷,静脉输液十分困难;还可出现如皮下出血、微血管病性溶血性贫血等典型 DIC 的表现;以及重要器官功能障碍的表现。

上述休克发展过程中,微循环经历了:收缩、缺血→扩张;淤血→衰竭;凝血,典型的三期变化。

第三节　休克时机体的代谢与功能变化

一、细胞代谢障碍

1. 物质代谢变化 休克时微循环严重障碍,组织低灌流和细胞供氧不足,导致糖酵解增强,脂肪和蛋白质分解增加、合成减少。患者表现为一过性高血糖和糖尿,血中酮体和游离脂肪酸增多,出现负氮平衡。

2. 能量代谢障碍　细胞严重缺氧,葡萄糖有氧氧化受阻,无氧酵解增强,使 ATP 生成显著减少,乳酸生成增多。因 ATP 不足,细胞膜上 Na^+-K^+ 泵转运障碍,细胞内钠、水潴留,血钾增高。

3. 酸中毒　细胞无氧酵解增强生成大量乳酸,同时肝脏摄取、代谢乳酸的能力不足,导致乳酸堆积是造成局部酸中毒的主要原因。此外,由于微循环障碍及肾功能受损,不能及时清除酸性产物,也加剧了酸中毒。

二、细胞损伤

1. 细胞膜的变化　细胞膜是休克时细胞最早发生损害的部位。缺氧、酸中毒、ATP 减少、高血钾、溶酶体酶释放等因素作用,都可导致细胞膜受损。表现为细胞膜通透性增加、膜上离子泵功能发生障碍,Na^+、Ca^{2+}、水内流和 K^+ 外流,造成细胞水肿。

2. 线粒体的变化　线粒体是休克时最先发生变化的细胞器。线粒体肿胀、嵴消失、钙盐沉着,甚至破裂。线粒体的损伤可使氧化磷酸化障碍,ATP 生成进一步减少。

3. 溶酶体的变化　溶酶体膜在缺氧、酸中毒时稳定性降低,肿胀甚至破裂,释放出大量溶酶体酶,包括酸性蛋白酶(组织蛋白酶)、中性蛋白酶(胶原酶和弹性蛋白酶)等,引起细胞自溶。溶酶体酶入血后可损伤血管内皮细胞、消化基底膜,增加微血管壁通透性;并可激活激肽系统和产生心肌抑制因子等毒性多肽,导致组织损伤和多器官功能障碍,加重休克的病理过程。

三、重要器官功能障碍

休克时因代谢障碍和细胞受损,各器官功能都可发生改变,主要是肺、肾、心、脑、胃肠道和肝等重要器官,严重时引起多器官功能衰竭。

文档:休克时
肺的变化

1. 肺功能障碍　肺是休克时常累及的器官。在休克早期,出血、创伤、感染等各种病因间接兴奋呼吸中枢,使呼吸增强,通气过度,可引起低碳酸血症甚至呼吸性碱中毒。随着休克的进展,肺组织缺血缺氧,引发一系列形态和功能改变。间质性肺水肿、充血、出血、微血栓形成、肺不张及肺泡内透明膜形成,出现这些病理变化称为休克肺,属于急性呼吸窘迫综合征(acute respiratory distress syndrome,ARDS)。上述病理改变可影响肺的通气、换气功能,引起进行性低氧血症和呼吸困难。一般在严重休克患者晚期,脉搏、血压和尿量趋于平稳以后,突然发生急性呼吸衰竭甚至死亡。休克肺约占休克死亡人数的 1/3。

图片:休克时
肾的变化

2. 肾功能障碍　肾脏是休克时最早受损的器官。休克患者往往发生急性肾功能不全甚至衰竭,称休克肾。临床表现为少尿或无尿、氮质血症、高钾血症及代谢性酸中毒等。休克早期,由于肾血管收缩,肾灌流不足,肾小球滤过率降低,可发生功能性肾衰竭,不伴有肾小管器质性损伤。休克进展,肾小管持续缺血、缺氧而发生坏死,即使恢复肾灌流后,肾功能不可能立刻逆转,称为器质性肾衰竭,导致内环境严重紊乱,促使休克进一步恶化。

3. 心功能障碍　除心源性休克外,其他类型休克早期,由于机体的代偿作用及冠状动脉本身的特点,心泵功能一般无明显变化。随着休克的进展,心泵功能出现不同程度的障碍,甚至发生急性心力衰竭。其主要机制为:①交感神经兴奋和儿茶酚胺释放所致的心率加快、心肌收缩力增强,一方面使心肌耗氧增加,加重心肌缺氧,另一方面心室舒张期缩短,冠状动脉灌流时间缩短致使冠脉灌流不足。此外,动脉血压降低也使冠状动脉血流量减少,不能满足心肌高代谢、高耗氧的需求,使心肌严重缺血、缺氧。②酸中毒和继发的高钾血症均可通过影响心肌兴奋-收缩耦联,抑制心肌收缩。③休克合并 DIC 时,微血栓加重心肌组织微循环障碍,引起心肌局灶性坏死和心内膜下出血。④心肌抑制因子等内源性介质使心肌收缩力减弱。⑤细菌毒素(特别是革兰氏阴性菌的内毒素)可损伤心肌细胞,抑制心肌功能。

4. 脑功能障碍　休克早期,由于血液的重分布和脑循环的自身调节,保证了脑的血液供应。因此除了应激引起的烦躁不安外,没有明显的脑功能障碍。随着休克的发展,动脉血压进行性下降,脑内 DIC 形成,脑的血液供应减少,微循环障碍加重,脑组织缺血缺氧,患者出现神志淡漠、反应迟钝、嗜睡甚至昏迷。严重者由于脑能量代谢障碍、合并酸中毒,使脑血管通透性增高,引起脑水肿和颅内压升高,严重者发生脑疝,危及生命。

5. 胃肠道和肝功能障碍　休克早期,腹腔内脏血管痉挛收缩,胃肠道血流量减少。缺血、淤血、酸中毒以及 DIC 的形成,导致胃肠道黏膜受损、糜烂形成应激性溃疡,出现胃肠道功能障碍。临床表现有腹痛、消化不良、呕血和黑便。由于肠黏膜屏障功能降低,肠腔内毒素甚至细菌大量吸收入血,引发肠源性内毒素血症,进一步加重休克。

休克时合并肝功能障碍的发生率也很高,主要和肝脏缺血、淤血、肝内 DIC 发生及肠源性细菌和内毒素通过门静脉循环到达肝脏,并损伤肝细胞有关。主要表现为黄疸和肝功能不全。

6. 多器官功能障碍综合征　机体在严重创伤、烧伤、感染及休克时,原无器官功能障碍的患者在短时间内同时或相继出现两个或两个以上器官的功能障碍,称为多器官功能障碍综合征(multiple organ dysfunction syndrome,MODS),此时机体内环境的稳定必须依靠临床干预才能维持。MODS 常出现于休克晚期,是休克难治和致死的重要原因,而且累及的器官越多,死亡率也越高,因此对 MODS 更强调早诊断和早干预。

第四节　防治与护理原则

一、休克的防治原则

(一)病因学防治

采取积极措施防治引起休克的原发病,终止原始动因的作用,对防治休克具有十分重要的意义。例如及时止血、输血输液、镇痛、控制感染、及时正确使用有效的抗生素,防止和治疗败血症等。

(二)发病学治疗

1. 改善微循环,提高组织灌流量

(1) 补充血容量:各种原因引起的休克均不同程度地存在着有效循环血量绝对或相对不足,特别是淤血性缺氧期,微循环血液灌流量明显减少。因此,除心源性休克外,适当补充血容量是提高心排血量和改善组织微循环灌流的根本措施。补液一定要充分,但又不能过量,临床补液原则是"需要多少,补多少"。补充血容量也是应用血管活性药物、提高治疗效果的基础。

（2）纠正酸中毒:休克过程中缺血、缺氧必然导致机体酸中毒,酸中毒能加重微循环障碍、降低心肌收缩力、引发高钾血症、直接影响血管活性药物的疗效,危害甚大。故临床上应根据酸中毒的程度及时予以纠正。

（3）合理应用血管活性药物:在充分补充血容量的前提下,适当选用扩血管或缩血管药物有利于提高组织微循环血液灌流量。低排高阻型休克患者,或应用缩血管药物后血管高度痉挛者,可使用血管扩张剂。而过敏性休克、神经源性休克、高排低阻型休克患者及血压过低的患者在综合治疗基础上可选用缩血管药物提升血压,以保证心脑重要器官的血液供应。

2. 保护细胞功能,减轻细胞损伤　休克时细胞可出现原发性及继发性损伤。及时去除休克病因、改善微循环是保护细胞功能的基本措施。此外,还可采用葡萄糖、细胞保护剂、自由基清除剂和小分子抗氧化剂等减轻细胞损伤。

3. 防治器官功能障碍与衰竭　休克时一旦发生 MODS,除采取一般治疗外,还应针对不同器官功能障碍采取相应防治措施。如出现肺功能障碍时,应正压给氧,改善呼吸;如出现肾功能障碍时,应尽早利尿和透析;当出现急性心力衰竭时,应严格控制补液量、适当降低前后负荷、强心利尿。

二、休克的护理原则

采取合适的体位,尽早建立输液、输血通道;注意通风和保暖,密切观察患者的神志、皮肤的温度和色泽、血压、脉搏、心率、呼吸等生命体征的变化;保持呼吸道通畅,根据静脉充盈程度、尿量、血压等变化,及时调整补液量和速度;警惕肺、肾等重要器官功能衰竭的发生。

 临床应用

休克指数在临床护理中的应用

休克指数(shock index,SI)=脉搏/收缩压(mmHg)。失血后休克的发生与否及严重程度,取决于失血的量和速度。对休克指数的分析能够准确估计患者的失血量,更有助于失血性休克状态的评价,对提高临床护理的工作效率具有重要的意义。

SI=0.5,提示失血量<10%,多无休克。

SI=1.0,提示失血量 20%~30%,轻度休克。

SI>1.5,提示失血量 30%~50%,严重休克。

SI>2.0,提示失血量>50%,重度休克甚至死亡。

思考题

1. 运用休克微循环障碍理论分析讨论:如何避免今后工作中因护理和操作不当诱发或者加重患者休克? 熟悉休克各期的表现,并能够有效护理和防治休克。

2. 如何运用休克知识点于护理临床实践中,正确指导和护理休克患者,避免护理不当影响患者健康?

课件

自测题

（林 波 丁凤云）

第十章 弥散性血管内凝血

视频:弥散性血管内凝血概念

弥散性血管内凝血(disseminated intravascular coagulation,DIC)是指由于某些致病因子的作用,大量促凝物质入血,凝血因子和血小板被激活,使凝血酶增多,所引起的以凝血功能失常为主要特征的全身性病理过程。其基本特点是:凝血系统激活为始动环节,微循环中形成广泛的微血栓,继而因血小板和凝血因子大量消耗,引起继发性纤维蛋白溶解功能亢进,使血液从高凝转入低凝状态。临床上出现出血、休克、器官功能障碍和微血管病性溶血性贫血等主要表现,是一种危重的综合征。

第一节 病 因

DIC 并不是一种独立的疾病,是临床各科常见的病理过程,可起源于多种疾病(表 10-1)。其中重症感染性疾病、恶性肿瘤并发 DIC 者多见,而病理产科并发急性 DIC 者病情则十分凶险。

表 10-1 DIC 常见病因

类型	所占比例	主 要 疾 病
感染性疾病	31%~43%	细菌感染、败血症;病毒性肝炎、流行性出血热、病毒性心肌炎等
肿瘤性疾病	24%~34%	胰腺癌、结肠癌、食管癌、胆囊癌、肝癌、胃癌;前列腺癌、肾癌、膀胱癌;卵巢癌、子宫颈癌、绒毛膜上皮癌、恶性葡萄胎;白血病等
妇产科疾病	4%~12%	流产、妊娠中毒症、胎盘早期剥离、羊水栓塞、子宫破裂、宫内死胎、腹腔妊娠、子痫及先兆子痫等
创伤及手术	1%~5%	严重软组织创伤、挤压综合征、大面积烧伤;前列腺、肝、肺、胰腺、脑等脏器大手术、器官移植术等

第二节 发病机制

DIC 起始于凝血系统被激活,因此不同病因通过多种动因和途径启动凝血过程,破坏体内凝血与抗凝血的平衡,促进微血栓的形成,是 DIC 发病机制的重要方面。

一、组织因子释放,激活外源性凝血系统

组织因子(tissue factor,TF)广泛分布于各部位组织细胞,以脑、肺、胎盘和恶性肿瘤组织中含量最丰富。严重创伤、大面积烧伤、外科手术、产科意外等导致正常组织损伤,肿瘤组织坏死、白血病放、化疗导致病变组织细胞大量破坏时,均可使大量组织因子释放入血,与血浆中的凝血因子Ⅶ通过 Ca^{2+} 结合形成Ⅶa-TF 复合物,激活外源性凝血系统,启动凝血过程。

二、血管内皮细胞广泛损伤,凝血、抗凝血失调

血管内皮细胞的正常结构和功能在维持机体凝血、抗凝血平衡中具有重要的作用。持续缺氧、酸中毒、严重感染、内毒素血症、抗原-抗体复合物等都可导致血管内皮细胞损伤,激活内、外源性凝血系统。①损伤的血管内皮细胞释放大量组织因子,激活外源性凝血系统;②损伤部位暴露的基底膜胶原纤维可以激活凝血因子Ⅻ或因子Ⅺ,启动内源性凝血系统;③胶原暴露后,触发血小板活化、黏附、聚集和释放反应,加剧微血栓形成;④血管内皮细胞的抗凝作用降低、纤溶活性降低,促进 DIC 的发生和发展。

三、血细胞大量破坏,血小板被激活

1. 红细胞大量破坏和血小板被激活 恶性疟疾、异型输血和输入过量库存血等因素可造成红细胞大量破坏。一方面,可以释放出大量腺苷二磷酸(ADP)等促凝物质激活血小板,促使血小板黏附、聚集,加速凝血过程;另一方面,红细胞释放的红细胞素发挥组织因子样作用,激活凝血系统;此外,红细胞膜磷脂可浓缩、局限多种凝血因子,导致大量凝血酶生成,促进 DIC 的发展。

2. 白细胞破坏或激活 急性早幼粒细胞白血病患者在化疗、放疗的作用下,可造成白细胞破坏,释放大量组织因子样物质入血,启动凝血。此外,在内毒素、肿瘤坏死因子 α、白细胞介素-1 等刺激下,血液中的中性粒细胞和单核细胞均可诱导表达组织因子,参与启动凝血反应。

四、促凝物质进入血液

急性坏死性胰腺炎时,释放大量胰蛋白酶入血,可直接激活凝血酶原生成大量凝血酶。某些蜂毒、蛇毒具有外源性促凝血作用,能直接激活凝血因子Ⅹ、凝血酶原,甚至直接水解纤维蛋白原生成纤维蛋白单体,导致大量微血栓形成。某些肿瘤细胞也能分泌特有的促凝血物质,直接激活凝血因子Ⅹ。羊水中含有组织因子样物质,启动凝血系统。

综上所述,DIC 的发生、发展是不同病因通过多种机制综合作用的结果。

视频:DIC 发生发展机制及对机体影响

第三节　影响 DIC 发生发展的因素

一、单核-巨噬细胞系统功能受损

单核-巨噬细胞系统具有吞噬、清除血液中的凝血酶、纤维蛋白原及其他促凝物质的功能。因此,当其吞噬功能严重障碍(如严重酸中毒、长期大量应用糖皮质激素、严重肝脏疾病)或在严重感染、患败血症时由于其吞噬过量坏死组织、细菌、内毒素等使其吞噬功能"封闭",血液中促凝物质因不能及时被清除而大量堆积,极易诱发 DIC。如全身性 Shwartzman反应:给实验动物注射小剂量内毒素,第一次注射使单核-巨噬细胞系统功能"封闭",再次注射后动物就发生出血、休克及广泛微血栓形成等 DIC 的表现。

二、肝功能严重障碍

肝细胞生理状态下既能生成也能清除一些凝血与抗凝物质,是保证全身血液流动状态的重要因素。因此,肝硬化、急性重症肝炎等患者,肝功能出现严重障碍时,不仅凝血物质(如凝血因子 V、Ⅶ、Ⅸ、X、凝血酶原及纤维蛋白原等)、抗凝物质(如抗凝血酶Ⅲ、蛋白 C等)及纤溶物质的生成均减少,而且对活化凝血因子的灭活能力也减弱,机体凝血、抗凝、纤溶之间失去动态平衡,极易诱发 DIC。此外,肝炎病毒,抗原-抗体复合物等损害肝脏功能的同时,可激活凝血因子;肝细胞病变坏死后,又可释放大量组织因子入血,启动凝血过程。这些因素在 DIC 的发生、发展中均起到一定促进作用。

三、血液的高凝状态

血液高凝状态是指在某些生理或病理状态下,血液中凝血因子及血小板的含量和活性升高,而抗凝血系统活性降低,导致血液凝固性增高的一种现象。孕妇从妊娠第三周起,血液中血小板及某些凝血因子(Ⅰ、Ⅱ、V、Ⅶ、Ⅸ、X、Ⅻ等)的含量逐渐增多;而抗凝血酶Ⅲ、组织型纤溶酶原激活物、尿激酶型纤溶酶原激活物等具有抗凝作用及纤溶活性的物质含量降低;同时,由胎盘产生的纤溶酶原激活物抑制物也逐渐增多。孕妇血液渐趋高凝,妊娠末期最明显,此为生理性高凝状态。故一旦发生胎盘早期剥离、羊水栓塞等产科意外时,极易导致 DIC。

酸中毒可以导致机体病理性高凝,其主要机制:①酸中毒引起血管内皮细胞广泛损伤,激活凝血系统;②由于血液 pH 降低,肝素的抗凝活性减弱,凝血因子的酶活性升高,并能促使血小板聚集性增强,进而释放一系列促凝因子,使血液凝固性增高。

四、微循环障碍

休克等原因导致微循环严重障碍时,血流缓慢、血液浓缩、黏滞甚至"泥化"。此时,红细胞聚集,血小板黏附、聚集,促使微血栓形成。加上微循环障碍所致的严重缺氧、酸中毒,进而引起血管内皮细胞损伤等,均有利于 DIC 的发生、发展。

第四节　DIC 的分期和分型

一、DIC 的分期

根据凝血功能障碍的变化特点,可将 DIC 的典型经过分为 3 期。

1. 高凝期 发病初期,在各种病因的作用下,机体凝血系统被激活,大量促凝物质进入血液,促使凝血酶生成明显增多,血液凝固性异常增高。严重 DIC 患者由于各脏器微循环内微血栓广泛形成,可出现器官功能障碍。部分 DIC 患者可无明显临床症状,不易察觉。实验室检查:凝血时间明显缩短,血小板黏附性增高等。

2. 消耗性低凝期 继高凝期广泛微血栓形成之后,凝血因子和血小板均因被大量消耗而明显减少,加上继发性纤溶系统激活,使血液转而处于消耗性低凝状态。患者有程度不一的出血表现。实验室检查:凝血时间显著延长,出血时间延长,外周血小板计数减少,血浆纤维蛋白原含量减少等。

3. 继发性纤溶亢进期 DIC 时血液中生成的凝血酶、因子Ⅻa 及由于微血栓形成导致缺血、缺氧而受损的器官(如子宫、前列腺、肺等)释放出的大量纤溶酶原激活物,可迅速激活纤溶系统,生成大量纤溶酶,进而使纤维蛋白(原)降解生成纤维蛋白(原)降解产物(fibrin/fibrinogen degradation products,FDP/FgDP)。患者大多有明显出血、休克和器官功能障碍。实验室检查:除原有的异常外,还可见反映继发性纤溶功能亢进的指标异常变化,如血浆鱼精蛋白副凝试验(plasma protamine paracoagulation test,"3P"试验)阳性。

视频:3P 试验

 知识窗

DIC 诊断中各种 FDP 片段的实验室检查

各种 FDP 片段的检查在 DIC 诊断中具有十分重要的意义。主要有:①"3P"试验。其原理是鱼精蛋白加入血浆后可与 FDP 结合,使原与 FDP 结合的纤维蛋白单体分离并彼此聚合。这种不需要酶的作用而形成不溶的纤维蛋白多聚体的现象,称副凝试验。DIC 患者呈阳性反应。②D-二聚体检查。D-二聚体是纤溶酶分解稳定的纤维蛋白多聚体(微血栓)的产物。因此,通过检测血浆中 D-二聚体的含量,判断体内微血栓的存在,也是反映继发性纤溶亢进的重要指标。

二、DIC 的分型

(一)按 DIC 的发生速度分型(表 10-2)

表 10-2 DIC 根据发生速度分型

分型	发病时间	基本特点	常见病因
急性型	数小时或 1~2d	病情凶险,进展迅速;症状明显,常以出血和休克为主	严重感染(败血症性休克)、异型输血、严重创伤等
亚急性型	数天~数周	临床表现介于急性与慢性之间	恶性肿瘤转移、宫内死胎等
慢性型	数周~数月	症状轻微,轻度出血,常以器官功能障碍为主;可转为急性型	恶性肿瘤、胶原病、慢性溶血性贫血等

（二）按 DIC 时机体代偿情况分型（表10-3）

表 10-3 DIC 根据机体代偿情况分型

分型	凝血因子、血小板	临床表现	DIC 程度
失代偿型	消耗＞生成	明显出血、休克	重度、急性
代偿型	消耗＝生成	症状不明显或轻度出血	轻度
过度代偿型	消耗＜生成	症状不明显	慢性、恢复期

第五节 主要临床表现的病理生理学基础

一、出血

出血是 DIC 患者最早及最突出的表现，是诊断 DIC 的重要依据之一。据统计，70%～80% 的 DIC 患者存在轻重不等的多部位出血，如皮肤紫癜或出血点、黏膜出血、呕血、黑便、咯血、血尿、鼻出血、牙龈出血及阴道出血等。严重者可同时多个内脏器官甚至颅内出血，轻者只表现为创口或注射部位渗血不止。DIC 的出血常常突然、多部位同时发生，而且一般止血药治疗无效。

目前认为 DIC 时出血的主要机制为：

1. 凝血物质大量消耗 在 DIC 过程中，广泛微血栓的形成消耗了大量凝血因子和血小板，若其消耗过多，而肝脏和骨髓的代偿性生成能力不足时，血液则因这些凝血物质的锐减而进入低凝状态，导致凝血功能障碍，产生多种出血现象。

2. 纤溶系统激活 DIC 后期纤溶过程亢进，生成大量纤溶酶。纤溶酶是活性较强的蛋白酶，不仅迅速降解纤维蛋白（原），还可有效水解各种凝血因子，如因子 V、Ⅷ、Ⅻ、凝血酶等，造成血栓溶解，加剧凝血功能障碍致使出血。

3. 纤维蛋白（原）降解产物形成 纤溶酶分解纤维蛋白（原），裂解出大量多肽和各种二聚体、多聚体等片段，称为纤维蛋白（原）降解产物。这些片段有强大的抗凝和抗血小板的黏附、聚集、释放作用，造成病理性抗凝力量显著增强，凝血力量明显降低，是 DIC 后期发生严重出血的一种至关重要的机制。

4. 血管损伤 DIC 的各种原发病因和继发的缺氧、酸中毒、细胞因子和自由基等因素，都可对微小血管管壁产生损害，导致通透性增高甚至变性、坏死，引发出血。因此，血管损伤也是 DIC 发生出血的机制之一。

二、休克

休克常伴发于急性 DIC，与 DIC 互为因果，形成恶性循环，病死率高。其发生机制为：①广泛微血栓形成，造成回心血量不足。②多部位大量出血可使血容量明显减少。③心泵功能下降。心内微血栓形成造成心肌缺血、损伤；DIC 时继发酸中毒直接抑制心肌舒缩功能；肺内微血栓形成导致肺动脉高压，增加右心后负荷。④因子Ⅻa 可激活激肽、补体系统，生成一些血管活性物质（如激肽、组胺等），均可导致微血管扩张、通透性增强，外周阻力降低。⑤纤维蛋白降解产物的某些片段成分可协同激肽、组胺，促使微血管壁通透性进一步升高,血浆大量外渗。通过以上机制使回心血量和血容量减少、心泵功能下降、血管容量扩大,最终引起休克的发生。

三、器官功能障碍

DIC 时,器官微循环内广泛微血栓形成并常伴有休克,引起组织细胞缺血、缺氧进而发生坏死。不同脏器受累可有不同的临床表现:①肾脏是最易受损的器官,肾内广泛微血栓形成,可引起两侧肾皮质坏死和急性肾衰竭,表现为少尿、血尿、蛋白尿及氮质血症等。②肺内广泛微血栓形成,患者可出现呼吸困难、肺出血及急性呼吸衰竭。③胃、肠道受累可出现呕吐、腹泻、消化道出血;肝脏受累可出现黄疸、肝功能衰竭等症状。④神经系统受累可出现神志模糊、嗜睡甚至昏迷等症状。⑤肾上腺受累可引起肾上腺皮质出血性坏死和功能衰竭,出现沃-弗综合征;垂体受累发生坏死,可引起希恩综合征。

图片:沃-弗综合征

总之,患者器官功能障碍的具体表现与 DIC 出现的范围、病程及严重程度密切相关。轻症者个别器官部分代谢、功能障碍,重症者则可累及多个器官,出现多系统器官功能衰竭,是 DIC 患者死亡的重要原因之一。

四、微血管病性溶血性贫血

视频:细胞碎片的形成机制

微血管病性溶血性贫血是 DIC 患者通常伴有的一种特殊类型的贫血,除具有一般溶血性贫血的特点外,患者外周血涂片中可见一些呈盔形、星形、新月形等特殊形态的红细胞及碎片,统称为裂体细胞(图 10-1)。裂体细胞数>2% 对 DIC 有辅助诊断价值,但某些 DIC 患者外周血涂片查不到裂体细胞。

目前认为,裂体细胞产生的机制:DIC 早期,微血管内有广泛微血栓形成,纤维蛋白丝在微血管管腔内形成细网,红细胞随血流流经网孔时,被黏着或挂在纤维蛋白丝上,受到血流不断冲击而发生破裂。抑或是红细胞在通过血管内皮细胞间的裂隙时,受血流的挤压和扭曲作用,发生机械性损伤,变形所致(图 10-2)。裂体细胞由于表面张力的改变,脆性很高,容易发生溶血性贫血。

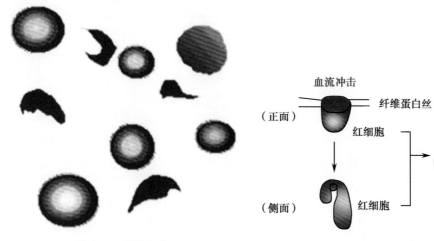

图 10-1　裂体细胞　　　　　　　图 10-2　红细胞碎片的形成机制

临床应用

DIC 的主要护理诊断

DIC 的主要护理诊断有:

1. 皮肤完整性受损   与 DIC 引起皮肤黏膜出血有关。观察出血的部位、范围及严重程度,有助于病情的判断。

2. 组织灌注量改变   与感染中毒及 DIC 致微循环障碍有关。观察神志、血压、脉搏、皮肤色泽、温度等变化评估组织灌注量不足的程度。轻症者主要表现为低血压;重症者主要表现为休克和微循环障碍。

3. 潜在并发症   严密观察病情变化,及时发现急性呼吸衰竭、肾衰竭等重要器官功能衰竭。

第六节   防治与护理原则

一、DIC 的防治原则

1. 积极防治原发病   由于 DIC 多为继发,因此积极预防和治疗原发病是防治 DIC 的一项重要措施,如控制感染、尽早清除宫内死胎、及时纠正休克等。

2. 改善微循环   主要目的在于疏通被微血栓阻塞的微循环,增加并改善其血液灌流。可采取扩充血容量、解除血管痉挛、抑制血小板黏附和聚集等措施,有效改善微循环,提高 DIC 的治愈率。

3. 重建凝血、抗凝与纤溶间的动态平衡   在 DIC 的高凝期适当应用低分子肝素等抗凝剂;消耗性低凝期和继发性纤溶亢进期慎用肝素,紧密配合抗纤溶治疗,酌情补充新鲜全血、浓缩血小板血浆或凝血因子制剂,尽快建立新的凝血、抗凝与纤溶间的动态平衡,提高治愈率。

知识窗

肝素的抗凝治疗

肝素是需要迅速达到抗凝作用的首选药物,可用于治疗 DIC。但有出血性疾病或有出血倾向、活动性溃疡、细菌性心内膜炎、先兆流产或产后、活动性结核、外伤及手术后等均禁用肝素,妊娠女性仅在有明确适应证时,方可使用。大剂量肝素可引起自发性出血或加重出血,用药期间注意观察出血减轻或加重情况,测定凝血时间,发现自发性出血应立即停药。目前临床治疗 DIC 一般选用低分子肝素,一旦 DIC 被控制,应及早停用。

二、DIC 的护理原则

患者应卧床休息,注意通风、给氧等。密切注意患者的出血部位及出血量,观察生命体征、神经精神状态、皮肤黏膜、尿液的性状及尿量的变化等,警惕休克和多器官功能衰竭的发生。注意皮肤、黏膜的清洁和保护,保持鼻腔湿润,尽量减少创伤性检查和治疗。合理补充水和电解质,做好气管插管、人工呼吸及抗休克的准备工作。

1. 运用 DIC 的相关理论,解释产妇在分娩过程中为何会发生 DIC。
2. 运用 DIC 知识分析讨论:如何避免今后工作中因护理和操作不当诱发危重患者产生 DIC? 熟悉 DIC 的表现并能够应用 DIC 知识点于护理临床实践中,正确指导、护理和关爱患者。

课件

自测题

（陈晓笑　丁凤云）

第十一章 肿 瘤

肿瘤(tumor,neoplasm)是一类以细胞的异常增殖为特点的疾病,常表现为局部肿块。肿瘤的种类很多,有不同的生物学行为和临床表现。有些肿瘤生长缓慢,不会扩散到身体其他部位,对人体危害比较小,将其称为良性肿瘤。而有些肿瘤生长迅速,可从原发部位扩散到身体其他部位,对人体危害大,将其称为恶性肿瘤。人们所说的癌症(cancer)其实泛指所有恶性肿瘤,它是目前危害人类健康的严重疾病之一,也是导致人类死亡的重要原因。

 知 识 窗

古代对肿瘤的认识

肿瘤的记载可追溯到公元前3000—前1500年间,古埃及人记录了8例乳腺肿瘤。殷墟甲骨文(约公元前1300—前1046年)甲骨卜辞中已有"瘤"的记载。《晋书》中的"初帝目有瘤疾,使医割之"是我国手术治疗肿瘤的最早记载。明代开始用"癌"字统称恶性肿瘤,《外科启玄》中有"论癌发"的记述,对癌症的发展预后有较为详细的描述。希波克拉底(公元前460—前370年)第一次清晰地描述出良性与恶性肿瘤的差异,他形容恶性肿瘤像"螃蟹爪",故将这种肿瘤命名为karkinos(希腊语"螃蟹"的意思),在英文中这一词汇被译为carcinos或carcinoma。

第一节 肿瘤的概念与形态

一、肿瘤的概念

肿瘤是在各种致瘤因素作用下,机体对局部组织细胞在基因水平上调控失常,导致其异常增生而形成的新生物。肿瘤的发生是一个受多因素作用,表现为多阶段、涉及多基因的复杂过程。因此,肿瘤实质上是一种基因病。

肿瘤的这种异常增生称为肿瘤性增生,正常细胞的更新、损伤等引起的增生为非肿瘤性增生,两者的区别主要有:①肿瘤性增生一般是单克隆性的,肿瘤是由单个细胞反复分裂产生的子代细胞组成的,而非肿瘤性增生是多克隆性的;②肿瘤性增生细胞的形态、代谢和功能异常,不同程度地丧失了分化成熟的能力,而非肿瘤性增生细胞的功能代谢正常,分化成熟;③肿瘤性细胞增生失去控制,具有相对自主性,致瘤因素消除后,仍持续生长,而非肿瘤性增生细胞受机体调控,病因消除后一般停止生长;④肿瘤性增生与机体不协调,有害无益,而非肿瘤性增生常为机体修复的需要,当然过度增生也会对机体产生影响。

二、肿瘤的大体形态与组织结构

(一)肿瘤的大体形态

1. 形状　肿瘤的形状多种多样,一般与其发生部位、组织来源、生长方式及良恶性质等有关。一般常依据形态特点来描述,如乳头状、菜花状、绒毛状、蕈状、息肉状、结节状、分叶状、弥漫性肥厚状、溃疡状和囊状等。发生于组织内的良性肿瘤多呈结节状、分叶状等,边界清楚,恶性肿瘤多呈不规则结节状,并像树根或蟹足样长入周围组织(图 11-1)。

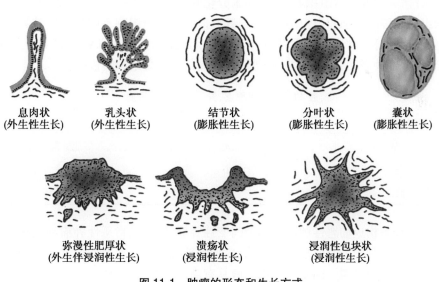

图 11-1　肿瘤的形态和生长方式

2. 大小　肿瘤大小不一。小者甚至在显微镜下才能发现,如微小癌;大者很大,可重达数千克乃至数十千克。肿瘤的大小与肿瘤的良恶性质、生长时间和发生部位有一定的关系。生长于体表或体腔内的肿瘤可长得很大;生长于狭小腔道(如颅腔、椎管)内的肿瘤则一般较小。

3. 数目　肿瘤的数目不一,可为单个(单发瘤),亦可为多个(多发瘤),如多发性脂肪瘤、多发性神经纤维瘤等。

4. 颜色　肿瘤大多呈灰白或灰红色,也可因其含血量或脂肪的多少,有无变性、坏死、出血,以及是否含有色素等而呈现各种不同的颜色。如血管瘤呈红色,脂肪瘤呈黄色,黑色素瘤多呈黑色等。

5. 质地　肿瘤的硬度与其来源组织种类、实质与间质的比例以及有无变性、坏死等有关。如骨瘤较硬,脂肪瘤较软;间质较少的肿瘤一般较软,反之则较硬;瘤组织发生坏死时变软,有钙质沉着(钙化)或骨质形成(骨化)时则变硬。

（二）肿瘤的组织结构

肿瘤的组织结构包括实质和间质两部分。

1. 实质   肿瘤实质即肿瘤细胞,具有特异性。机体内几乎任何组织都可发生肿瘤。因此,肿瘤实质多种多样,通常根据肿瘤实质细胞的形态、组织结构等判断肿瘤的组织来源,进行肿瘤的分类、命名和组织学诊断,确定良、恶性质。

2. 间质   肿瘤间质一般由结缔组织和血管组成。肿瘤的间质不具特异性,不同类型的肿瘤,间质可相同,仅成分多少而异,它起着支持和营养肿瘤实质的作用。肿瘤间质的淋巴细胞浸润,与机体对肿瘤组织的免疫反应有关。

第二节   肿瘤的分化与异型性

肿瘤的分化是指肿瘤组织在细胞形态和组织结构上与其起源的正常组织之间的相似性;相似的程度称为分化程度。如果一个肿瘤的组织形态和结构越接近正常组织,说明其分化程度越高或分化越好;与正常组织相似性越小,则说明其分化程度越低或分化越差。分化极差,无法分辨其起源正常组织者,则称为未分化肿瘤。

肿瘤组织在细胞形态和组织结构上,与其起源的正常组织有不同程度的差异,这种差异称为异型性(atypia)。肿瘤的分化程度、异型性和恶性程度三者的关系见表11-1。肿瘤异型性是诊断良、恶性肿瘤和判断恶性肿瘤恶性程度高低的主要组织学依据。

表 11-1   分化程度、异型性与恶性程度

分化程度	异型性	恶性程度
正常	无	非肿瘤性增生
高	小	低(或为良性)
低	大	高

由未分化细胞构成的恶性肿瘤也称为间变性肿瘤,间变是指恶性肿瘤细胞缺乏分化,异型性显著。间变性肿瘤具有明显的多形性,瘤细胞彼此在大小和形状上有很大的变异,因此往往不能确定其组织来源。间变性肿瘤一般具有高度恶性。

一、肿瘤组织结构的异型性

肿瘤组织结构的异型性是指肿瘤细胞丧失正常的排列规则或极性以及与间质关系紊乱等。良性肿瘤瘤细胞的异型性不明显,一般都与其起源组织相似。因此,其诊断有赖于其组织结构的异型性。恶性肿瘤的组织结构异型性明显,瘤细胞极向消失,层次增多,排列紊乱,失去正常的层次与结构,实质与间质的关系紊乱,如:腺管结构消失或形成癌巢。

二、肿瘤细胞的异型性

良性肿瘤细胞的异型性小,一般与其发源的正常细胞相似。恶性肿瘤细胞常具有高度的特异性,表现为以下特点:

1. 瘤细胞的多形性　通常瘤细胞较正常细胞大,且大小不一、形状不规则,可出现多核瘤巨细胞。

2. 核的多形性　细胞核的体积增大,核浆比增大,接近1∶1;核大小及形状不一,并可出现巨核、双核、多核或奇异形的核;核染色深,染色质呈粗颗粒状,分布不均匀;核仁增大;核分裂象增多,且有病理性核分裂象(图11-2)。

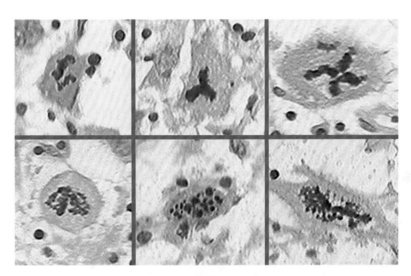

图 11-2　病理性核分裂象

3. 胞质的改变　核糖体增多,嗜碱性增强。

异型性是区别良、恶性肿瘤的重要指标,良性肿瘤的异型性较小;恶性肿瘤异型性较大。

第三节　肿瘤的生长和扩散

一、肿瘤生长的代谢特点

肿瘤细胞与正常细胞在代谢上有些不同,其中最主要的差异体现在生物能量代谢上。正常细胞的能量代谢特点为使用葡萄糖在线粒体内进行氧化磷酸化,大多数肿瘤细胞摄取葡萄糖及谷氨酰胺的能力都比正常细胞强,但它们使用这两种物质的能力都比正常细胞差。即使在氧供应充分的条件下,肿瘤细胞也主要是以糖酵解获取能量,进行有氧糖酵解(Warburg效应),既为肿瘤细胞的不断生长提供能量,也为它们提供了生物合成的原料。肿瘤细胞可通过糖酵解获取一些中间代谢产物,如还原型烟酰胺腺嘌呤二核苷酸磷酸(reduced nicotinamide adenine dinucleotide phosphate,NADPH)、乙酰辅酶A(acetyl coenzyme A,Ac-CoA)、核糖和一些非必需氨基酸,以满足其快速生长的需要,同时产生的大量乳酸,导致微环境酸中毒,弱化免疫细胞的功能,有助于肿瘤细胞的浸润和转移,还可被其他肿瘤细胞用作能量来源。

二、肿瘤的生长和扩散

（一）肿瘤的生长

1. 肿瘤的生长方式　肿瘤的生长方式可表现如下:

（1）膨胀性生长：为深部组织、实质器官良性肿瘤的生长方式。由于良性肿瘤生长缓慢，不侵袭周围正常组织，随着其体积的逐渐增大，如逐渐膨胀的气球，推挤四周组织。膨胀性生长的肿瘤往往呈结节状，常有完整的包膜，与周围组织分界清楚，检查时常可推动，手术易切除，术后一般不复发。

（2）浸润性生长：为恶性肿瘤的生长方式。由于恶性肿瘤生长迅速，瘤细胞沿组织间隙、淋巴管或血管周围间隙向周围组织浸润，如树根长入泥土一样，并破坏周围组织。浸润性生长的肿瘤没有完整包膜，与邻近的正常组织之间无明显界限，活动度小，手术难以切除干净，术后易复发。

（3）外生性生长：发生在体表、体腔表面或器官管道（消化道、泌尿生殖道等）表面的肿瘤，常向表面生长，形成突起的乳头状、息肉状、蕈状或菜花状的肿物。这种生长方式，称为外生性生长。良性肿瘤和恶性肿瘤均可呈外生性生长，但恶性肿瘤在外生性生长的同时，基底部仍呈浸润性生长。

2. 肿瘤的生长速度　各种肿瘤的生长速度有很大的差异，主要决定于肿瘤细胞的分化程度。良性肿瘤生长较缓慢，可长达几年甚至几十年，如果良性肿瘤生长速度突然加快，则要考虑发生恶性转变的可能；恶性肿瘤生长较快，短期内即可形成明显的肿块，对人体产生严重影响。恶性肿瘤由于生长迅速，营养供应相对不足，易发生坏死，出血等继发性改变。

 知 识 窗

判断黑痣恶变的 ABCDE 法

如何辨别痣的良恶性？ABCDE 法能够让我们进行自我初步判断，出现以下情况提示痣恶变的风险较高：A. 形状不对称（asymmetry）；B. 边缘不规则（border-irregularity）；C. 颜色改变（color-variation）；D. 直径（diameter），色素斑直径大于 5~6mm 或色素斑长大时要注意；E. 隆起（elevation）。

除了 ABCDE 法则外，生长速度往往也是我们要考虑的因素之一，如一些多年没有变化的色素痣几周或几个月内发生显著增大；另外，本来色素痣上一直长有毛发的突然脱落了，或者破溃了不易愈合的也要考虑恶变的可能。

3. 肿瘤生长的生物学特点　肿瘤细胞的内在特点（如肿瘤的生长分数等）和宿主对肿瘤细胞及其产物的反应（如肿瘤血管形成）共同影响肿瘤的生长和演进。

（1）肿瘤生长的动力学：肿瘤的生长速度与以下三个因素有关：

1）肿瘤细胞倍增时间：肿瘤群体的细胞周期也分为 G_0、G_1、S、G_2 和 M 期。多数恶性肿瘤细胞的倍增时间并不比正常细胞更快，而是与正常细胞相似或比正常细胞更慢。

2）生长分数：指肿瘤细胞群体中处于增殖阶段（S 期+G_2 期）的细胞的比例。恶性转化初期，生长分数较高，但是随着肿瘤的持续增长，多数肿瘤细胞处于 G_0 期，即使是生长迅速的肿瘤生长分数也只有 20%。

3）瘤细胞的生长与丢失：营养供应不足、坏死脱落、机体抗肿瘤反应等因素会使肿瘤细胞丢失，肿瘤细胞的生成与丢失共同影响着肿瘤能否进行性长大及其长大速度。

肿瘤的生长速度决定于生长分数和肿瘤细胞的生成与丢失之比，而与倍增时间关系不大。目前化疗药物几乎均针对处于增殖期细胞，因此生长分数高的肿瘤（如高度恶性淋巴瘤)对于化疗特别敏感。

（2）肿瘤血管形成：诱导血管的生成能力是恶性肿瘤的生长、浸润与转移的前提之一。肿瘤细胞本身和浸润到肿瘤组织内及其周围的炎细胞（主要是巨噬细胞）能产生血管生成因子，如血管内皮细胞生长因子（vascular endothelial growth factor，VEGF）和碱性成纤维细胞生长因子（basic fibroblast growth factor，BFGF）。这些血管生成因子促进血管内皮细胞分裂和毛细血管出芽生长。新生的毛细血管既为肿瘤生长提供营养，又为肿瘤转移提供了有利条件。

（3）肿瘤的演进和异质化：恶性肿瘤在生长过程中变得越来越有侵袭性的现象称为肿瘤的演进，包括生长加快、浸润周围组织和远处转移等，这些生物学现象的出现与肿瘤的异质化有关。肿瘤的异质化是指一个克隆来源的肿瘤细胞在生长过程中形成在侵袭能力、生长速度、对激素的反应、对抗癌药的敏感性等方面有所不同的亚克隆的过程。由于这些不同，肿瘤在生长过程中得以保留那些适应存活、生长、浸润与转移的亚克隆。

（二）肿瘤的扩散

呈浸润性生长的恶性肿瘤，不仅可在原发部位生长，还可向周围组织蔓延（直接蔓延），或通过多种途径扩散至身体其他部位（转移）。这是恶性肿瘤的最重要特征。

1. 直接蔓延　恶性瘤细胞常沿着组织间隙、淋巴管、血管或神经束衣连续浸润生长，破坏周围正常组织、器官，称为直接蔓延。例如，子宫颈癌晚期可蔓延至直肠和膀胱（图 11-3），乳腺癌晚期可穿过胸肌和胸腔蔓延至肺脏。

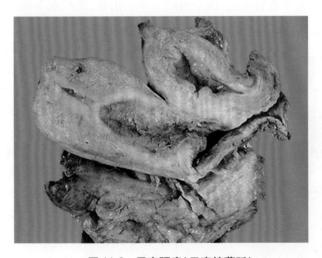

图 11-3　子宫颈癌（示直接蔓延）

2. 转移　瘤细胞从原发部位侵入淋巴管、血管或体腔，迁徙到其他部位并继续生长，形成与原发瘤同样类型的肿瘤，这个过程称为转移（metastasis）。所形成的肿瘤，称转移瘤或继发瘤。良性肿瘤不转移，恶性肿瘤常有转移。肿瘤常见的转移途径有：

（1）淋巴道转移：是癌的常见转移途径。肿瘤细胞侵入淋巴管后，随淋巴液首先到达局部淋巴结。如乳腺癌先到达同侧腋窝淋巴结；肺癌先到达肺门淋巴结。瘤细胞到达局部淋巴结后，先聚集于边缘窦生长繁殖而后累及整个淋巴结，使淋巴结增大，质地变硬，切面呈灰白色。瘤组织突破被膜，可互相融合成团块。局部淋巴结发生转移后，瘤细胞可循淋巴循环方向继续转移至下一站其他淋巴结，最后可经胸导管进入血流再继发血道转移（图 11-4）。

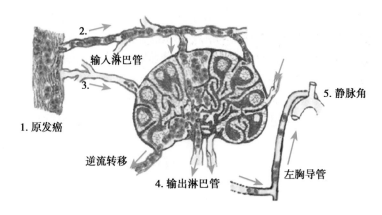

2.
输入淋巴管
3.
1. 原发癌
逆流转移
4. 输出淋巴管
5. 静脉角
左胸导管

图 11-4　淋巴道转移

课件：淋巴结
肿大的原因

　　（2）血道转移：是肉瘤的常见转移途径。恶性肿瘤细胞侵入血管后，随血流到达其他部位继续生长，形成转移瘤。瘤细胞多经小静脉入血，少数亦可经淋巴管间接入血。血道转移的运行途径循血流方向，侵入体循环静脉的瘤细胞经右心到肺，在肺内形成转移瘤，如骨肉瘤等的肺转移；胃癌、肠癌等侵入门静脉系统的肿瘤细胞，首先转移到肝；侵入肺静脉的肿瘤细胞，可经左心随主动脉血流到达全身各器官，常转移至脑、骨、肾及肾上腺等处。血道转移瘤的边界清楚并常多发散分布，多位于器官表层，由于瘤结节中央出血、坏死而下陷，可形成"癌脐"（图11-5）。

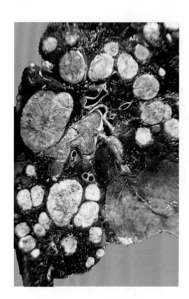

图 11-5　肝癌肺转移

　　恶性肿瘤经血道转移可累及许多器官，但最常受累的是肺，其次是肝。故临床上判断恶性肿瘤患者有无血道转移，常须做肺和肝的影像学检查。

　　（3）种植性转移：是指体腔内器官的肿瘤侵及器官外表面时，瘤细胞可以脱落并像播种一样，种植在体腔其他器官的表面，形成转移性肿瘤。如胃癌破坏胃壁侵及浆膜后，可种植到大网膜、腹膜、卵巢等腹腔内器官表面；肺癌也常在胸腔内形成广泛的种植性转移。值得注意的是，手术过程可能造成医源性种植转移，应注意尽量避免。

三、肿瘤的分级与分期

　　肿瘤的"分级"（grade）是描述其恶性程度的指标，根据恶性肿瘤的分化程度、异型性、核分裂象的多少等对其进行分级。可采用三级分级法：Ⅰ级为高分化，分化程度好，恶性程度低；Ⅱ级为中分化，中度恶性；Ⅲ级为低分化，恶性程度高。目前应用较多的是低级别和高级别两级分级法。

　　肿瘤的"分期"（stage）反映恶性肿瘤的生长范围和播散程度。国际上广泛采用 TNM 分期系统。T 是肿瘤（tumor）英文首字母缩写。指原发病灶的情况，根据原发瘤大小、浸润深度和范围以及是否累及邻近器官，依次用 $T_1 \sim T_4$ 表示；N 是淋巴结（node）英文首字母缩写。

指有无区域淋巴结受累,N$_0$指无区域淋巴结受累,随着淋巴结受累程度和范围的增加,依次用 N$_1$~N$_3$ 表示;M 是转移(metastasis)英文首字母缩写。指有无远处转移(通常是血道转移),无远处转移者用 M$_0$ 表示,有远处转移者用 M$_1$表示。

肿瘤的分级与分期对于肿瘤临床治疗和护理非常重要,是制定肿瘤治疗方案和预后评估的重要指标。一般来说,分级和分期越高,生存率越低。

第四节　肿瘤对机体的影响

一、局部影响

1. 局部压迫和阻塞　随着肿瘤的体积增大,可对周围组织器官造成压迫,或是阻塞某些腔道。如颅内肿瘤可压迫脑组织(图 11-6),引起颅内压增高,产生较严重的相应神经系统症状。

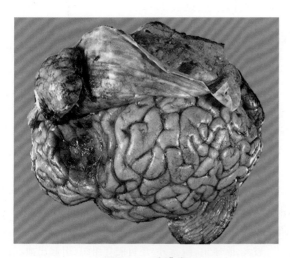

图 11-6　脑膜瘤

2. 侵袭和破坏　恶性肿瘤浸润性生长,会破坏组织器官的正常结构和功能,引起功能障碍。如肝癌破坏大量肝细胞导致患者肝功能障碍,骨肉瘤破坏正常骨组织结构可引起病理性骨折。

3. 疼痛　恶性肿瘤压迫与侵犯神经时,可引起顽固性疼痛。

4. 坏死、出血和感染　恶性肿瘤生长迅速,常因缺血而发生坏死;肿瘤侵袭血管可引起出血,如膀胱癌患者出现无痛性血尿,肺癌患者痰中带血。肿瘤细胞坏死、出血可继发感染。某些良性肿瘤也可出现出血和感染,如肝脏血管瘤可因外力撞击引起破裂出血。

二、全身影响

肿瘤早期出现的全身症状一般比较轻微、局限;若能在出现早期症状时引起注意,即可早期发现肿瘤,及时进行治疗。中、晚期肿瘤患者陆续出现较明显的全身症状:

1. 发热　肿瘤的代谢产物、局部组织坏死、继发感染等都可引起发热。

2. 恶病质　晚期恶性肿瘤患者,往往出现贫血、消瘦、虚弱和全身衰竭的状态,称为恶病质。产生恶病质的主要机制可能是由于肿瘤本身的消耗或机体反应产生的细胞因子等作用的结果。

3. 内分泌激素的影响　某些内分泌细胞起源的肿瘤细胞可产生相应激素,引起对应的临床表现。如垂体腺瘤可分泌生长激素,引起巨人症或肢端肥大症。

4. 副肿瘤综合征　由于肿瘤的产物或异常免疫反应或其他不明原因,可引起内分泌、神经、消化、造血、骨关节、肾脏及皮肤等系统发生病变,出现相应的临床表现。因为这些表现不是由原发肿瘤或转移灶直接引起,而是通过上述原因间接引起,故称为副肿瘤综合征。其中包括异位内分泌综合征、血液的高凝状态引起的静脉血栓形成、痛风、自身免疫性关节炎等。异位内分泌综合征是指一些非内分泌腺肿瘤能产生和分泌激素或激素类物质,引起内分泌紊乱而产生相应的临床症状,如肺小细胞癌可产生促肾上腺皮质激素(adreno-cortico-tropic-hormone, ACTH),造成类 Cushing 综合征等。

第五节   良性肿瘤与恶性肿瘤的区别

课件:良性和恶性肿瘤的区别及注意点

良性肿瘤和恶性肿瘤在生物学特点和对机体的影响上有明显不同。良性肿瘤对机体影响较小,治疗效果好,很少复发;恶性肿瘤危害较大,治疗措施复杂且效果较差。两者无论在治疗还是在预后方面都有很大的不同,如果把恶性肿瘤误诊为良性肿瘤,就会延误治疗或治疗不彻底造成复发、转移。如果把良性肿瘤误诊为恶性肿瘤,则会给患者带来不应有的痛苦、伤害和精神负担。因此,区别良性肿瘤与恶性肿瘤,对于正确的诊断和治疗肿瘤具有重要意义。在病理上,良性肿瘤与恶性肿瘤的主要区别点见表 11-2。

表 11-2   良性肿瘤与恶性肿瘤的区别

区别点	良性肿瘤	恶性肿瘤
分化程度	分化程度高,异型性小	不同程度分化障碍或未分化,异型性大
核分裂象	少,无病理性核分裂象	多,可见病理性核分裂象
生长速度	缓慢	较快
生长方式	膨胀性或外生性生长	浸润性生长或外生性生长
继发改变	少见	常见,如出血、坏、溃疡形成等
转移	不转移	可转移
复发	不易复发	易复发
对机体影响	较小,主要为局部压迫或阻塞	较大,除压迫、阻塞外,还可破坏组织,引起出血、坏死、感染、恶病质、副肿瘤综合征等

良性肿瘤与恶性肿瘤之间有时并无绝对界限,有些肿瘤的组织形态和生物学行为介于两者之间。把介于良恶性瘤之间的肿瘤称为交界性肿瘤,如卵巢交界性浆液性乳头状囊腺瘤。此类肿瘤有恶变倾向,临床上应加强随访。

第六节   肿瘤的命名和分类

一、肿瘤的命名

人体任何部位、器官、组织几乎都可发生肿瘤,因此肿瘤的种类繁多,命名十分复杂。一般根据其组织来源(分化方向)和生物学行为来命名。

(一)一般命名原则

1. 良性肿瘤的命名   良性肿瘤一般是以"发生部位+来源组织+瘤"来命名。如子宫平滑肌瘤、甲状腺腺瘤等。

2. 恶性肿瘤的命名　恶性肿瘤统称为"癌症"。根据其来源组织不同,最常见的恶性肿瘤为癌和肉瘤。

（1）上皮组织来源的恶性肿瘤称为癌,以"发生部位+来源组织+癌"来命名。如肺鳞状细胞癌、结肠腺癌、膀胱尿路上皮癌等。

（2）间叶组织来源的恶性肿瘤称为肉瘤,以"发生部位+来源组织+肉瘤"来命名。如子宫平滑肌肉瘤、股骨骨肉瘤等。

同时具有癌和肉瘤两种成分的肿瘤称为癌肉瘤。

（二）特殊命名

（1）以"恶性"命名:如恶性淋巴瘤、恶性间皮瘤。

（2）以母细胞瘤命名:来源于幼稚组织,多为恶性,如:肾母细胞瘤。也有良性,如软骨母细胞瘤。

（3）以人名命名:如尤因肉瘤、霍奇金淋巴瘤。

（4）以"瘤"或"病"结尾的恶性肿瘤:如精原细胞瘤、无性细胞瘤、白血病。

（5）按瘤细胞形态命名:如骨巨细胞瘤、印戒细胞癌。

（6）以"瘤病"命名的多发性良性肿瘤:如脂肪瘤病。

（7）畸胎瘤:是性腺或胚胎剩件中的全能细胞发生的肿瘤,含有两个以上胚层的多种成分,结构混乱,分为成熟畸胎瘤和未成熟畸胎瘤。

二、肿瘤的分类

肿瘤通常依据其组织来源或分化程度来分类。目前世界上广泛使用的是 WHO 肿瘤分类,见表 11-3。

表 11-3　肿瘤分类举例

分类	良性肿瘤	恶性肿瘤
一、上皮组织		
鳞状细胞	鳞状细胞乳头状瘤	鳞状细胞癌
基底细胞		基底细胞癌
尿路上皮	尿路上皮乳头状瘤	尿路上皮癌
腺上皮细胞	腺瘤	腺癌
二、间叶组织		
纤维组织	纤维瘤	纤维肉瘤
脂肪组织	脂肪瘤	脂肪肉瘤
平滑肌组织	平滑肌瘤	平滑肌肉瘤
横纹肌组织	横纹肌瘤	横纹肌肉瘤
血管	血管瘤	血管肉瘤
淋巴管	淋巴管瘤	淋巴管肉瘤
骨组织	骨瘤	骨肉瘤
软骨组织	软骨瘤	软骨肉瘤
间皮	间皮瘤	恶性间皮瘤

分类	良性肿瘤	恶性肿瘤
三、淋巴造血组织		
淋巴组织		淋巴瘤
造血组织		白血病
四、神经组织和脑脊膜		
神经鞘细胞	神经鞘瘤	恶性外周神经鞘膜瘤
胶质细胞		弥漫型星形细胞瘤、胶质母细胞瘤
脑脊膜	脑膜瘤、脊膜瘤	恶性脑膜瘤、恶性脊膜瘤
神经细胞	神经节细胞瘤	神经母细胞瘤
五、其他肿瘤		
黑色素细胞		恶性黑色素瘤
胎盘滋养叶细胞	葡萄胎	绒毛膜上皮癌、恶性葡萄胎
生殖细胞		精原细胞瘤、无性细胞瘤、胚胎性癌
性腺或胚胎剩件中的全能细胞	成熟型畸胎瘤	未成熟型畸胎瘤

第七节　癌前疾病（或癌前病变）、异型增生和原位癌

恶性肿瘤对于机体危害大,治疗效果不甚理想,因此肿瘤的预防和早期发现、早期诊断、早期治疗显得尤为重要。正确认识癌前疾病（或病变）、异型增生及原位癌是防止肿瘤发生、发展及早期诊断肿瘤的重要环节。

一、癌前疾病（或癌前病变）

某些疾病（或癌前病变）虽然本身不是恶性肿瘤,但具有发展为恶性肿瘤的潜能,患者发生相应恶性肿瘤的风险增加。这些疾病（或癌前病变）称为癌前疾病或癌前病变。但并非所有的癌前疾病（或癌前病变）都会发展为恶性肿瘤。早期发现与及时治疗癌前疾病（或癌前病变）,对肿瘤的预防具有重要的意义。常见的疾病（或癌前病变）有：

1. 黏膜白斑　常发生在食管、口腔、子宫颈及外阴等处黏膜。肉眼上呈白色斑块（白斑）,如长期不愈可转变为鳞状细胞癌（图 11-7）。

2. 慢性子宫颈炎伴上皮异型增生　常见于已婚妇女,少数病例可转变为子宫颈鳞状细胞癌。

3. 乳腺纤维囊性病　与内分泌失调

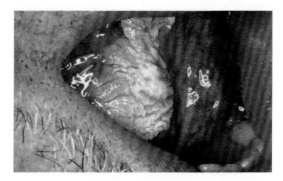

图 11-7　黏膜白斑

有关。常见于40岁左右的妇女,主要病变为乳腺小叶导管和腺泡上皮细胞的增生、大汗腺化生及导管囊性扩张,间质纤维组织增生。伴有导管内上皮异型增生者,较易发生癌变。

4. 结肠、直肠的腺瘤　较为常见,可以单发或多发,均有可能发生癌变。多发性者常有家族史,更易发生癌变。

5. 慢性萎缩性胃炎及胃溃疡　慢性萎缩性胃炎可伴肠上皮化生和异型增生,异型增生可发生癌变。慢性胃溃疡时,溃疡边缘的黏膜因受刺激而不断增生,可能转变为癌,其癌变率大约为1%。

6. 慢性溃疡性结肠炎　在溃疡反复发生和黏膜增生的基础上可能发生结肠腺癌。

7. 皮肤慢性溃疡　皮肤溃疡受长期慢性刺激作用,经久不愈,可能发生癌变。

8. 肝硬化　尤其是乙型、丙型肝炎导致的肝硬化,部分可能发生癌变。

癌的形成往往经历一个漫长的、逐渐演进的过程,并非所有癌前疾病(或病变)都必然转变为癌。癌前疾病(或癌前病变)多通过异型增生而发生癌变的。

二、异型增生

过去常使用非典型增生(atypical hyperplasia)这一术语来描述细胞增生并出现异型性,多用于上皮的病变,包括被覆上皮(如鳞状上皮和尿路上皮)和腺上皮(如乳腺导管上皮、宫内膜腺上皮)。由于非典型增生既可见于肿瘤性病变,也可见于修复、炎症等情况(所谓反应性非典型增生),近年来,学术界倾向使用异型增生(dysplasia)这一术语来描述与肿瘤形成相关的非典型增生。异型增生上皮具有细胞和结构异型性,但其并非总是进展为癌。当致病因素去除时,某些未累及上皮全层的异型增生可能会逆转消退。

三、原位癌

原位癌(carcinoma in situ,CIS)一词通常用于上皮的病变,指异型增生的细胞在形态和生物学特性上与癌细胞相同,常累及上皮的全层,但没有突破基底膜向下浸润,有时也称为上皮内癌(intraepithelial carcinoma)。原位癌常见于鳞状上皮或尿路上皮等被覆的部位,如子宫颈、食管、皮肤、膀胱等处;也可见于发生鳞状化生的黏膜表面,如鳞化的支气管黏膜。乳腺导管上皮发生癌变而未侵破基底膜向间质浸润者,称为导管原位癌或导管内癌。如能及时发现和治疗原位癌,可防止其发展为浸润性癌。

目前,较多使用上皮内瘤变(intraepithelial neoplasia,IN)这一术语来描述上皮的异型增生、原位癌,且多采用两级分类法。如胃肠道黏膜的低级别上皮内瘤变(轻度异型增生和中度异型增生)、高级别上皮内瘤变(重度异型增生和原位癌)。新近分类将不同级别的子宫颈上皮内瘤变(cervical intraepithelial neoplasia,CIN)重新命名为子宫颈低级别鳞状上皮内病变(low-grade squamous intraepithelial lesion,LSIL)和高级别鳞状上皮内病变(high-grade squamous intraepithelial lesion,HSIL)。

临床上发现的癌多数是浸润性癌(图11-8),容易发生扩散,治疗效果较差。早期发现和积极治疗原位癌,可防止其发展为浸润性癌,从而提高癌的治愈率。

视频:异型增生、原位癌、上皮内瘤变

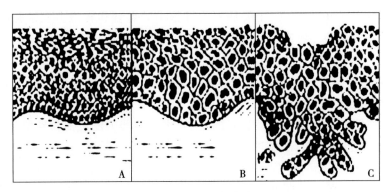

图 11-8 原位癌、浸润癌
A. 为正常上皮；B. 为原位癌；C. 为浸润癌。

第八节 常见肿瘤举例

一、上皮组织肿瘤

上皮组织（被覆上皮、腺上皮等）发生的肿瘤最常见。其中，恶性上皮组织肿瘤（癌）对人类的危害最大，人类的恶性肿瘤大多数来源于上皮组织。

（一）良性上皮组织肿瘤

1. 乳头状瘤　起源于被覆上皮（鳞状上皮、尿路上皮等）的良性肿瘤。肿瘤向表面呈外生性生长，形成许多乳头状突起，并可呈菜花状或绒毛状外观，根部常有蒂与正常组织相连。镜下观，每一乳头表面覆盖增生的上皮，乳头轴心由具有血管的结缔组织间质构成（图 11-9）。鳞状上皮乳头状瘤，临床常见于外阴、鼻腔、喉等处，其发生可能与人类乳头状瘤病毒的感染有关。尿路上皮乳头状瘤可见于膀胱、输尿管和肾盂等处。

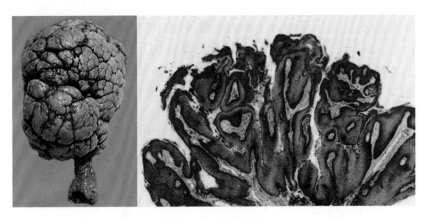

图 11-9 乳头状瘤

2. 腺瘤　起源于腺上皮的良性肿瘤，可见于肠道、乳腺、甲状腺等处。黏膜的腺瘤多呈息肉状；腺器官内的腺瘤则多呈结节状，且常有包膜，与周围正常组织分界清楚。腺瘤的腺体与其起源的腺体在形态上相似，而且常具有一定的分泌功能。根据腺瘤的组成成分或形态特点，又可将其分为囊腺瘤、纤维腺瘤、管状腺瘤与绒毛状腺瘤和多形性腺瘤等类型。

（1）囊腺瘤：常发生于卵巢。由于腺瘤中的腺体分泌物蓄积,腺腔逐渐扩大并互相融合,肉眼观可见到大小不等的囊腔。囊腺瘤常发生于卵巢。卵巢囊腺瘤主要有两种类型:一种为腺上皮分泌浆液并向囊腔内呈乳头状生长,称为浆液性乳头状囊腺瘤;另一种分泌黏液,常为多房性,囊壁常光滑,称为黏液性囊腺瘤。

（2）纤维腺瘤：常发生于女性乳腺,是乳腺常见的良性肿瘤。肿瘤有完整包膜,切面呈结节状或分叶状。镜下观,见乳腺导管扩张,上皮增生;纤维间质增生明显并有黏液样变,常挤压导管。

（3）管状腺瘤与绒毛状腺瘤：常见于结肠和直肠黏膜,常呈息肉状,可有蒂与黏膜相连。镜下观,肿瘤性腺上皮呈小管状或绒毛状;或两种成分混合存在(称为绒毛管状腺瘤)。绒毛状腺瘤,特别是体积较大者,恶变率较高。家族性腺瘤病属于显性基因遗传病,常常超过100个以上腺瘤,易癌变,发生癌变时患者年龄也较轻。

（4）多形性腺瘤：由腺组织、黏液样及软骨样组织等多种成分混合组成。常发生于涎腺,特别是腮腺,又称为混合瘤。一般认为此瘤是由腮腺闰管上皮细胞和肌上皮细胞发生的一种腺瘤。由于增生的肌上皮细胞之间可出现黏液样基质,并可化生为软骨样组织,从而构成多形性特点。本瘤生长缓慢,但切除后可复发,少数可以发生恶变。

（二）恶性上皮组织肿瘤（癌）

癌是人类最常见的恶性肿瘤,多见于40岁以上的人群,但其发病日趋年轻化。癌常以浸润性生长为主,与周围组织分界不清。肉眼观,发生在皮肤、黏膜表面者常呈息肉状、蕈伞状或菜花状,表面常有坏死或溃疡形成;发生在器官内常为不规则结节状,呈树根状或蟹足状向周围组织浸润。切面常为灰白色,质地较硬。镜下观,癌细胞可呈腺状、巢状或条索状排列,一般与间质分界较清。低分化或未分化癌的癌细胞在间质内呈弥漫浸润性生长,与间质分界不清。癌早期大多经由淋巴道转移,晚期可发生血道转移。

1. 鳞状细胞癌 简称鳞癌,常发生在被覆鳞状上皮的部位,如皮肤、口腔、唇、食管、喉、子宫颈、阴道、阴茎等处;也可发生在有鳞状上皮化生的部位,如支气管、胆囊、肾盂等处。肉眼观,常呈菜花状,也可因坏死脱落而形成溃疡状,癌组织同时向深层浸润性生长。镜下观,癌细胞呈巢状分布,与间质界限清楚。分化好的鳞状细胞癌,癌巢中央可出现层状的角化物,称为角化珠或癌珠,细胞间可见细胞间桥。分化较差的鳞癌无角化,细胞间桥少或无(图11-10)。

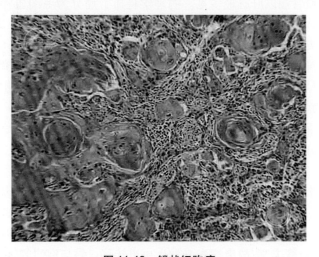

图11-10 鳞状细胞癌

2. 腺癌　腺癌是腺上皮发生的恶性肿瘤。较多见于胃、肠道、肺等。镜下观,分化较好者,癌细胞形成大小不等,形状不一,排列不规则的腺管样结构;分化较差者,癌细胞形成实性巢状,部分还可分泌较多黏液,称为黏液腺癌(图 11-11)。

3. 尿路上皮癌　来源于膀胱、输尿管、肾盂等处的尿路上皮,临床上常有无痛性血尿。尿路上皮癌可为乳头状或非乳头状,镜下观,癌细胞呈多层排列,有异型性,可分为低级别和高级别尿路上皮癌,级别越高,越易复发和向深部浸润。

4. 基底细胞癌　多见于老年人面部,如眼睑、颊及鼻翼等处。表面常形成溃疡,并可浸润破坏深层组织。癌细胞似基底细胞,染色深,呈栅栏状或列兵状排列。基底细胞癌生长缓慢,很少发生转移,对放射治疗很敏感,呈低度恶性经过。

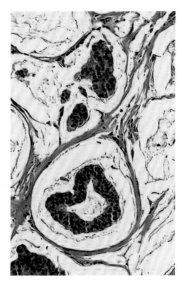

图 11-11　黏液腺癌

二、间叶组织肿瘤

(一)间叶组织良性肿瘤

间叶组织良性肿瘤分化程度高,其组织结构、细胞形态、质地和颜色等均与其起源的正常组织相似。肿瘤多呈膨胀性生长,生长缓慢,有包膜。

1. 纤维瘤　常见于四肢及躯干的皮下。结节状,有包膜,切面灰白色,质地较韧。瘤细胞呈编织状排列,瘤细胞间有丰富的胶原纤维。此瘤生长缓慢,一般手术切除后不再复发。

2. 脂肪瘤　常见于背、肩、颈及四肢近端的皮下组织。肿瘤大小不一,常为单发性,亦可为多发性(脂肪瘤病)。呈扁圆形或分叶状,有包膜,质地柔软,切面淡黄色,有油腻感。镜下观,似正常脂肪组织,呈不规则分叶状,有纤维间隔。脂肪瘤一般无症状,手术易切除。

3. 脉管瘤　分为血管瘤及淋巴管瘤两类。血管瘤最常见,多为先天性,常见于儿童的头面部皮肤。内脏血管瘤以肝脏最多见。病理学将血管瘤分为毛细血管瘤(由增生的毛细血管构成)、海绵状血管瘤(由扩张的血窦构成)及静脉血管瘤等类型。无包膜,界限不清,在皮肤或黏膜可呈突起的鲜红斑块,或呈暗红、紫红色斑,压之褪色,内脏血管瘤多呈结节状。血管瘤一般随身体发育而长大,成年后即停止生长,较小者甚至可自然消退。淋巴管瘤多见于小儿颈部,由增生的淋巴管构成,内含淋巴液。淋巴管可呈囊性扩大并互相融合,内含大量淋巴液,称为囊状水瘤。

4. 平滑肌瘤　最常见于子宫。瘤组织由梭形细胞构成,呈束状或编织状排列,核呈长杆状,两端钝圆,核分裂象罕见(图 11-12)。

(二)恶性间叶组织肿瘤(肉瘤)

恶性间叶组织来源的肿瘤统称肉瘤。较癌少见,多发于青少年。肉瘤体积常较大,质软,切面多呈灰红色,呈鱼肉状。肉瘤易发生出血、坏死、囊性变等继发改变。镜下观,肉瘤细胞大多弥漫生长,不形成细胞巢,与间质分界不清,肉瘤细胞间有纤细的网状纤维。肿瘤间质结缔组织少,但血管丰富,故肉瘤先易发生血道转移。癌与肉瘤的区别见表 11-4。

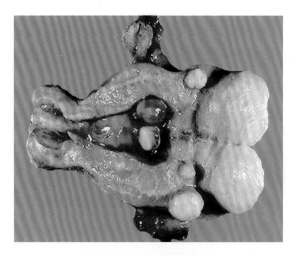

图 11-12 子宫平滑肌瘤

表 11-4 癌与肉瘤的区别

区别点	癌	肉瘤
组织来源	上皮组织	间叶组织
发病率	较高,多见于 40 岁以上成人	较低,大多见于青少年
大体特点	质较硬、色灰白	质软、色灰红、鱼肉状
组织学特点	多形成癌巢,实质与间质分界清楚,纤维组织常有增生	肉瘤细胞多弥漫分布,实质与间质分界不清,间质内血管丰富,纤维组织少
网状纤维	癌细胞间多无网状纤维	肉瘤细胞间多有网状纤维
转移	多经淋巴道转移	多经血道转移

1. **纤维肉瘤** 其发生部位与纤维瘤相似,以四肢皮下组织为多见。切面灰白色,鱼肉状,常伴有出血、坏死。镜下观,分化好的纤维肉瘤,瘤细胞多呈梭形,异型性小;分化差者异型性大。

视频:癌和肉瘤的鉴别

2. **脂肪肉瘤** 多见于 40 岁以上的成年人,常发生在大腿及腹膜后等深部软组织。脂肪肉瘤多呈结节状或分叶状,表面常有一层假包膜,可呈鱼肉状或黏液样外观(图 11-13)。镜下观,瘤细胞大小形态各异,可见星形、梭形、小圆形或呈明显异型性和多样性的脂肪母细胞,胞质内可见大小不等的脂肪空泡,可挤压细胞核,形成压迹。

3. **横纹肌肉瘤** 为儿童比较常见的恶性肿瘤,主要见于 10 岁以下婴幼儿和儿童。横纹肌肉瘤好发于鼻腔、眼眶、泌尿生殖道等腔道器官,成年人见于头颈部及腹膜后,偶见于四肢。肿瘤由不同分化阶段的横纹肌母细胞组成,分化较高者胞质内可见纵纹和横纹。免疫组化显示结蛋白和肌红蛋白阳性。横纹肌肉瘤恶性程度均很高,生长迅速,易早期发生血道转移,预后差。

4. **平滑肌肉瘤** 多见于中老年人,好发于子宫(图 11-14),也可见于腹膜后、皮下软组织等处。肉瘤细胞多呈梭形,呈轻重不等的异型性。肿瘤细胞凝固性坏死和核分裂象的多少对平滑肌肉瘤的诊断及其恶性程度的判断很重要。

5. **骨肉瘤** 为最常见的骨恶性肿瘤,常见于青少年,好发于四肢长骨,尤其是股骨下端和胫骨上端。肉眼观,肿瘤位于长骨干骺端,呈梭形膨大,切面灰白色,鱼肉状,常见出血坏

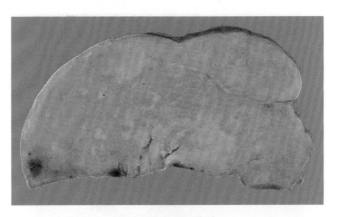

图 11-13　脂肪肉瘤

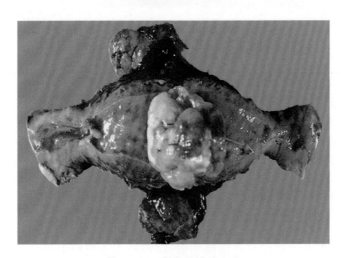

图 11-14　子宫平滑肌肉瘤

课件:骨肉瘤

死,侵犯破坏骨皮质可造成病理性骨折,并侵犯周围组织。肿瘤表面的骨外膜常被瘤组织掀起,上下两端的骨皮质和掀起的骨外膜形成三角形隆起,在 X 线片上称为 Codman 三角。在被掀起的骨外膜和骨皮质之间可形成与骨表面垂直的放射状反应性新生骨小梁,在 X 线片上表现为日光放射状阴影。日光放射状阴影与 Codman 三角对骨肉瘤的诊断具有特异性。镜下观,肉瘤细胞由明显异型性的梭形或多边形肉瘤细胞组成,并见肿瘤性骨样组织或骨组织,是病理诊断骨肉瘤的最重要组织学依据。骨肉瘤呈高度恶性,生长迅速,常在发现时已有血行转移。

三、多种组织构成的肿瘤

畸胎瘤(teratoma)来源于性腺或胚胎剩件中的全能细胞,最常发生于卵巢和睾丸,偶可见于纵隔、骶尾部、腹膜、松果体等部位。好发于青少年,女性多见。肿瘤由来自两个以上胚层的多种组织成分构成,排列形态错乱。根据其组织分化成熟程度不同分为:①成熟型畸胎瘤。好发于卵巢,多为囊性。囊内可见骨质、牙齿、毛发、皮脂等,镜下观为分化成熟的皮肤组织、腺体、肌肉组织等,预后好。②未成熟型畸胎瘤。好发于睾丸,多为实性,镜下观为不成熟的神经组织、软骨组织等,分化差者易远处转移,预后差。

第九节　肿瘤的病理学检查方法

肿瘤的病理学检查为极其重要的肿瘤诊断方法之一。病理学检查可以确定肿瘤的诊断、组织来源以及性质和范围等,为临床治疗提供重要的依据。肿瘤的病理学检查方法包括:

一、常规的病理形态学检查

1. 活体组织检查　采用钳取、切除或粗针穿刺等方法,从患者身体的病变部位取出小块组织或手术切除标本制成病理切片,观察细胞和组织的形态结构变化,以确定病变性质,做出病理诊断,称为活体组织检查,简称活检。这是诊断肿瘤常用且较为准确的方法。近年来由于各种内镜(如纤维胃镜、纤维结肠镜、纤维支气管镜等)和影像诊断技术的不断改进,不但可以直接观察某些体内肿瘤的外观形态,还可在其指引下准确地取材,进一步提高了肿瘤早期诊断的阳性率。

2. 脱落细胞学检查　采集病变部位脱落的细胞,或抽取体腔积液经离心后,或利用特殊器具吸取、刮取或刷取表面细胞制成细胞涂片,染色后进行观察和诊断。常用的检查有宫颈刮片或液基薄层细胞学检查(thin-prep cytology test,TCT)筛查子宫颈癌;痰涂片检查肺肿瘤,胸、腹水离心后涂片检查胸腔或腹腔的肿瘤;尿液离心后涂片检查泌尿道肿瘤以及细针穿刺涂片检查甲状腺肿瘤等。

二、其他病理学检查方法

1. 免疫组织化学检查　是近年来迅速发展起来的一门技术。已被广泛运用于肿瘤研究和诊断,其原理是利用抗原与抗体的特异性结合反应来检测组织中的未知抗原或者抗体,主要是肿瘤相关抗原(肿瘤分化抗原和肿瘤胚胎抗原),借以判断肿瘤的来源和分化程度,协助肿瘤的病理诊断和鉴别诊断。

课件:常用免疫组化

2. 电子显微镜检查　电子显微镜可用于观察样本的细微结构与形态,是病理学诊断和研究的基本技术之一。临床上可用于多种疾病亚细胞结构病变的观察和诊断,如神经肌肉疾病和肾小球疾病的诊断;一些疑难肿瘤(如未分化或多向分化肿瘤)组织来源和细胞属性的判断;细胞凋亡的形态学观察,扫描电镜还可对样本进行三维形貌的细微显示和定量等。但电镜技术也有其局限性,如样本制作较复杂、样本取材少、观察范围有限等,因此需要结合组织学观察结果综合分析判断。

3. 流式细胞术(flow cytometry)　是一种快速定量分析细胞的技术。目前已广泛用于肿瘤研究,特别是应用于肿瘤细胞 DNA 含量的检测。许多资料表明,实体恶性肿瘤的 DNA 倍体大多为非整倍体或多倍体,所有良性病变都是二倍体。检测异常 DNA 含量不但可作为恶性肿瘤的标志之一,且可反映肿瘤的恶性程度及生物学行为。

4. 图像分析技术(image analysis)　病理形态学的观察基本上是定性的,缺乏精确而更为客观的定量标准。图像分析技术的出现弥补了这个缺点。随着电子计算机技术的发展,形态定量技术已从二维空间向三维空间发展。在肿瘤病理方面图像分析主要应用于核形态参数的测定,DNA 倍体的测定,显色反应(如免疫组织化学)的定量等方面。

5. 分子生物学技术　十余年来分子生物学肿瘤研究领域引起了一场革命。重组 DNA

技术、核酸分子杂交技术、聚合酶链反应(polymerase chain reaction,PCR)和DNA测序等新技术在肿瘤的基因分析和基因诊断上已经开始应用。近年来发展起来的第二代DNA测序(NEXT-generation,NGA)技术可应用于疾病的诊断、发病机制的研究,为临床提供突变特征、药物靶点的选择等综合信息,辅助肿瘤个体化治疗的实施。目前,乳腺癌基因筛查技术已投入临床使用,通过检测乳腺癌易感基因 BRCA1 和 BRCA2,预测乳腺癌的发生几率,用于筛查乳腺癌的高危人群。

6. 人工智能(artificial intelligence,AI)技术　人工智能是研究解释和模拟人类智能、智能行为及规律的一门学科。设计可展现某些人类智能行为的计算系统,是计算机科学一个重要分支和计算机应用的广阔新领域。近年来高质量数字病理切片的大量积累为病理切片的分析提供了大数据背景,深度学习等人工智能算法对大数据样本分析能力强,在病理切片分析中表现出巨大潜力,大大推进了病理图像自动诊断的发展。AI技术应用前景广泛,今后不仅用于病理形态数据的分析,还可以整合免疫组化、分子检测数据和临床信息,得出综合的病理诊断报告,为患者提供预后信息和精准的药物治疗指导。

第十节　肿瘤的病因学和发病学

一、肿瘤的病因学

与肿瘤发生相关的因素非常复杂,既涉及外界因素如化学致癌物质、电离辐射、病毒等多种多样的环境致癌因素,又与机体细胞的DNA改变、遗传特性、免疫功能、激素水平的变化等密切相关。肿瘤是体内外两方面各种因素之间相互作用的最终结果,是多原因、多阶段与多次突变所引起的一大类疾病。据流行病学家估计,70%~80%的人类肿瘤与环境致癌因素直接或间接有关。

(一)外界环境因素

1. 化学致癌物　环境中的化学致癌物质的种类非常多,主要包括:

(1) 间接作用的化学致癌物:这类致癌物只有在体内(主要是在肝)进行代谢,活化后才能致癌,称为间接作用的化学致癌物或前致癌物,其代谢活化产物称终末致癌物。如3,4-苯并芘是间接致癌物,其终末致癌物是环氧化物。

1) 多环芳烃:致癌性特别强的有3,4-苯并芘、3-甲基胆蒽等。3,4-苯并芘是煤焦油的主要致癌成分,还可由于有机物的燃烧而产生。它存在于工厂排出的煤烟、烟草点燃后的烟雾中。近几十年来肺癌的发生率日益增加,公认与吸烟和工业城市严重的大气污染有密切关系。据调查,烟熏和烧烤的鱼、肉等食品中也含有多环芳烃。

2) 芳香胺类与氨基偶氮染料:致癌的芳香胺类,如乙萘胺、联苯胺、4-氨基联苯等,与印染厂工人和橡胶工人的膀胱癌发生率较高有关。氨基偶氮染料,如以前在食品工业中曾使用过的奶油黄(二甲基氨基偶氮苯,可将人工奶油染成黄色的染料)和猩红,在动物实验中可引起大白鼠的肝细胞性肝癌。

3) 亚硝胺类:主要可能引起人体胃肠癌。亚硝酸盐可作为肉、鱼类食品的保存剂与着色剂进入人体;也可由细菌分解硝酸盐产生。在胃内的酸性环境下,亚硝酸盐与来自食物的各种二级胺合成亚硝胺。我国河南林县的流行病学调查表明,该地食管癌发病率很高与食物中的亚硝胺高含量有关。

4）真菌毒素：黄曲霉菌广泛存在于高温潮湿地区的霉变食品中，尤以霉变的花生、玉米及谷类含量最多，主要诱发肝细胞性肝癌。以黄曲霉毒素 B_1 的致癌性最强，而且化学性很稳定，不易被加热分解，煮熟后食入仍有活性。

（2）直接作用的化学致癌物：这类化学致癌物不需要体内代谢活化即可致癌，一般为弱致癌剂，致癌时间长。

1）烷化剂与酰化剂：例如抗癌药中的环磷酰胺、氮芥、苯丁酸氮芥、亚硝基脲等。这类具有致癌性的药物可在应用相当长时间以后诱发第二种肿瘤。

2）其他直接致癌物：金属元素对人类也有致癌的作用，如镍、铬、镉、铍等，如炼镍工人中，鼻癌和肺癌明显高发；镉与前列腺癌、肾癌的发生有关；铬可引起肺癌等。

化学致癌大多与环境污染和职业因素有关，因此彻底治理环境污染，防治职业病，对于减少恶性肿瘤的发病是极其重要的。目前发现的具有防癌或抗癌作用的稀有元素有钼、硒、镁、铂等。表 11-5 列出主要的化学致癌物、易感人群和诱发的肿瘤。

表 11-5 主要的化学致癌物及易感人群和诱发的肿瘤

化学致癌物	易感人群	诱发的主要肿瘤
烷化剂	接受化学治疗的恶性肿瘤患者	白血病
多环芳烃	吸烟者、食用熏制鱼肉者	肺癌、胃癌
芳香胺	染料工人、橡胶工人	膀胱癌
亚硝胺	亚硝酸盐污染食物的食用者	食管癌、胃癌
黄曲霉毒素 B_1	污染食物的食用者	肝癌

2. 物理性致癌因素

（1）电离辐射：电离辐射是指 X 射线、γ 射线和带亚原子微粒的辐射。电离辐射可以引起人体各部位发生肿瘤。按辐射源来区分，来自自然界的辐射线，来自宇宙线、土壤或建筑材料，人为的辐射线主要来自医用射线诊断，放射工作者长期接触 X 射线而未采取必要的防护措施时，易发生皮肤癌和白血病。

（2）紫外线：与皮肤肿瘤的发生有一定的关系。紫外线照射可引起细胞 DNA 断裂和DNA-蛋白交联和染色体畸变，紫外线还可抑制皮肤的免疫功能，使突变细胞容易逃脱机体的免疫监视，这些都有利于皮肤鳞状细胞癌和基底细胞癌的发生，对引起黑色素瘤也可能有影响。

（3）热辐射：长期的热辐射可导致皮肤癌和软组织肿瘤。如生活在严寒地区的人长期使用腹部烤炉取暖，腹部软组织恶性肿瘤的发病率较高。

（4）机械性刺激：长期的机械性刺激也是一种潜在的危险因素。如慢性皮肤溃疡，发生皮肤癌的概率增高；黑痣的长期摩擦、损伤，发生黑色素瘤的机会增多；石棉或玻璃纤维被吸入肺内，可导致肺癌或胸膜间皮瘤。不合适的假牙托的长期摩擦，可能引起舌癌或颊黏膜癌。

3. 生物性致癌因素 生物性致癌因素包括病毒、霉菌、寄生虫等。其中以病毒与人体肿瘤的关系最为重要，研究也最深入。

（1）肿瘤病毒

1）逆转录病毒与人 T 细胞白血病：引起人类 T 淋巴细胞白血病的人类嗜 T 淋巴细胞病毒-1（human T-cell lymphotropic virus-1，HTLV-1）和成人 T 细胞白血病病毒（adult T cell leukemia virus，ATLV）等病毒都属于逆转录病毒。HTLV-1 病毒的传播途径可能与哺乳、输血和性行为有关。

2) 乙型肝炎病毒:肝癌发生与乙型肝炎病毒(hepatitis B virus,HBV)感染有密切关系。国内外的流行病学研究资料表明,乙型肝炎病毒感染率高的地区,原发性肝癌的发病率亦高。动物实验的结果也支持这一结论,用 HBV 感染动物可诱发肝癌。

3) 人类乳头状瘤病毒(human papillomavirus,HPV):HPV 有 50 余种亚型。与生殖道肿瘤的发生有密切关系,并与口腔、咽、喉、气管等处的乳头状瘤和皮肤的疣等良性病变有关,其中与宫颈癌发生的关系最受关注。一般认为 HPV-16 和 HPV-18 亚型是宫颈癌发生的高危险因子。

4) EB 病毒(Epstein-barr virus,EBV):EB 病毒是一种疱疹病毒。与儿童的 Burkitt 淋巴瘤和成人的鼻咽癌发生有关。

(2) 细菌:目前发现幽门螺杆菌(helicobacter pylori,HP)感染与人胃黏膜相关淋巴组织(mucosal-associated lymphoid tissue,MALT)淋巴瘤和胃腺癌的高发有关。

(3) 寄生虫:某些具有明显区域性分布的寄生虫感染与该区域中其宿主的肿瘤发生有关。如埃及血吸虫感染是膀胱癌的病因之一;华枝睾吸虫感染与胆管型肝癌、日本血吸虫感染与大肠癌有关。

(二) 内在致癌因素

1. 免疫因素

1) 机体的免疫状态:免疫系统功能的强弱直接影响着肿瘤的发生与否。由遗传、药物或其他原因引起的免疫系统功能低下,均会增加肿瘤发生的机会,如因胸腺发育不全,引起淋巴细胞缺少而致细胞免疫消失,可发生淋巴瘤;肾移植患者为了防止排斥反应而使用免疫抑制剂,可使恶性肿瘤发病的危险性增高。

2) 肿瘤抗原:肿瘤可诱导机体产生免疫反应,这种反应受到许多因素的影响,其中包括肿瘤本身对免疫的抑制作用,当肿瘤逃逸宿主的免疫监视时便得以生长和发展。

2. 遗传因素　很多癌症与遗传的关系比较密切,但遗传下来的不是肿瘤本身,而是易感肿瘤的体质,要在这种体质上发生肿瘤,还必须有各种复杂的致癌因素的长期作用。

3. 内分泌因素　某些肿瘤与激素水平及其受体异常有关,如雌激素水平过高可诱发乳腺癌、子宫内膜癌等,雄激素与前列腺癌有关。

4. 年龄　恶性肿瘤可发生于任何年龄,但大多数发生于中年以后,随着年龄增长,发病率也愈高。但是有些癌症多发生于儿童或青少年,如白血病、骨肉瘤等。

5. 性别　许多癌症的男女发病率有很大差别,除与性激素有关外,还与某一性别接受某种或某些致癌因素刺激有关。如男性吸烟人数多于女性,男性肺癌发病率高于女性。

6. 心理因素　有调查发现,很多癌症患者患癌前遭受过不良事件的打击。在心理学上,压抑自我、爱生闷气被称为"C 型性格"或"癌症性格"。

二、肿瘤的发病学

目前的研究表明,肿瘤从本质上说是基因病。人体肿瘤的发生过程复杂而又漫长,一般将整个变化过程分为:启动、促进和演进 3 个阶段。引起遗传物质 DNA 损害(突变)的各种环境致癌因子可能以协同的或者序贯的方式,激活癌基因或/和灭活肿瘤抑制基因,使细胞发生转化。被转化的细胞可先呈多克隆性增生,经过一个漫长的多阶段的演进过程,其中一个克隆可相对无限制地扩增,通过附加突变,选择性地形成具有不同特点的亚克隆(异质性),从而获得浸润和转移的能力(恶性转化),形成恶性肿瘤。图 11-15 示肿瘤的形成和演进模式。

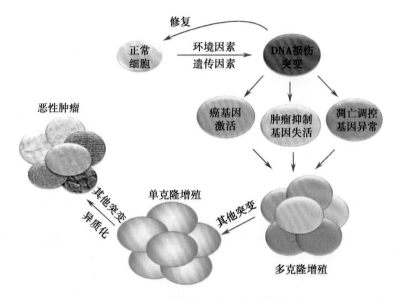

图 11-15 肿瘤的形成和演进模式图

（一）正常细胞的转化与恶变

1. 癌基因的激活 由于细胞癌基因在正常细胞中乃以非激活的形式存在,故又称为原癌基因。原癌基因在各种环境或遗传的因素作用下,可发生结构改变(突变)而变为癌基因;也可以由于调节原癌基因表达的基因发生改变使原癌基因过度表达。以上基因水平的改变可继而导致细胞生长刺激信号的过度或持续出现,使细胞发生转化而成为肿瘤细胞。引起原癌基因突变的 DNA 结构改变包括点突变、染色体易位、插入诱变、基因缺失和基因扩增。

2. 肿瘤抑制基因的失活 与原癌基因编码的蛋白质促进细胞生长相反,在正常情况下存在于细胞内的肿瘤抑制基因的产物能抑制细胞的生长。若其功能丧失则可能促进细胞的肿瘤性转化。肿瘤的发生可能是癌基因的激活与肿瘤抑制基因的失活共同作用的结果。目前了解最多的两种肿瘤抑制基因是 *Rb* 基因和 *P53* 基因。它们的产物都是以转录调节因子的方式控制细胞生长的核蛋白。

3. DNA 修复基因异常 电离辐射、紫外线、氧化剂等引起 DNA 严重损伤。正常细胞内 DNA 的轻微损伤,可通过 DNA 损伤修复机制予以修复。DNA 修复机制有异常时,DNA 损伤保留下来,并可能在肿瘤发生中起作用。

4. 端粒酶 染色体末端存在端粒,细胞分裂一定次数后,端粒缩短到一定程度,细胞死亡。大多数体细胞没有端粒酶活性,许多恶性肿瘤细胞都有端粒酶活性,与肿瘤细胞的永生化有关。

图片:重要的肿瘤抑制基因和相关的人类肿瘤

（二）肿瘤的形成与演进

恶性肿瘤的发生是一个长期的、多因素造成的分阶段的过程,这已由流行病学、遗传学和化学致癌的动物模式所证明。致瘤因素引起基因损伤,激活原癌基因或灭活肿瘤抑制基因以及凋亡调节基因、DNA 修复基因异常等,使细胞出现多克隆性增殖,在进一步基因损伤的基础上,发展为克隆性增殖,通过演进,形成具有不同生物学特性的亚克隆,获得浸润和转移的能力。

第十一节　肿瘤的防治原则

一、肿瘤的预防

肿瘤的三级预防:Ⅰ级预防、Ⅱ级预防、Ⅲ级预防。

(一)Ⅰ级预防(病因预防)

帮助个体发现和避免危险因素;保持健康行为,树立防癌抗癌观念。其目标是防止癌症发生。

1. 养成良好的生活习惯　戒烟、节制饮酒,生活规律,饮食结构合理多样,改变不良饮食习惯,膳食与体力活动平衡,保持适当体重,尽可能避免各种致癌物质。

2. 注意职业防护和环境保护　与肿瘤发生相关职业如医院放射科工作人员、石棉厂工人、染料工人、接触苯的人员等,要做好防护,政府和个人都要注意环境保护。

3. 积极防治各种肿瘤相关感染,合理运用药物　有些感染性疾病与某些癌症也有密切的联系,如乙肝病毒感染与肝癌,人类乳头瘤病毒感染与宫颈癌等。常用的致癌性的药物雌激素和雄激素、抗雌激素药三苯氧胺、化疗药物等要合理应用,如绝经后妇女广泛应用雌激素与子宫内膜癌及乳腺癌有关。

(二)Ⅱ级预防(临床前期预防)

针对癌症症状出现以前那些潜在隐匿的疾患,采取"三早"(早期发现,早期诊断,早期治疗)措施,以阻止或减缓疾病的发展。

1. 宣教　通过宣传,让人们知道癌症的常见报警信号和癌前疾病(或病变)。

2. 普查　发现癌前病变,对人群尤其是高发区和高危人群定期检查是确切可行的方法,从中发现癌前疾病(或病变)并及时治疗,如及时治疗慢性子宫颈炎伴异型增生,切除胃肠道腺瘤,积极治疗慢性胃溃疡或皮肤溃疡等。

3. 干预阻断　近几年开展化学预防和免疫预防,对高危人群针对性干预阻断,如乙肝疫苗实施大规模人群肝癌"免疫预防战略"和预防宫颈癌发病的 HPV 疫苗等。

(三)Ⅲ级预防(临床预防/康复预防)

防治并发症以及康复指导。指导饮食、运动、心理指导、教育社会爱护病残、生活自理训练等。

 知识窗

健康的饮食习惯

护理人员在临床护理健康宣教中,可以建议患者在饮食上做到以下几点:

(1) 饮食要定时定量,少食多餐对消化道癌症患者更合适。

(2) 多吃绿色蔬菜和水果。

(3) 不吃盐腌、烟熏火烤和油炸的食物特别是烤糊焦化了的食物。

(4) 坚持低脂肪饮食,常吃些瘦肉、鸡蛋及酸奶。

(5) 食物应保持新鲜不吃发霉变质的食物。

(6) 戒除有害的饮酒吸烟嗜好。

(7) 保持大便通畅,便秘患者应吃富有纤维素的食物及每天喝一些蜂蜜。

(8) 多吃粗粮杂粮,如玉米、全麦片等,少吃精米精面。

(9) 常吃富有营养的坚果类食物,如芝麻、花生、核桃、杏仁等。

二、肿瘤的治疗原则

恶性肿瘤的治疗必须整体考虑,拟订综合治疗方案。Ⅰ期以手术治疗为主;Ⅱ期以局部治疗为主,原发肿瘤切除或放疗,必须包括转移灶的治疗,辅以有效的全身化疗;Ⅲ期采取综合治疗,手术前、后及术中放疗或化疗;Ⅳ期以全身治疗为主,辅以局部对症治疗。

1. 手术治疗　手术切除肿瘤,仍然是最有效的治疗方法,主要有根治手术、姑息手术以及微创手术等。

2. 化学治疗　简称化疗,是用可以杀死癌细胞的药物治疗癌症。多数的化疗药物都没有专一性,所以会同时杀死进行细胞分裂的正常组织细胞,不过这些组织细胞通常在化疗后也能自行修复。大多数患者的化疗常常同时使用两种或两种以上的药物,称为综合化学疗法。

 临床应用

　　张女士,经临床确诊为恶性骨肿瘤,术后行化学药物治疗几天后注射部位浅静脉出现发红、硬、触痛、肿胀等,护士判断为静脉炎。应对张女士采取停止输液、肢体制动抬高、局部热敷、理疗、硫酸镁湿敷等措施。

3. 放射线治疗　也称放疗,是使用辐射线杀死癌细胞,缩小肿瘤。放射治疗可经由体外放射治疗或体内近接放射治疗。放射治疗可用来治疗各个部位的固态瘤,包括脑、乳房、子宫颈、咽喉、肺、胰、前列腺、皮肤、胃、子宫或软组织的肉瘤,治疗白血病和淋巴瘤有时也会使用放疗。

4. 免疫疗法　免疫疗法是利用人体内的免疫机制来对抗肿瘤细胞。有许多抗癌免疫疗法正在研究中,目前较有进展的就是程序性死亡-1/程序性死亡配体-1(programmed death-1,PD-1/programmed death ligand-1,PDL-1)免疫疗法,旨在充分利用人体自身的免疫系统阻断 PD-1/PD-L1 信号通路使癌细胞死亡,具有治疗多种类型肿瘤的潜力,实质性改善患者的总生存期。

5. 分子靶向治疗　随着分子生物学技术的提高,临床上开始了针对细胞受体、关键基因和调控分子为靶点的治疗,称为分子靶向治疗。它具有治疗特异性强、效果显著、基本不损伤正常组织的优点。根据药物作用的靶点和性质,主要分为单克隆抗体和小分子化合物两类。单克隆抗体包括:①抗表皮生长因子受体(epidermal growth factor receptor,EGFR)单抗,如西妥昔单抗、尼妥珠单抗等;②抗人表皮生长因子受体-2(human epidermal growth factor receptor-2,HER-2)单抗,如曲妥珠单抗;③抗 CD20 单抗,如利妥昔单抗;④血管内皮细胞生长因子(vascular endothelial growth factor,VEGF)单抗,如贝伐珠单抗;⑤抗 CD52 单抗,如阿仑单抗。小分子化合物包括:①*Bcr-Abl* 酪氨酸激酶抑制剂,如伊马替尼;②EGFR 酪氨酸激酶抑制剂,如吉非替尼;③多靶点抑制剂,如索拉非尼、舒尼替尼等。

课件:分子靶向治疗

6. 中医中药治疗　中医治疗肿瘤的方法日益受到医生和患者的重视。应用扶正培本法、活血化瘀法、清热解毒法、软坚散结法、以毒攻毒等原理。临床以扶正培本及活血化瘀法应用较多,配合化疗、放疗或手术后治疗,还可减轻毒副作用。

7. 营养支持疗法　在肿瘤综合治疗的同时必须强调肿瘤患者的营养支持治疗,改善肿瘤患者的营养状态可以大大提高患者对化、放疗的耐受性,有利于肿瘤治疗。肿瘤患者的营养支持应优先考虑肠内营养支持的方法。肠外营养支持适用于短肠综合征、放射性肠炎、肠梗阻。

8. 心理支持疗法　合理运用情绪疗法、阳性强化法、疏泄支持法、中医七情相胜法及中西医药物疗法减轻和消除患者的消极情绪,增强患者战胜恶性肿瘤的信心,从而有效地提高临床治愈率和患者的生活质量。

思考题

1. 运用肿瘤生长的生物学特点(肿瘤生长的动力学)知识,解释肿瘤患者为什么有的先化疗再手术,有的先手术再化疗?
2. 运用肿瘤预防和治疗的原则知识,思考如何对肿瘤患者进行健康宣教?

课件

自测题

(李　江　宋祥和)

第十二章 呼吸系统疾病

┌─ 学习目标 ─

　　掌握:慢性阻塞性肺疾病的概念、病理变化;大、小叶性肺炎的病理变化和病理临床联系;呼吸衰竭的概念、病因和发生机制。

　　熟悉:大、小叶性肺炎的病因、发病机制和并发症;肺源性心脏病的病因、发病机制、病理变化和病理临床联系;肺癌的病因、病理变化和扩散途径;呼吸衰竭时主要功能和代谢变化。

　　了解:支原体肺炎和病毒性肺炎的病理变化;慢性阻塞性肺疾病的病因、发病机制和病理临床联系;呼吸衰竭防治的病理生理基础。

　　呼吸系统包括鼻、咽、喉、气管、支气管和肺。以甲状软骨为界分为上呼吸道和下呼吸道。呼吸系统与外界直接相通,在进行气体交换过程中,环境中的有害物质,如粉尘、有害气体、病原微生物等,也可随空气吸入呼吸道和肺而引起疾病。但呼吸系统特有的净化防御装置可防止有害因子的侵入和损伤。气管、支气管管壁被覆纤毛柱状上皮;各级支气管的上皮细胞、杯状细胞和腺体构成纤毛-黏液排送系统,对呼吸道有很强的自净防御功能,可将吸入空气中直径 $2\sim10\mu m$ 的粉尘颗粒及病原体以咳痰的形式排出体外;小于 $2\mu m$ 的有害颗粒由肺泡腔内的巨噬细胞吞噬降解。当机体抵抗力和免疫功能下降,或呼吸道的自净防御功能削弱或肺处于高敏状态时,就会导致呼吸系统疾病的发生。呼吸系统疾病中以感染性疾病最多见,尤其是细菌性肺炎等。由于大气污染、吸烟和其他因素的影响,慢性阻塞性肺疾病、肺癌、职业性肺疾病、慢性肺源性心脏病等也很常见。

第一节　慢性阻塞性肺疾病

　　慢性阻塞性肺疾病(chronic obstructive pulmonary disease, COPD)简称慢阻肺,是以持续气流受限为特征的可以预防和治疗的疾病。其特点为气流受限呈进行性发展,与气道和肺组织对有害气体和有害颗粒的异常慢性炎症反应有关。慢阻肺是呼吸系统疾病中的常见病和多发病,患病率和死亡率均居高不下。因肺功能进行性减退,严重影响患者的劳动力和生活质量。根据世界银行和世界卫生组织发表的研究,预计至 2020 年,慢阻肺将占世界疾病经济负担的第五位。当慢性支气管炎、支气管扩张和肺气肿等患者肺功能检查出现持续性气流受限时,可诊断为慢阻肺。

一、慢性支气管炎

慢性支气管炎是发生于支气管黏膜及壁管组织的慢性非特异性炎性疾病,是一种常见病、多发病,中老年人多见。临床上以反复发作的咳嗽、咳痰为主要症状,或伴有喘息,每年发病持续3个月,连续两年以上。疾病持续多年者常并发肺气肿及慢性肺源性心脏病。

(一)病因和发病机制

慢性支气管炎的病因并不完全清楚,是由多种因素长期综合作用引起。已确定的致病因素包括:①病毒和细菌感染。支气管炎的发病与感冒密切相关,凡能引起上呼吸道感染的病毒和细菌均能引起本病。病毒以腺病毒和呼吸道合胞病毒等最多见,细菌中以肺炎球菌、肺炎克雷伯菌、流感嗜血杆菌等最多见。②吸烟。吸烟对慢性支气管炎的发病也起重要作用,香烟烟雾中含有的焦油、尼古丁等有害物质,能损伤呼吸道黏膜,致使腺体分泌增加,降低局部抵抗力。吸烟者患病率比不吸烟者高2~10倍,且患病率和吸烟量呈正相关。③空气污染与过敏因素。工业烟雾、粉尘等造成的大气污染与慢性支气管炎有密切关系、过敏因素与慢性支气管炎也有一定关系,喘息型慢性支气管炎患者往往有过敏史。④机体内在因素。如机体抵抗力降低,呼吸系统防御功能受损及内分泌功能失调等也与本病的发生发展密切相关。⑤其他。免疫功能紊乱、年龄增大等机体因素和气候等环境因素均与慢性支气管炎的发生发展有关。如老年人免疫功能降低造成呼吸道的反复感染;寒冷空气能引起呼吸道黏液分泌增多,纤毛排送黏液的速度减慢,黏膜血管收缩,有利于继发感染,因此每年秋冬季节,本病易发或病情加重。

(二)病理变化

慢性支气管炎是呼吸系统的慢性非特异性炎症,各级支气管均可受累,病变常开始于较大的支气管,随病情进展逐渐累及较小的支气管和细支气管。主要病变为:①黏膜上皮的损伤与修复。呼吸道黏膜上皮受损,纤毛柱状上皮变性、坏死脱落,再生的上皮杯状细胞增多,黏膜上皮鳞状上皮化生。上述病变损伤了呼吸道黏液-纤毛排送系统,这也是慢性支气管炎反复发作和不易治愈的原因之一。②腺体增生、肥大、黏液化和退变。黏膜下腺体增生肥大,表现为大气道黏液腺泡增生肥大、浆液腺泡部分发生黏液化,导致分泌黏液增多(图12-1)。这种黏液和腺体分泌功能亢进是患者出现咳嗽、咳痰症状的病理学基础。慢性支气管炎后期,分泌亢进的腺体细胞逐渐转向衰竭,气道内黏液减少,甚至无黏液分泌。③支气管壁的其他病变。早期支气管管壁充血水肿,淋巴细胞、浆细胞浸润,急性发作期可有中性粒细胞浸润。炎症反复发作,导致支气管管壁平滑肌断裂、萎缩,弹性纤维及软骨萎缩、破坏,管壁支持力削弱,发生纤维化、钙化和骨化。

慢性支气管炎反复发作必然导致

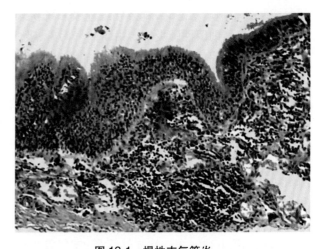

图12-1 慢性支气管炎

呼吸道黏膜下腺体增生肥大、分泌黏液增多,管壁充血,淋巴细胞、浆细胞浸润。

病变程度逐渐加重,累及的细支气管也不断增多,终将引起管壁纤维性增厚,管腔狭窄甚至发生闭锁;而且,炎症易向管壁周围组织及肺泡扩展,形成细支气管周围炎。细支气管炎和细支气管周围炎是引起慢性阻塞性肺气肿的病变基础。

（三）病理临床联系

慢性支气管炎的主要临床表现为咳嗽、咳痰。痰液一般为白色黏液泡沫状,不易咳出。并发感染时,咳嗽加剧,痰量增多,并出现脓性痰。双肺听诊可闻及干、湿性啰音。喘息型患者由于支气管平滑肌痉挛或狭窄及渗出物阻塞管腔而引起哮喘样发作,两肺布满哮鸣音,呼吸急促,不能平卧。慢性支气管炎晚期,因支气管黏液腺萎缩、分泌耗竭,加之气道狭窄等使痰液不能排出,患者出现少痰或无痰的干咳。慢性支气管炎反复发作,可导致小气道的狭窄和阻塞,导致阻塞性肺气肿、支气管扩张症和慢性肺源性心脏病等。

二、肺气肿

肺气肿是末梢肺组织(包括呼吸性细支气管、肺泡管、肺泡囊和肺泡)因含气量过多而呈持久性扩张,伴肺泡间隔破坏,肺组织弹性减弱,导致肺体积膨大、功能降低的一种疾病状态,是支气管和肺部疾病最常见的合并症。

（一）病因和发病机制

肺气肿常继发于慢性支气管炎、频繁发作的支气管哮喘等支气管疾病。其他如吸烟、空气污染和肺尘埃沉着病等也是常见的发病原因。其发病机制主要与下列因素有关:

1. 细支气管阻塞性通气障碍 慢性支气管炎时,小支气管和细支气管管壁结构遭受破坏及以纤维化为主的增生性改变导致管壁增厚、管腔狭窄;同时黏液性渗出物增多,空气不能充分排出,末梢肺组织过度充气、膨胀,肺泡壁断裂,形成肺气肿。

2. 细支气管壁和肺泡壁结构损伤 正常时细支气管和肺泡壁上的弹力纤维具有支撑作用,并通过回缩力排出末梢肺组织内的残余气体。当弹力纤维损坏时,一方面细支气管因失去支撑而使管腔塌陷,引起阻塞性通气障碍;另一方面末梢肺组织在呼气时回缩力下降,两者均导致末梢肺组织含气量增多,逐渐形成肺气肿。

3. α_1-抗胰蛋白酶水平降低 α_1-抗胰蛋白酶(α_1-antitrypsin, α_1-AT)广泛存在于组织和体液中,对包括弹性蛋白酶在内的多种蛋白水解酶有抑制作用。炎症时 α_1-AT 失活,导致中性粒细胞和巨噬细胞分泌的弹性蛋白酶数量增多、活性增强,加剧了细支气管和肺泡壁弹力蛋白的降解,破坏了肺组织的结构,使肺泡回缩力减弱。先天性 α_1-抗胰蛋白酶缺乏多见于北欧血统的个体,我国目前尚未见正式报道。

由于上述诸因素的综合作用,使细支气管和肺泡腔残气量不断增多,压力升高,导致细支气管扩张,肺泡弹性回缩力明显降低,肺泡最终破裂融合成含气的大囊泡,形成肺气肿。

（二）类型

根据病变部位、范围和性质的不同,可将肺气肿分为下列类型:

1. 肺泡性肺气肿 病变发生在肺腺泡内,因其常合并有小气道的阻塞性通气障碍,故也称阻塞性肺气肿,根据发生部位和范围,又将其分为腺泡中央型肺气肿、腺泡周围型肺气肿、全腺泡型肺气肿。

（1）腺泡中央型肺气肿:最为常见。位于腺泡中央的呼吸性细支气管囊状扩张,肺泡管、肺泡囊扩张不明显。

（2）腺泡周围型肺气肿:与中央型相反,呼吸性细支气管基本正常,位于

图片:肺泡性
肺气肿类型

其周围的肺泡管和肺泡囊扩张。

（3）全腺泡型肺气肿：呼吸性细支气管、肺泡管、肺泡囊和肺泡都扩张，含气小囊腔布满肺腺泡内。

2. 间质性肺气肿　肋骨骨折、胸壁穿透伤或剧烈咳嗽引起肺内压急剧增高等均可导致细支气管或肺泡间隔破裂，使空气进入肺间质形成间质性肺气肿。

3. 其他类型肺气肿　如瘢痕旁肺气肿是指出现在肺组织瘢痕灶周围，由肺泡破裂融合形成局限性肺气肿。若气肿囊腔直径超过 2cm，破坏了肺小叶间隔，称为肺大疱（图 12-2），位于肺膜下的肺大疱破裂可引起气胸。代偿性肺气肿是指肺萎缩及肺叶切除后残余肺组织或肺炎性实变病灶周围肺组织的肺泡代偿性过度充气，通常不伴气道和肺泡壁的破坏或仅有少量肺泡壁破裂。老年性肺气肿是因老年人肺组织弹性回缩力降低导致肺残气量增多而引起的肺膨胀。

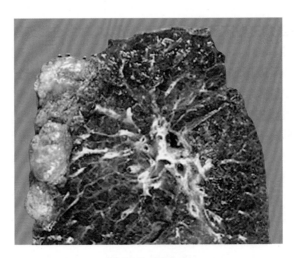

图 12-2　肺大疱

（三）病理变化

肉眼观：肺体积显著膨大，色灰白，边缘钝圆，柔软而缺乏弹性，指压后遗留压痕。切面因肺气肿的类型不同，所见囊腔的大小、分布的部位及范围均有所不同。镜下观，肺泡扩张，肺泡间隔变窄、断裂，相邻肺泡融合成大小不一的囊腔。肺泡间隔内毛细血管床数量减少，肺小动脉内膜因纤维组织增生而增厚。肺泡中央型肺气肿的气囊壁上常可见柱状上皮及平滑肌束的残迹。全肺泡型肺气肿的囊泡壁上偶见残存的平滑肌束片段，而较大的囊泡腔内有时还可见间质和肺小动脉构成的悬梁。

图片:肺气肿
镜下观

（四）病理临床联系

本病病程进展缓慢。轻度和早期慢性肺气肿常无明显症状，随着程度加重，患者除咳嗽、咳痰等慢性支气管炎症状外，常因阻塞性通气障碍而出现呼气性呼吸困难、气促、胸闷等症状。严重者肋间隙增宽，胸廓前后径加大，形成肺气肿患者特有的体征"桶状胸"。叩诊呈过清音，心浊音界缩小或消失，肝浊音界下降。触诊语音震颤减弱，听诊呼吸音减弱，呼气延长。因肺容积增大，X 线检查见双侧肺野扩大、横膈下降、透明度增加。后期由于肺泡间隔毛细血管床受压迫及数量减少，使肺循环阻力增加，肺动脉压升高，最终导致慢性肺源性心脏病。

三、支气管扩张症

支气管扩张症多见于儿童和青年。是以肺内小支气管管腔持久性扩张伴管壁纤维性增厚为特征的慢性呼吸道疾病。临床表现为长期咳嗽、大量脓痰及反复咯血等症状。

1. 病因和发病机制　支气管扩张症多继发于急、慢性呼吸道感染和支气管阻塞后，反复感染，特别是化脓性炎症常导致管壁平滑肌、弹力纤维和软骨等支撑结构破坏；同时受支气管壁外周肺组织慢性炎症所形成的纤维瘢痕组织的牵拉，最终导致支气管壁持久性扩张。此外，先天性及遗传性支气管发育不全或异常时，因支气管壁的平滑肌、弹力纤维和软骨薄弱或缺失，管壁弹性降低易致支气管扩张，如巨大气管支气管扩张症。

2. 病理变化　肉眼观：病变的支气管可呈囊状或筒状扩张（图 12-3），使肺呈蜂窝状，病变可局限于一个肺段或肺叶，也可累及双肺，以左肺下叶多见。扩张的支气管腔内常含有脓性渗出物或血性分泌物。扩张支气管周围肺组织常有不同程度的萎陷、纤维化或肺气肿。病变支气管呈筒状扩张，扩张支气管周围肺组织常有不同程度的萎陷。镜下观：支气管壁明显增厚，黏膜上皮增生伴鳞状上皮化生，可有糜烂和小溃疡形成。黏膜下血管扩张充血，淋巴细胞、浆细胞或中性粒细胞浸润，管壁遭受不同程度破坏，代之以肉芽组织和纤维组织。

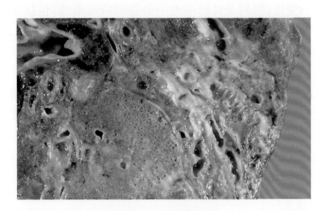

图 12-3　支气管扩张

3. 病理临床联系　受慢性炎症和化脓性炎性渗出物的刺激，支气管扩张症患者常有咳嗽、咳大量脓痰。若支气管壁血管遭破坏则可咯血，大量的咯血可致失血过多或血凝块阻塞气道，严重者可危及生命。慢性重症患者常伴严重的肺功能障碍，出现气急、发绀和杵状指等，晚期可并发肺动脉高压和慢性肺源性心脏病。

第二节　慢性肺源性心脏病

慢性肺源性心脏病简称肺心病，是指由支气管-肺组织、胸廓或肺血管病变致肺血管阻力增加，产生肺动脉高压，继而右心室结构和/或功能改变的疾病。我国发病率较高，北方地区更为常见，以冬、春季节多见，严重威胁人类健康。

一、病因和发病机制

1. 肺疾病　肺心病最常见的原因是慢性阻塞性肺疾病，其中又以慢性支气管炎并发阻塞性肺气肿最常见,占 80%～90%,其后依次为支气管哮喘、支气管扩张症等。此类疾病时肺毛细血管床减少,小血管纤维化、闭塞,使肺循环阻力增加。由于阻塞性通气障碍及肺气血屏障破坏使气体交换面积减少等均可导致肺泡氧分压降低,二氧化碳分压升高。缺氧不仅能引起肺小动脉痉挛,还能使肺血管构型改建,即发生无肌细动脉肌化、肺小动脉中膜增生肥厚等变化,进一步增大了肺循环阻力而使肺动脉压升高,最终导致右心肥大、扩张。

2. 胸廓运动障碍性疾病　较少见。严重的脊柱弯曲、类风湿性关节炎、胸膜广泛粘连及其他严重的胸廓畸形均可使胸廓活动受限而引起限制性通气障碍;肺部受压造成肺血管扭曲、肺萎陷等也可增加肺循环阻力引起肺动脉压升高及肺心病。

3. 肺血管疾病　甚少见。原发性肺动脉高压症或反复发生的肺小动脉栓塞等可直接引起肺动脉高压,导致肺心病。

4. 其他　原发性肺泡通气不足及先天性口咽畸形、睡眠呼吸暂停、低通气综合征等均可产生低氧血症,引起肺血管收缩,导致肺动脉高压,发展成慢性肺心病。

二、病理变化

1. 肺部病变　除原有肺疾病所表现的多种肺部病变外,肺心病时肺内的主要病变是肺小动脉的变化,特别是肺腺泡内小血管的构型重建,包括无肌型细动脉肌化及肌型小动脉中膜增生、肥厚,内膜下出现纵行平滑肌束等。此外,还可见肺小动脉炎,肺小动脉弹力纤维及胶原纤维增生,腔内血栓形成、机化以及肺泡间隔毛细血管数量减少等。

图片:肺心病大体

2. 心脏病变　以右心室的病变为主。心脏体积明显增大,重量增加,可达850g。肺动脉圆锥显著膨隆,心尖钝圆,主要由右心室构成。右心室壁明显肥厚,乳头肌、肉柱和室上嵴显著增粗、心室腔扩张,将左心室心尖区推向左后方,形成横位心。通常以肺动脉瓣下 2cm 处右心室前壁肌层厚度超过 5mm(正常 3～4mm)作为诊断肺心病的病理形态标准。

三、病理临床联系

肺心病发展缓慢,患者除原有肺疾病的临床症状和体征外,逐渐出现的呼吸功能不全(呼吸困难、气急、发绀)和右心衰竭(心悸、心率增快、全身贫血、肝脾肿大、下肢水肿)为其主要临床表现。病情严重者,由于缺氧和二氧化碳潴留,呼吸性酸中毒等可导致脑水肿而并发肺性脑病,出现头痛、烦躁不安、抽搐、嗜睡甚至昏迷等症状。

预防肺心病的发生,主要是对引发该病的肺部疾病进行早期治疗并有效控制其发展。右心衰竭多由急性呼吸道感染致肺动脉压增高所诱发,故积极治疗肺部感染是控制右心衰竭的关键。

第三节　肺　炎

肺炎通常指肺的急性渗出性炎症,是呼吸系统的常见病。肺炎种类繁多,根据病因不同,可分为细菌性肺炎、病毒性肺炎、支原体肺炎、真菌性肺炎和寄生虫性肺炎。根据肺部炎症发生的部位,可分为肺泡性肺炎和间质性肺炎。根据病变累及的范围,又可分为大叶性肺炎、小叶性肺炎和节段性肺炎。按病变的性质又可分为浆液性、纤维素性、化脓性、出血性、干酪性及肉芽肿性肺炎等。

一、细菌性肺炎

（一）大叶性肺炎

大叶性肺炎是主要由肺炎球菌引起的以肺泡内弥漫性纤维素渗出为主的炎症,病变始于局部肺泡,累及肺大叶的全部或大部。好发于青壮年,起病急,主要症状为寒战高热、咳嗽、胸痛、呼吸困难和咳铁锈色痰,检查有肺实变体征及外周血白细胞增多等。

1. 病因和发病机制　90%以上的大叶性肺炎是由肺炎链球菌引起,其中以 3 型最常见。此外,肺炎杆菌、金黄色葡萄球菌、流感嗜血杆菌等也可引起。肺炎链球菌存在于正常人鼻咽部,当受寒、醉酒、疲劳和麻醉时,呼吸道的防御功能减弱,机体抵抗力降低,易致细菌侵入肺泡而诱发本病。

2. 病理变化及病理临床联系　大叶性肺炎的主要病理变化为肺泡腔内的纤维素性炎,常发生于单侧肺,多见于左肺或右肺下叶。典型的自然发展过程大致可分为四期:

（1）充血水肿期:发病的第 1~2d。肉眼观,病变肺叶肿胀,暗红色。镜下观,见肺泡间隔内毛细血管弥漫性扩张充血,肺泡腔内有多量的浆液性渗出液,其内混有少量的红细胞、中性粒细胞和巨噬细胞(图 12-4)。渗出液中常可检出肺炎链球菌。此期患者因毒血症而寒战、

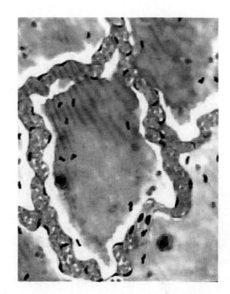

图 12-4　大叶性肺炎充血水肿期

高热及外周血白细胞计数升高。胸部 X 线检查显示片状分布的模糊阴影。

（2）红色肝样变期:一般于发病后的第 3~4d。肉眼观,肿大的肺叶充血呈暗红色,质地变实似肝脏,故称红色肝样变期。镜下观,肺泡间隔内毛细血管扩张充血更加明显,肺泡腔内则充满纤维素及大量红细胞,其间夹杂少量中性粒细胞和巨噬细胞(图 12-5)。此期渗出物中仍能检测出多量的肺炎链球菌。X 线检查可见大片致密阴影。若病变范围较广,患者动脉血中氧分压因肺泡换气和肺通气功能障碍而降低,可出现发绀、呼吸困难等缺氧症状。肺泡腔内的红细胞被巨噬细胞吞噬、崩解后,形成含铁血黄素随痰液咳出,致使痰液呈铁锈色。

（3）灰色肝样变期:发病后的第 5~6d。肉眼观,病变肺叶仍肿大,但充血消退,由红色逐渐转变为灰白色,质实如肝,故称灰色肝样变期。镜下观,肺泡腔内渗出的纤维素增多,纤维素网中有大量中性粒细胞,肺泡壁毛细血管受压(图 12-6)。此期肺泡虽仍不能充气,但病变肺组织内因肺泡间隔毛细血管受压,血流量显著减少,使静脉血氧含量不足反而减轻,故缺氧状况得以改善。患者的其他临床症状开始减轻,咳出的铁锈色痰逐渐转为脓性痰。渗出物中的致病菌被中性粒细胞吞噬杀灭,故不易检出细菌。X 线检查仍可见大片致密阴影。

（4）溶解消散期:发病后一周左右进入该期。此时机体的防御功能显著增强,病菌完全消灭。肺泡腔内中性粒细胞变性坏死,并释放出大量蛋白水解酶将渗出物中的纤维素溶解

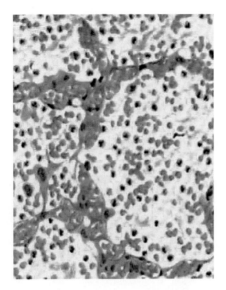
图 12-5 大叶性肺炎红色肝变期

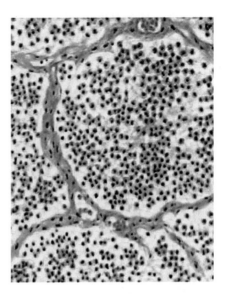
图 12-6 大叶性肺炎灰色肝变期

视频:大叶性
肺炎典型自
然发展过程

（图 12-7）。肺内实变病灶消失,病变肺组织质地较软。肺内炎症病灶完全溶解消散后,肺组织结构和功能恢复正常。患者体温下降,临床症状和体征逐渐减轻、消失,胸部 X 线检查恢复正常。此期历时 1~3 周。

　　如今,由于在大叶性肺炎的早期即开始对患者使用抗生素类药物,故已很少见到典型的四期病变过程,病程也明显缩短。

　　3. 结局和并发症　　大叶性肺炎经过及时治疗和护理,一般 7~10d 痊愈。但细菌毒力强、机体抵抗力弱、治疗和护理不及时时,可出现以下并发症:

　　（1）肺肉质变:亦称机化性肺炎。由于肺内炎性病灶中中性粒细胞渗出过少,释放的蛋白酶量不足以溶解渗出物中的纤维素,大量未能被溶解吸收的纤维素即被肉芽组织取代而机化。病变肺组织呈褐色肉样外观,故称肺肉质变。

图片:肺肉质
变镜下观

　　（2）肺脓肿及脓胸:当病原菌毒力强大或机体抵抗力低下时,由金黄色葡萄球菌和肺炎链球菌混合感染者,易并发肺脓肿,并常伴有脓胸。

　　（3）败血症或脓毒败血症:严重感染时,细菌侵入血液大量繁殖并产生毒素所致。

　　（4）感染性休克:见于重症病例,是大叶性肺炎的严重并发症。主要表现为严重的全身中毒症状和微循环衰竭,故又称中毒性肺炎或休克性肺炎,临床死亡率较高。

　　（二）小叶性肺炎

　　小叶性肺炎主要由化脓性细菌引起,是以肺小叶为病变单位的急性化脓性炎症。病变常以细支气管为中心,故又称支气管肺炎。主要发生于小

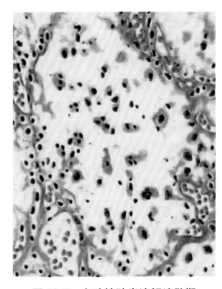
图 12-7 大叶性肺炎溶解消散期

儿、体弱老人及久病卧床者。

1. 病因和发病机制 小叶性肺炎大多由细菌引起。常见的致病菌有葡萄球菌、肺炎球菌、嗜血流感杆菌等。小叶性肺炎的发病常与上述细菌中致病力较弱的菌群有关,它们通常是口腔或上呼吸道内的常驻菌群。当患传染病或营养不良、恶病质、昏迷、麻醉和手术后等状况下,由于机体抵抗力下降,呼吸系统防御功能受损,这些细菌就经呼吸道侵入肺组织,引起小叶性肺炎。因此,小叶性肺炎常是某些疾病的并发症,如麻疹后肺炎、手术后肺炎、吸入性肺炎等。

2. 病理变化 小叶性肺炎的病变特征是以细支气管为中心的肺组织化脓性炎症。肉眼观:双肺表面和切面散在分布实变病灶,以下叶和背侧多见。病灶大小不一,直径多在1cm 左右(相当于肺小叶范围),形状不规则。严重病例,病灶可互相融合成片,有时甚至累及整个大叶。镜下观,病灶支气管、细支气管管腔及其周围的肺泡腔内出现较多中性粒细胞、少量红细胞及脱落的肺泡上皮细胞。病灶周围肺组织充血,可有浆液渗出,部分肺泡过度扩张,肺泡呈代偿性肺气肿(图 12-8、表 12-1)。

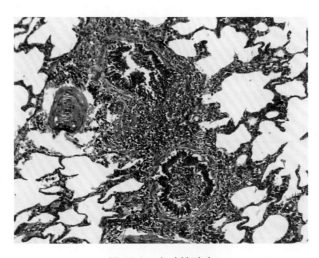

图 12-8 小叶性肺炎

表 12-1 大叶性肺炎与小叶性肺炎的区别

区别点	大叶性肺炎	小叶性肺炎
病因	肺炎链球菌	混合感染或毒力弱的肺炎链球菌
发病人群	青壮年	小儿、老人、体弱者
开始部位	肺泡	支气管、细支气管
病变范围	肺大叶	肺小叶
性质	纤维素性炎	化脓性炎
肺泡破坏	(−)	(+)
胸膜炎	(+)	(−),融合性可能有
并发症	少	稍多
临床	实变体征明显	无实变体征

3. 病理临床联系　小叶性肺炎多为其他疾病的并发症,其临床症状常被原发疾病所掩盖,但发热、咳嗽和咳痰仍是本病通常最常见的症状。炎症渗出物刺激支气管黏膜引起咳嗽,痰液往往为黏液脓痰。因病变常呈小灶性分布,故肺实变体征不明显,X线检查可见肺内散在不规则小片状模糊阴影。由于病变部位细支气管和肺泡腔内含有渗出物,听诊可闻及湿啰音。

4. 结局和并发症　及时有效治疗,本病大多可以痊愈。婴幼儿、年老体弱者,特别是并发其他严重疾病者,预后大多不良。小叶性肺炎的并发症远较大叶性肺炎多,且危险性也大,较常见的有呼吸功能不全、心功能不全、脓毒血症、肺脓肿和脓胸等。

二、支原体肺炎

支原体肺炎是由肺炎支原体引起的一种间质性肺炎。儿童和青少年发病率较高,秋、冬季发病较多,主要经飞沫传播,常为散发性,偶尔流行。患者起病较急,多有发热、乏力、咽喉痛及顽固而剧烈的咳嗽、气促和胸痛,咳痰常不显著。大多数支原体肺炎患者预后良好。肺炎支原体感染可波及整个呼吸道,引起上呼吸道炎、气管炎、支气管炎及肺炎。肉眼观,肺部病变常累及一叶肺组织,以下叶多见,也偶可波及双肺。病变主要发生于肺间质,故病灶实变不明显,呈暗红色,切面可有少量红色泡沫状液体溢出。镜下观,病变区内肺泡间隔明显增宽,血管扩张、充血,间质水肿伴大量淋巴细胞、单核细胞和少量浆细胞浸润。通常肺泡腔内无炎细胞渗出或仅见少量浆液。

知识窗

军团菌性肺炎

1976年美国退伍军人协会集会,发生一种原因不明的重症肺炎暴发流行,死亡率极高。从尸检肺中查出立克次体样微生物,后证实为G^-杆菌,并命名为嗜肺军团菌。

三、病毒性肺炎

病毒性肺炎常由上呼吸道病毒感染向下蔓延所致,引起该类肺炎常见的病毒有流感病毒,其次为呼吸道合胞病毒、腺病毒、单纯疱疹病毒等。除流感病毒外,其余病毒所致肺炎多见于儿童。此类肺炎发病临床症状差别较大,除有发热和全身中毒症状外,还表现为频繁咳嗽、气急等。病毒性肺炎主要表现为肺间质的炎症。肉眼观,病变常不明显,病变肺组织因充血水肿而轻度肿大。镜下观,肺泡间隔明显增宽,其内血管扩张、充血,间质水肿及淋巴细胞、单核细胞浸润,肺泡腔内一般无渗出物或仅有少量浆液。病变较严重时,肺泡腔内则出现由浆液、少量纤维素、红细胞及巨噬细胞混合成的渗出物。某些病例渗出现象明显,其肺泡腔内渗出的浆液常浓缩,在肺泡腔面形成一层红染的膜状物,称为透明膜。此外,细支气管上皮和肺泡上皮也可增生、肥大,并形成多核巨细胞。在增生的上皮细胞和多核巨细胞内可见病毒包涵体。病毒包涵体呈圆形或椭圆形,约红细胞大小,其周围常有一清晰的透明晕(图12-9)。检见病毒包涵体是病理组织学诊断病毒性肺炎的重要依据。

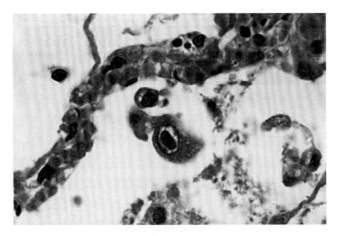

图 12-9　病毒包涵体
病毒包涵体呈圆形或者椭圆形,约红细胞大小,其周围常有一清晰的透明晕。

第四节　肺　癌

肺癌起源于支气管黏膜上皮或肺泡上皮。大多数肺癌起源于支气管黏膜上皮,故亦称支气管肺癌。近 50 年以来肺癌的发病率和死亡率一直呈明显上升趋势。在工业发达国家和我国的大城市中,肺癌的发病率已居男性肿瘤的首位。在 20 世纪末,肺癌已成为恶性肿瘤死因中的首位。肺癌的发病年龄大多超过 40 岁,男性居多,由于近年来女性吸烟者不断增多,女性肺癌的发病率近年明显增加。

一、病因

肺癌的病因复杂,目前认为主要与以下因素有关:

1. 吸烟　现世界公认吸烟是肺癌致病的最危险因素之一。大量研究已证明吸烟者肺癌的发病率比普通人高 20~25 倍,且与吸烟的量和吸烟时间的长短正相关。香烟燃烧的烟雾中含有的化学物质超过上千种,其中已确定的致癌物质有尼古丁、焦油等。此外,放射性元素碳-14 及砷、镍等也都有致癌作用。通过降低焦油含量或加用过滤嘴使烟草中致癌成分发生改变,则肺癌的组织学类型也能发生变化,更证明吸烟与肺癌发生密切相关。

2. 空气污染　大城市和工业区肺癌的发病率和死亡率都较高,主要与交通工具或工业排放的废气或粉尘污染空气密切相关,污染的空气中致癌物的含量均较高。有资料表明,肺癌的发病率与空气中 3,4-苯丙芘的浓度呈正相关。此外,吸入家居装饰材料散发的氡等物质也是肺癌发病的危险因素。

3. 职业因素　从事某些职业的人群,如长期接触放射性物质(铀)或吸入含石棉、镍、砷等化学致癌粉尘的工人,肺癌发生率明显增高。

目前,已知各种致癌因素主要是作用于基因,引起基因改变而导致正常细胞癌变。已查明肺癌患者中约有 20 种癌基因发生突变或抑癌基因失活,如在小细胞肺癌和肺腺癌中发生突变的主要癌基因分别是 *c-myc* 和 *k-ras*,两种类型肺癌中都存在抑癌基因 *p53* 的失活。

二、病理变化

1. **大体类型**　根据肿瘤在肺内分布部位,可将肺癌分为中央型、周围型和弥漫型三个主要类型。这种分型与临床 X 线分型基本一致。

视频:肺癌肉眼分型

（1）中央型(肺门型):肺癌发生于主支气管或叶支气管,在肺门部形成肿块。此型最常见,占肺癌总数的 60%~70%。早期,病变气管壁可弥漫增厚或形成息肉状或乳头状肿物突向管腔,使气管腔狭窄或闭塞。随病情进展,肿瘤破坏气管壁向周围肺组织浸润、扩展,在肺门部形成包绕支气管的巨大肿块（图 12-10）。同时,癌细胞经淋巴管转移至支气管旁和肺门淋巴结,肿大的淋巴结常与肺门肿块融合。

（2）周围型:起源于肺段或其远端支气管,在靠近胸膜的肺周边部形成孤立的结节状或球形癌结节,直径通常在 2~8cm,与支气管的关系不明显（图 12-11）。该型占肺癌总数的 30%~40%,发生淋巴结转移常较中央型晚,但可侵犯胸膜。

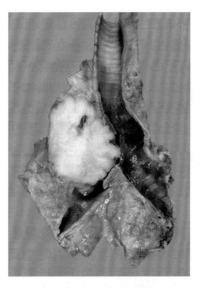

图 12-10　中央型肺癌

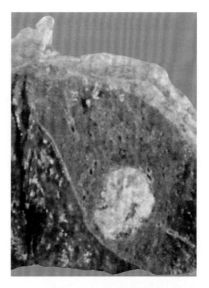

图 12-11　周围型肺癌

（3）弥漫型:较少见,仅占全部肺癌的 2%~5%。癌组织起源于末梢的肺组织,沿肺泡管及肺泡弥漫性浸润生长,形成多数粟粒大小结节,布满大叶的一部分或全肺叶;也可形成大小不等的多发性结节,散布于多个肺叶内,易与肺转移癌混淆。

2. **组织学类型**　肺癌病理学分类采用的是 2004 年世界卫生组织（WHO）修订的肺癌分类标准,将细胞类型分为 9 种（表 12-2）。

表 12-2　肺癌病理学分类（WHO 2004）

1	鳞状细胞癌	6	肉瘤样癌
2	小细胞癌	7	类癌
3	腺癌	8	唾液腺型癌
4	大细胞癌	9	未分类癌
5	腺鳞癌		

肺癌常见组织学类型有以下几种：

（1）鳞状细胞癌：为肺癌中最常见的类型，占肺癌手术切除标本的60%以上，其中80%~85%为中央型肺癌。患者绝大多数为中老年人且大多有吸烟史。该型多发生于段以上大支气管，纤维支气管镜检查易被发现。根据分化程度，又可分为高分化、中分化和低分化鳞癌。高分化者，癌巢中有角化珠形成，常可见到细胞间桥；中分化时有细胞角化，但无角化珠形成，可有细胞间桥；低分化鳞癌癌巢界限不甚明显，细胞异型性大，无细胞内角化及角化珠。

（2）腺癌：肺腺癌的发病率仅次于鳞癌。近年来统计资料表明其发病率有明显升高趋势，部分地区两者的发病率已不相上下。肺腺癌女性患者相对多见，约占一半以上。肺腺癌通常发生于较小支气管上皮，故大多数为周围型肺癌。肿块通常位于胸膜下，境界不甚清晰，常累及胸膜。腺癌伴纤维化和瘢痕形成较多见，有人称此为瘢痕癌，并认为是对肿瘤出现的间质胶原纤维反应。肺腺癌临床治疗效果及预后不如鳞癌，手术切除后5年存活率不到10%。镜下观，癌组织分化程度不等，分化最好者为细支气管肺泡癌。此型肉眼观多为弥漫型或多结节型，镜下见癌细胞沿肺泡壁、肺泡管壁，有时也沿细支气管壁呈单层或多层生长、扩展，形似腺样结构，常有乳头形成；肺泡间隔大多未被破坏，故肺泡轮廓依然保留。分化中等的肺腺癌常有的形态学特征是有腺管或乳头形成及黏液分泌，根据它们在癌组织中所占比例又可分为腺泡型、乳头状和实体黏液细胞型等亚型。低分化肺腺癌常无腺样结构，呈实心条索状，分泌现象少见，细胞异型明显。

（3）腺鳞癌：较少见，占肺癌总数10%左右。肺癌组织内含有腺癌和鳞癌两种成分，且在数量上大致相等。现认为此型肺癌发生于支气管上皮的具有多种分化潜能的干细胞，故可分化形成两种不同类型的癌组织。

（4）小细胞癌：小细胞肺癌又称小细胞神经内分泌癌，过去称为小细胞未分化癌，现已废用。此类型占全部肺癌的10%~20%。患者多为中、老年人，80%以上为男性，且与吸烟密切相关。这是肺癌中恶性程度最高的一型，生长迅速，转移早，存活期大多不超过1年。手术切除效果差，但对放疗及化疗敏感。小细胞癌多为中央型，常发生于大支气管，向肺实质浸润生长，形成巨块。镜下观，癌细胞小，常呈圆形或卵圆形，似淋巴细胞；也可呈梭形或燕麦形，胞质少，似裸核。癌细胞呈弥漫分布或呈片状、条索状排列，称燕麦细胞癌（图12-12）；有时也可围绕小血管形成假菊形团结构。电镜下观，66%~90%病例的癌细胞胞质可见神经

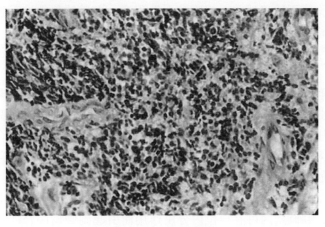

图12-12 小细胞癌

分泌颗粒,是一种异源性神经内分泌肿瘤。

(5) 大细胞癌:大细胞肺癌又称为大细胞未分化癌,占肺癌总数 15%~20%。半数大细胞癌发生于大支气管,肿块常较大。镜下观,癌组织常呈实性团块或片状,或弥漫分布。癌细胞体积大,胞质丰富,通常均质淡染,也可呈颗粒状或胞质透明。核圆形、卵圆形或不规则形,染色深,异型明显,核分裂象多见。光镜下观,癌组织无任何腺癌或鳞癌分化的组织学形态特点,但电镜证实其为低分化腺癌或鳞癌,其中前者更多见。也有部分大细胞癌呈神经内分泌分化,故又称之为大细胞神经内分泌癌。大细胞肺癌恶性程度高,生长迅速,转移早而广泛,生存期大多在 1 年之内。

(6) 肉瘤样癌:为近年来 WHO 新列出的一种肺癌类型,少见,高度恶性。癌组织分化差,根据其细胞形态特点和构成成分又可分为多形性癌、梭形细胞癌、巨细胞癌和癌肉瘤等多种亚型。

 知识窗

早期肺癌和隐性肺癌

近年来国内外对早期肺癌和隐性肺癌进行了较多研究。一般认为发生于段支气管以上的大支气管中央型早期肺癌,其癌组织仅局限于管壁内生长,包括腔内型和管壁浸润型,后者不突破外膜,未侵及肺实质,且无局部淋巴结转移。发生于小支气管的周边型早期肺癌,在肺组织内呈结节状,直径小于 2cm,无局部淋巴结转移。隐性肺癌一般指肺内无明显肿块,影像学检查阴性,而痰细胞学检查癌细胞阳性,手术切除标本经病理学证实为支气管黏膜原位癌或早期浸润癌,无淋巴结转移。

三、扩散途径

1. 直接蔓延   中央型肺癌常直接侵犯纵隔、心包及周围血管,或沿支气管向同侧甚至对侧肺组织蔓延。周围型肺癌可直接侵犯胸膜并侵入胸壁。

2. 转移   肺癌淋巴道转移常发生较早,且扩散速度较快。癌组织首先转移到支气管旁、肺门淋巴结,再扩散到纵隔、锁骨上、腋窝及颈部淋巴结。周围型肺癌时癌细胞可进入胸膜下淋巴丛,形成胸膜下转移灶并引起胸腔血性积液。血道转移常见于脑、肾上腺、骨等器官和组织,也可转移至肝、肾、甲状腺和皮肤等处。

四、病理临床联系

肺癌常因早期症状不明显而失去及时就诊机会。部分患者因咳嗽、痰中带血、胸痛、特别是咯血而就医,此时疾病多已进入中晚期。患者的症状和体征与肿瘤部位、大小及扩散的范围有关,癌组织压迫支气管可引起远端肺组织局限性萎缩或肺气肿;若合并感染则引发脓肿形成;癌组织侵入胸膜除引起胸痛外,还可致血性胸腔积液;侵入纵隔可压迫上腔静脉,导致面颈部水肿及颈胸部静脉曲张。位于肺尖部的肿瘤常侵犯交感神经链,引起病侧眼睑下垂、瞳孔缩小和胸壁皮肤无汗等交感神经麻痹症状;侵犯臂丛神经可出现上肢疼痛和肌肉萎缩等。神经内分泌型肺癌,因可有异位内分泌作用而引起副肿瘤综合征。尤其是小细胞肺癌能分泌大量 5-羟色胺而引起类癌综合征,表现为支气管痉挛、阵发性心动过速、水样腹泻和皮肤潮红等。此外,患者还可以出现肺性骨关节病(杵状指、骨关节痛、骨膜增生等)、肌无力综合征和类 Cushing 综合征等。

肺癌患者预后大多不良,早发现、早诊断、早治疗对于提高治愈率和生存率至关重要。40 岁以上,特别是长期吸烟者,若出现咳嗽、气急、痰中带血和胸痛或刺激性咳嗽、干咳无痰等症状应高度警惕并及时进行 X 线、痰液细胞学检查及肺纤维支气管镜检查及病理活体组织检查,以期尽早发现,提高治疗效果。

临床应用

及时警惕肺癌可能

早期肺癌往往无任何症状,没有特异性。如患者出现超过 2 周经治不愈的呼吸道症状尤其是血痰、干咳,或原有的呼吸道症状改变,要警惕肺癌的可能。

第五节 呼 吸 衰 竭

呼吸衰竭是指外呼吸功能严重障碍,导致机体在海平面静息呼吸状态下,动脉血氧分压(PaO_2)低于 60mmHg(8kPa)伴有或不伴有二氧化碳分压(PCO_2)高于 50mmHg(6.65kPa)的病理过程。它是呼吸功能不全的晚期失代偿阶段。

根据血气变化的特点分 I 型(低氧血症型)和 II 型(低氧血症伴高碳酸血症型);根据病变部位分中枢性和周围性;根据病程缓急分急性和慢性呼吸衰竭。

临床应用

血 气 分 析

血气分析是医学上常用来判断机体是否存在酸碱平衡失调以及缺氧和缺氧程度等的一种检查方法。血气分析在急性呼吸衰竭诊疗、外科手术、抢救与监护过程中发挥着至关重要的作用。血气分析最佳标本是动脉血,常选择肱动脉、股动脉、前臂动脉等部位进行采血。

一、原因及发生机制

各种原因引起通气和/或换气过程障碍,而导致呼吸衰竭。

(一)肺通气功能障碍

1. 限制性通气障碍　是指肺泡扩张受限制,所引起肺泡通气不足。其发生机制:①呼吸肌活动障碍。脑部病变(脑外伤、脑出血、脑炎等)或药物(镇静药、麻醉药等)过量,使呼吸中枢受损害或抑制;神经肌肉疾病(重症肌无力、低血钾等)累及呼吸肌引起吸呼肌活动障碍时,均可导致肺泡限制性通气障碍。②胸廓和肺的顺应性降低。胸廓畸形、胸膜增厚或胸腔积液、气胸等使胸廓顺应性降低;严重肺纤维化或肺泡表面活性物质减少,降低肺顺应性,限制性通气不足。

2. 阻塞性通气障碍　是指气道狭窄或阻塞引起肺泡通气不足。可分:①中央性气道阻塞。是指气管分叉以上的气道阻塞。阻塞若位于胸外(声带麻痹、炎症等),吸气时,气流经病灶引起的压力下降,使气道内压明显小于大气压,故使气道狭窄加重,患者表现出吸气性呼吸困难;阻塞如位于胸内,呼气时则可因胸内压大于气道内压而加重阻塞,患者表现出呼气性呼吸困难。②外周性气道阻塞。细支气管无软骨支撑,与管周的肺泡结构又紧密相连,呼气时,小气道缩短变窄。故患者常发生呼气性呼吸困难。常见于慢性阻塞性肺疾病等。

视频:中央气道阻塞

通气功能障碍其共同特点是肺泡通气量减少,氧的吸入和二氧化碳的排出均发生障碍。所以,血气变化为PaO_2降低,伴有PCO_2增高,属Ⅱ型呼吸衰竭。

（二）肺换气功能障碍

肺换气功能障碍包括弥散障碍、肺泡通气与血流比例失调和解剖分流增加。

1. 弥散障碍　①肺泡膜面积减少:当肺泡膜面积减少50%以上时,引起换气功能障碍,如肺实变、肺不张、肺叶切除等;②肺泡膜厚度增加:当肺水肿、肺泡透明膜形成、肺纤维化等,因肺泡膜厚度增加而影响气体弥散。由于二氧化碳弥散速度比氧快得多,单纯弥散障碍引起的血气变化有PaO_2降低,不伴有PCO_2增高,属Ⅰ型呼吸衰竭。

2. 肺泡通气与血流比例失调　正常人在静息状态下,肺泡通气量约为4L/min,肺血流量约为5L/min,两者的比率为0.8左右。肺泡通气血流比例失调有两种基本形式(图12-13、图12-14):

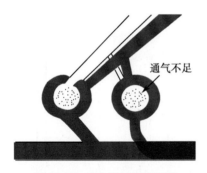

图 12-13　部分肺泡通气不足

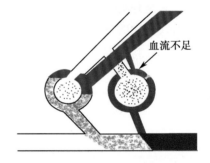

图 12-14　部分肺泡血流不足

（1）部分肺泡通气不足:常见于支气管哮喘、慢性支气管炎、阻塞性肺气肿等病变,导致肺泡通气分布的严重不均,病变重的部分肺泡通气明显减少而血流未相应减少,肺泡通气血流比率降低,流经这部分肺泡的静脉血未经充分氧合便掺入动脉血内。类似于肺动-静脉短路,又称功能性分流。

（2）部分肺泡血流不足:常见于肺动脉栓塞、肺泡壁毛细血管减少等,血流少而通气无相应减少,吸入的空气没有充分参与气体交换,与气道内的情况类似,又称无效腔样通气。

3. 解剖分流增加　见于严重创伤、休克、肺实变和肺不张等时,肺内动-静脉短路开放,流经的血液未进行气体交换而掺入动脉血,类似解剖分流。

临床上,呼吸功能不全往往是几种因素同时存在或先后发挥作用。如慢性阻塞性肺气肿是阻塞性通气障碍,肺气肿肺泡间隔断裂,肺泡膜面积减少导致气体弥散障碍,间隔破坏肺毛细血管网减少,又导致肺泡通气与血流比例失调等。

视频:通气血流

二、呼吸衰竭时机体代谢及功能变化

（一）酸、碱平衡及电解质紊乱

1. 代谢性酸中毒　见于严重缺氧，无氧代谢增加，酸性代谢产物增多。

2. 呼吸性酸中毒　大量二氧化碳潴留。

3. 呼吸性碱中毒　缺氧引起肺通气过度，可发生呼吸性碱中毒。

（二）呼吸系统变化

呼吸系统变化多由原发疾病引起。患者出现潮式呼吸、间歇呼吸、抽泣样呼吸等；低氧或高碳酸血症作用于颈动脉体与主动脉体化学感受器，反射性引起呼吸加深加快。但 PaO_2 低于 4.0kPa（30mmHg）或 PCO_2 超过 12.0kPa（90mmHg）时，将损害或抑制呼吸中枢。

（三）循环系统变化

缺氧和二氧化碳潴留可反射性兴奋心血管运动中枢，使心率加快，心肌收缩力增强；严重缺氧和二氧化碳潴留时，可直接抑制心血管中枢和心脏的活动；扩张血管，导致血压下降、心收缩力降低和心律失常等。

（四）脑功能变化

当 PaO_2 迅速降至 5.33~6.66kPa（40~50mmHg）以下时，或伴有 PCO_2 超过 10.7kPa（80mmHg）时，患者出现头痛、不安、定向与记忆障碍、精神错乱、嗜睡、惊厥和昏迷等中枢神经功能障碍，称为肺性脑病。

（五）肾功能变化

轻者尿中出现蛋白、红细胞、白细胞及管型等，重者可发生急性肾衰竭，出现少尿、氮质血症和代谢性酸中毒等。由于缺氧与高碳酸血症反射性引起肾血管收缩，使肾血流量严重减少所致。

（六）胃、肠道变化

严重缺氧可使胃壁血管收缩，降低胃黏膜的屏障作用；二氧化碳潴留可增强胃壁细胞碳酸酐酶活性，使胃酸分泌增多，故患者可出现胃肠道黏膜糜烂、坏死、出血与溃疡形成等变化。

三、呼吸衰竭患者的吸氧治疗

Ⅰ型呼吸衰竭只存在动脉血氧分压的降低；Ⅱ型呼吸衰竭在低氧血症时伴高碳酸血症。因此呼吸衰竭患者进行吸氧治疗时，应做到以下注意事项：①Ⅰ型呼吸衰竭患者无二氧化碳潴留，中枢对二氧化碳有正常的反应性，根据缺氧的轻、中、重度程度，可分别给予低浓度到高浓度吸氧，即 1~5L/min；②Ⅱ型呼吸衰竭患者低氧伴有二氧化碳潴留，呼吸中枢对二氧化碳的敏感性降低，主要靠缺氧来刺激，只能采取控制性给氧，即持续低流量吸氧，1~2L/min。③急性呼吸衰竭，如呼吸心搏骤停、电击、溺水、中毒后呼吸抑制，成人呼吸窘迫综合征等，应给予50%以上高浓度氧或行高压氧治疗。

图片：氧疗护理注意事项

文档：病例讨论

思考题

1. 如何运用慢性阻塞性肺疾病的病理知识点在护理实践中指导患者,避免肺心病的发生?

2. 如何运用肺癌相关的病理学知识,在护理实践中对患者进行健康宣教?

课件

自测题

（罗　雪　陈晓笑）

第十三章 心血管系统疾病

┌─ 学习目标 ───┐

　　掌握:动脉粥样硬化、高血压病、风湿病的病理变化;心力衰竭、心脏紧张源性扩张的
概念。
　　熟悉:动脉粥样硬化、高血压、风湿病的病因及临床表现;心力衰竭发生原因、诱因、
机体的代偿变化、病理临床联系。
　　了解:感染性心内膜炎、心瓣膜病的病理变化;心力衰竭分类和发病机制。

└──┘

　　心血管系统疾病是危害人类健康与生命的最大一组疾病。在人类各种疾病的发病率和
死亡率中,心血管系统疾病占第一位。在我国心血管系统疾病在总死亡率中仅次于肿瘤,居
第二位。本章主要介绍最常见的心血管疾病。

第一节　动脉粥样硬化

　　动脉粥样硬化(atherosclerosis,AS)是心血管系统最常见的血管病变。AS 主要累及大动
脉、中动脉,病变特征是血中脂质在动脉内膜沉积,引起内膜灶性纤维性增厚及粥样斑块形
成,使动脉壁变硬,管腔狭窄,并引起一系列继发性病变,发生在心、肾、脑等器官的动脉粥样
硬化对人体危害大。我国 AS 发病率呈上升趋势。

一、病因和发病机制

(一)危险因素

　　AS 确切病因至今仍不十分清楚,下列因素被视为危险因素。

　　1. 高脂血症　　高脂血症尤其是高胆固醇和高甘油三酯血症是 AS 的最主要危险因素。
实验证明,高脂饮食可诱发动物实验性 AS 斑块形成。流行病学研究表明,AS 严重程度随血
浆胆固醇水平的升高呈线性加重,血浆胆固醇浓度与冠心病(coronary heart disease,CHD)死
亡率及其危险程度呈正相关。长期控制血胆固醇在合适的水平,可预防 AS,降低血胆固醇
可以减少动脉粥样斑块的形成。血脂以脂蛋白(lipoprotein,Lp)的形式在血液循环中进行转
运,因此高脂血症实际上是高脂蛋白血症。低密度脂蛋白(low-density lipoprotein,LDL)是
AS 和 CHD 的主要致病因素。极低密度脂蛋白(very low-density lipoprotein,VLDL)和乳糜微
粒(chylomicron,CM)也与 AS 发生有密切关系。高密度脂蛋白(high-density lipoprotein,

HDL)或高密度脂蛋白胆固醇(high density lipoprotein cholesterol,HDL-C)有抗氧化作用,防止 LDL 氧化,并可通过竞争机制抑制 LDL 与血管内皮细胞受体结合而减少其摄取,因此,HDL 和 HDL-C 具有抗 AS 和 CHD 发病作用。不同脂蛋白在 AS 发病中的不同作用还与其载脂蛋白(apolipoprotein,Apo)有关。目前认为 LDL、中间密度脂蛋白(intermediate density lipoprotein,IDL)、VLDL、甘油三酯(triacylglycerol,TG)和 Apo B 的异常升高与 HDL、HDL-C 及 Apo A-I 的降低同时存在,是高危险性的血脂蛋白综合征,对 AS 发生发展具有极为重要的意义。

2. **高血压**　血压升高是冠心病的危险因素,并与其他危险因素有协同作用。与无高血压患者相比,AS 发病较早,病变较重。高血压时血流对血管壁的机械性压力和冲击作用较强;血压能直接影响动脉壁结缔组织代谢;高血压可引起内皮损伤和/或功能障碍,使内膜对脂质的通透性增加;与高血压发病有关的肾素、儿茶酚胺和血管紧张素等也可改变动脉壁代谢,导致血管内皮损伤,从而促进 AS 发生和发展。

3. **吸烟**　吸烟是 AS 的危险因素之一,是心肌梗死主要的危险因子。大量吸烟导致内皮细胞损伤和血内一氧化碳(CO)浓度升高,碳氧血红蛋白增多。血中 CO 的升高刺激内皮细胞释放生长因子(growth factor,GF),促使中膜平滑肌细胞(smooth muscle cell,SMC)向内膜迁入、增生,参与 AS 的发生。大量吸烟可使血中 LDL 易于氧化,氧化 LDL(oxidized-LDL,ox-LDL)有更强的致 AS 的作用。烟内含有一种糖蛋白,可激活凝血因子XII及某些致突变物质,后者可引起血管壁 SMC 增生。吸烟可以增强血小板聚集功能、升高血中儿茶酚胺浓度及降低 HDL 水平。这些都有助于 AS 发生。

4. **致继发性高脂血症性疾病**　糖尿病患者血中 TG、VLDL 水平明显升高,而 HDL 水平降低,与 AS 和 CHD 关系极为密切。高血糖可致 LDL 糖基化和高甘油三酯血症,后者易产生小而密低密度脂蛋白(small dense Low Density Lipoprotein,sdLDL)并被氧化,有利于 LDL 促进血单核细胞迁入内膜而转为泡沫细胞。血中胰岛素水平越高,HDL 含量越低,冠心病发病率和死亡率越高。

5. **遗传因素**　家族性高胆固醇血症、家族性脂蛋白脂酶缺乏症等患者 AS 的发病率显著高于对照组,提示遗传因素是 AS 的危险因素。已知约有 200 多种基因可能对脂质的摄取,代谢和排泄产生影响。这些基因及其产物的变化和饮食因素的相互作用可能是高脂血症的最常见原因。LDL 受体的基因突变可引起家族性高胆固醇血症;家族性高甘油三酯血症的不同亚型则分别与脂蛋白脂肪酶(lipoprotein lipase,LPL)基因缺陷或载脂蛋白 C-II(ApoC-II)基因缺陷有因果关系。

6. **其他因素**

(1) 年龄:AS 检出率和病变程度的严重性随年龄增加而增高,并与动脉壁的增龄性变化有关。

(2) 性别:女性绝经前 HDL 水平高于男性,LDL 水平低于男性,患冠心病概率低于同龄组男性。绝经后,两性间发病率差异消失。

(3) 体重超重或肥胖。

(4) 感染:有实验报道某些病毒可能与 AS 发生有关。

临床应用

饮食、心态、运动与冠心病

冠心病的发病和高脂血症、高血压、肥胖、心理因素有关,护理工作者应指导患者:进食低脂肪、低热量、低糖、低盐、多维生素饮食;少饮酒;保持积极乐观的心态;保持适量运动锻炼。

（二）发病机制

AS 的发病机制至今尚未阐明,目前提出的学说主要包括脂源性学说、平滑肌突变学说、炎症学说、内皮损伤学说、单核-巨噬细胞作用学说等。但任何一种学说均不能单独而全面地解释 AS 的发病机制。说明本病的发病机制是复杂的、也可能是多机制的。现将有关 AS 发生机制归纳如下:

血脂异常是 AS 发病的始动性环节。高脂血症在动脉粥样硬化发病中的作用机制主要与 LDL 的氧化修饰有关。特别是内皮细胞和单核/巨噬细胞可使 LDL 氧化修饰而成为 ox-LDL,可与单核/巨噬细胞的清道夫受体结合使之形成泡沫细胞(foam cell,FC);对血液中的单核细胞具有较强的趋化作用;通过内皮细胞黏附分子增加单核细胞的黏附;刺激各种生长因子和细胞因子的产生;对内皮细胞和 SMC 产生细胞趋化性等。在 ox-LDL、单核细胞趋化蛋白 1(monocyte chemoattractant protein-1,MPC-1)、血小板衍生生长因子(platelet derived growth factor,PDGF)、成纤维细胞生长因子(fibroblast growth factor,FGF)、肿瘤坏死因子(tumor necrosis factor,TNF)、转化生长因子-a(Transforming growth factor-a,TGF-a)、凝血酶、内皮素(endothelin,ET)等因子影响下,血中的单核细胞通过内皮黏附分子如细胞间黏附分子(intercellular adhesion molecule-1,ICAM-1)、血管细胞黏附分子(vascular cell adhesion molecule-1,VCAM-1),黏附于损伤内皮表面,迁入内皮下间隙,转化成巨噬细胞,形成巨噬细胞源性泡沫细胞。在渗入脂质的刺激、附着于内皮的血小板、单核细胞、内皮细胞以及 SMC 自身产生的一些 GF(如 IL-1、TNF、PDGF 等)和 SMC 源性趋化因子基质细胞衍生因子(stromal cell-derived factor,SDF)的作用下,动脉中膜的 SMC 经内弹力膜窗孔迁入内膜并增生,形成平滑肌细胞源性泡沫细胞(图 13-1)。此外,修饰的脂质(如 ox-LDL)具有细胞毒作用,使泡沫细胞坏死、崩解,致使局部出现脂质池和分解脂质产物(如游离胆固醇)等。这些物质与局

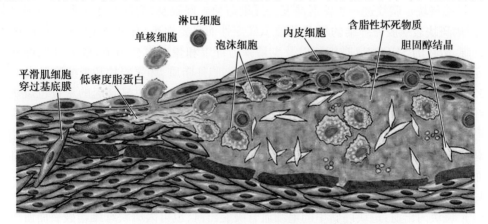

图 13-1 单核细胞和平滑肌细胞迁入内膜及泡沫细胞形成模式图

部的载脂蛋白、分解脂质产物共同形成粥样物,从而出现粥样斑块并诱发局部炎症反应,压迫中膜使之萎缩和促使外膜毛细血管增生、T淋巴细胞浸润及纤维化。

 知识窗

"好胆固醇"与"坏胆固醇"

　　过量的胆固醇会在血管壁沉积引起动脉粥样硬化。不过胆固醇亦有"好""坏"之分,所谓"好"胆固醇是指高密度脂蛋白胆固醇(HDL-C),它负责把胆固醇带回肝脏分解代谢,较高的HDL-C水平可帮助降低冠心病的危险性。所谓"坏"胆固醇是指低密度脂蛋白胆固醇(LDL-C),它负责把胆固醇携带到血管内壁,较高的LDL-C水平可促进血管发生"粥样硬化"。

二、基本病理变化

　　动脉粥样硬化的基本病理变化分为脂纹期、纤维斑块期、粥样斑块期和继发性病变。

　　1. 脂纹　是AS的肉眼可见的早期病变,最早可出现于儿童期。肉眼观,黄色斑点或条纹,平坦或略为隆起于内膜面。镜下观,脂纹处内皮细胞下有充满脂质的泡沫细胞大量聚集(图13-2)。泡沫细胞体积较大,胞质呈空泡状,来源于巨噬细胞和平滑肌细胞。

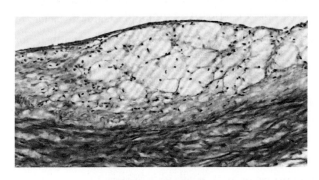

图 13-2　泡沫细胞

　　2. 纤维斑块　脂纹进一步发展演变为纤维斑块。肉眼观,为隆起于内膜表面的灰黄色斑块,后因斑块表层胶原纤维的增多及玻璃样变性而呈瓷白色,如蜡滴状。镜下观,由大量胶原纤维、散在的SMC和巨噬细胞以及少量弹力纤维和蛋白聚糖组成,胶原纤维可发生玻璃样变性,称之纤维帽;纤维帽下方由泡沫细胞、细胞外脂质、坏死碎片和炎细胞组成。

　　3. 粥样斑块　粥样斑块亦称粥瘤。肉眼观,动脉内膜面见明显隆起的灰黄色斑块。切面见纤维帽的下方有黄色粥糜样物(图13-3)。镜下观,在玻璃样变的纤维帽的深部为大量无定形坏死物质,其中可见胆固醇结晶(H-E染色切片中为针形或梭形空隙)及钙化(图13-4)。坏死物底部及周边可见肉芽组织、少量泡沫细胞和淋巴细胞。病灶处中膜平滑肌受压萎缩而变薄。外膜可见毛细血管新生、结缔组织增生及淋巴细胞、浆细胞浸润。

　　4. 继发性病变　继发性病变指在纤维斑块和粥样斑块的基础上的继发改变,包括:

　　(1) 斑块内出血:斑块内新生的毛细血管破裂出血,也可因斑块纤维帽破裂而血液流入斑块,形成斑块内血肿,使斑块进一步隆起,甚至使管径完全闭塞,导致急性供血中断。

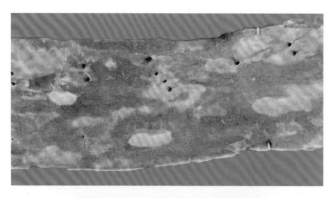

图 13-3　主动脉粥样硬化(粥样斑块)

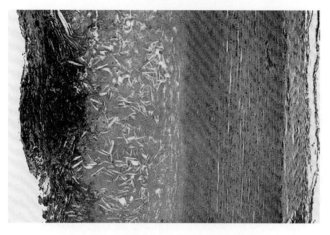

图 13-4　动脉粥样硬化(胆固醇结晶)

（2）斑块破裂:破裂常发生在斑块周边部,因该处纤维帽最薄,抗张力差。斑块破裂粥样物自裂口处排入血流,引起栓塞,遗留粥瘤性溃疡而易导致血栓形成。

（3）血栓形成:病灶处内皮细胞受损和粥瘤性溃疡,使动脉壁胶原纤维暴露,促进血栓形成,引起病变动脉的狭窄,甚至阻塞管腔导致梗死形成。

（4）钙化:钙化多发生在陈旧的病灶内。钙盐沉着在纤维帽及粥瘤灶内。钙化导致动脉壁变硬变脆,易于破裂。

（5）动脉瘤形成:严重粥样斑块由于其底部中膜平滑肌萎缩变薄,弹性减弱,不能承受血流压力而向外局限性扩张,形成动脉瘤,动脉瘤破裂可致大出血。另外,血流可从粥瘤溃疡处侵入主动脉中膜,或中膜内血管破裂出血,均可造成中膜撕裂,形成夹层动脉瘤。

（6）血管管腔狭窄:因粥样斑块导致管腔狭窄,引起供血区血量减少,致相应器官缺血。

三、冠状动脉粥样硬化

（一）冠状动脉粥样硬化症

冠状动脉粥样硬化症是 AS 中对人类构成威胁最大的血管病变。一般较主动脉粥样硬化症晚发 10 年。冠状动脉粥样硬化是最常见的狭窄性冠状动脉疾病,好发部位以左冠状动脉前降支最多,其余依次为右主干、左主干或左旋支、后降支。病变常呈节段性,多发生于血管的心壁侧,斑块多呈新月形,管腔呈偏心性不同程度的狭窄(图 13-5)。按管腔狭窄程度可

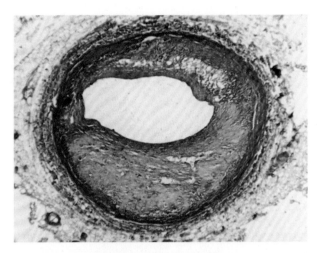

图 13-5　冠状动脉粥样硬化

分为 4 级：Ⅰ级，≤25%；Ⅱ级，26%~50%；Ⅲ级，51%~75%；Ⅳ级，>76%。

冠状动脉粥样硬化常伴发冠状动脉痉挛使原有的管腔狭窄程度加剧，甚至导致供血的中断，引起心肌缺血及相应的心脏病变（如心绞痛、心肌梗死等），并可成为心源性猝死的原因。

（二）冠状动脉粥样硬化性心脏病

冠状动脉性心脏病（coronary artery heart disease，CHD）简称冠心病，是指因冠状动脉狭窄所致心肌缺血而导致的疾病。CHD 是多种冠状动脉病的结果，但冠状动脉粥样硬化占冠状动脉性心脏病的绝大多数（95%~99%）。因此，习惯上把 CHD 视为冠状动脉粥样硬化性心脏病的同义词。心肌的短暂性缺血可引起心绞痛，持续性缺血可引起心肌梗死，甚至猝死。CHD 按照病理临床表现分为四种类型：

1. 心绞痛　是冠状动脉供血不足和/或心肌耗氧量骤增致使心肌急性、暂时性缺血、缺氧所导致的临床综合征。临床表现为阵发性心前区疼痛或压迫感，常放射至左肩和左臂。持续数分钟，休息或用硝酸酯剂而缓解。心绞痛产生疼痛的原因是由于心肌缺血、缺氧而造成代谢不全的酸性产物或多肽类物质堆积，刺激局部神经末梢，产生疼痛。

心绞痛根据引起的原因和疼痛程度，分为：①稳定性心绞痛，又称轻型心绞痛，一般不发作，可稳定数月。仅在重体力、脑力劳动或其他原因所致一过性心肌耗氧量增高时出现症状。②不稳定性心绞痛，是一种进行性加重的心绞痛。临床上颇不稳定，在负荷时、休息时均可发作。发作强度和频度逐渐增加，患者大多至少有一支冠状动脉主干近侧端高度狭窄。其性质介于稳定性心绞痛和心肌梗死之间。③变异性心绞痛，常于休息或梦醒时发作，主要是冠状动脉痉挛引起的。

2. 心肌梗死（myocardial infarction，MI）　是指由于冠状动脉供血中断，引起供血区持续性缺血所导致的较大范围的心肌坏死，临床上有剧烈而持久的胸骨后疼痛，休息及硝酸酯类药物不能完全缓解，伴白细胞增高、发热、血沉加快，血清心肌酶活性增高及进行性心电图变化，可并发心律失常、休克或心力衰竭。

（1）类型：根据梗死灶占心室壁的厚度将 MI 分为两型：①心内膜下 MI。指梗死仅累及心室壁内层 1/3 的心肌,并波及肉柱及乳头肌。常为多发性、小灶状坏死,不规则地分布于左心室四周,严重者融合或累及整个左心室内膜下心肌引起环状梗死。②区域性 MI。亦称透壁性 MI,累及心室壁全层,梗死部位与闭塞的冠状动脉支供血区一致,梗死灶直径大于 2.5cm。MI 的部位与冠状动脉供血区域一致。MI 多发生在左心室,其中约 50% 的 MI 发生于左心室前壁、心尖部及室间隔前 2/3,为左冠状动脉前降支供血区;约 25% 发生于左心室后壁、室间隔后 1/3 及右心室大部,为右冠状动脉供血区;左室后壁为左冠状动脉旋支供血区。心肌梗死极少累及心房。

(2)病理变化:MI 的形态变化是一个动态演变过程。一般梗死 6h 后肉眼才可辨认,MI 呈典型的贫血性梗死的特征。MI 后,血和尿中肌红蛋白升高,谷氨酸-草酰乙酸转氨酶(glutamate-oxaloacetate transaminase,GOT)、肌酸磷酸激酶(creatine phosphokinase,CPK)及乳酸脱氢酶(lactate dehydrogenase,LDH)的血浓度升高,其中尤以 CPK 和 LDH 对 MI 的诊断是敏感而可靠的指标。另外,CPK 同工酶 CPK-MB 的大量增加对诊断 MI 有特异性参考意义。

(3)合并症:①心功能不全。梗死区心肌收缩力丧失,引起左心、右心或全心衰竭,是患者死亡的最常见原因,约占 MI 的 60%。②心脏破裂。占致死病例 3%～13%。常发生在 MI 后 1～2 周内,好发于左心室前壁下 1/3 处。原因是梗死灶失去弹性,心肌坏死、中性粒细胞和单核细胞释放水解酶所致的酶性溶解作用,导致心壁破裂,心室内血液进入心包,造成心包填塞而引起急死。另外室间隔破裂,左心室血液流入右心室,引起右心功能不全。左心室乳头肌断裂,可以引起急性二尖瓣关闭不全,导致急性左心衰竭。③室壁瘤。占梗死病例 10%～38%。可发生在梗死早期或梗死灶已纤维化的愈合期。由梗死心肌或瘢痕组织在心室内压力作用下,局限性的向外膨隆而形成室壁瘤。室壁瘤可继发附壁血栓、心律不齐及心功能不全。④附壁血栓形成。多见于左心室。由于梗死区内膜粗糙,室壁瘤处及心室纤维性颤动时出现涡流等原因而诱发血栓形成。较小的血栓可发生机化,但多数血栓因心脏舒缩而脱落引起动脉系统栓塞。⑤心源性休克。占 MI 的 10%～20%。MI 面积>40%时,心肌收缩力极度减弱,心输出量显著减少,可引起心源性休克,导致患者死亡。⑥急性心包炎。透壁性梗死,常在 MI 后发生浆液性或浆液纤维素性心包炎。约占 MI 的 15%,常发生在 MI 后 2～4d。⑦心律失常。占 MI 的 75%～95%。MI 累及传导系统,引起传导紊乱,有些可导致心搏骤停、猝死。

3. 心肌纤维化 是由中重度的冠状动脉粥样硬化性狭窄引起心肌纤维持续性和/或反复加重的心肌缺血缺氧所产生的结果,是逐渐发展为心力衰竭的慢性缺血性心脏病。

4. 冠状动脉性猝死 是指缺血性心脏病患者出乎意料的突发性死亡,通常是由于心室纤维性颤动而发生。多见于 40～50 岁患者,男性多于女性。可在某些诱因作用下发作,如饮酒、吸烟、劳累、运动、争吵和斗殴等,也可在无人察觉的情况下,死于夜间。冠状动脉性猝死多发生在冠状动脉粥样硬化的基础上,引起的原因可有:①缺血性心脏病(ischemic heart disease,IHD),如心绞痛和/或陈旧性 MI;②血栓形成或斑块内出血而引起的急性心肌缺血;③冠状动脉痉挛;④夹层主动脉瘤破裂、肺动脉栓塞、冠状动脉畸形、梅毒性主动脉炎所致的冠状动脉口狭窄或闭塞、感染性心膜炎血栓脱落而引起的栓塞等。

图片:心肌梗死的并发症

临床应用

心前区疼痛性质的临床应用

冠心病的常见类型心绞痛、心肌梗死的临床症状均有心前区疼痛,护理工作者在临床工作中有意识的向患者宣传普及心绞痛和心肌梗死时心前区疼痛的区别,有助于及时发现心梗患者、采取有效措施抢救患者生命。心绞痛为阵发性疼痛,持续时间短,休息常常可以缓解;心肌梗死为持续性心前区疼痛,疾病一旦出现要及时就医。

四、主动脉粥样硬化

主动脉动脉粥样硬化病变的好发部位多在主动脉后壁及动脉分支开口处,以腹主动脉病变最为严重,依次为胸主动脉、主动脉弓和升主动脉。由于主动脉管腔较大,临床症状不明显,但动脉瘤形成基础上破裂可导致致命性大出血。

五、脑动脉粥样硬化

脑动脉粥样硬化病变最常见于基底动脉、大脑中动脉和 Willis 环。病变动脉呈不同程度的管腔狭窄,并可因继发改变加重管腔狭窄甚至闭塞。因脑动脉管壁较薄,肉眼上可见呈灰白色的病灶,手触有硬结节感,切面上管壁增厚(图 13-6)。脑组织因长期供血不足发生萎缩,患者记忆力和智力减退,甚至痴呆。急性供血中断可致脑梗死。脑小动脉管壁较薄,脑动脉粥样硬化病变可形成小动脉瘤,破裂可引起致命性脑出血。

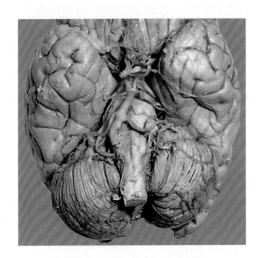

图 13-6 脑基底动脉粥样硬化

六、肾动脉粥样硬化

肾动脉粥样硬化病变最常发生在肾动脉开口处及肾动脉主干近侧端,亦可累及弓形动脉和叶间动脉,常引起顽固性肾血管性高血压;亦可因斑块内出血或血栓形成致肾组织梗死,梗死机化后形成较大瘢痕,使肾体积缩小,称为动脉粥样硬化性固缩肾。

第二节 高 血 压 病

高血压是以体循环动脉血压持续升高为主要表现的临床综合征,成人收缩压 ≥140mmHg(18.4kPa)和/或舒张压≥90mmHg(12.0kPa)可诊断为高血压。可分为两类:原发性高血压即高血压病;症状性高血压(继发性高血压)。高血压病是我国常见的心血管疾病,多见于中、老年人,病程漫长,晚期引起严重并发症。目前我国高血压病发病率呈上升趋势。性别患病率差异不大。

一、病因与发病机制

（一）病因

原发性高血压病因尚未完全清楚,目前比较明确的致病因素有如下几种:

1. 遗传因素　高血压患者有明显的家族集聚性,约75%的高血压患者有遗传素质。双亲均有高血压者与无高血压家族史比,高血压患病率高2~3倍,单亲有高血压者患病率高1.5倍。近年研究表明遗传缺陷或某些基因变异与高血压发生有密切关系。如肾素血管紧张素编码基因的变化,高血压患者及有高血压家族史而血压正常者的血清中有一种激素样物质,可抑制细胞膜的 Na^+/K^+-ATP 酶的活性,导致细胞内 Na^+、Ca^{2+}浓度升高,细小动脉壁平滑肌收缩加强,肾上腺素能受体密度增加,血管反应性加强,促使血压升高。

2. 膳食因素　摄钠过多可引起高血压。日均摄盐量高的人群,高血压患病率高于日均摄盐量少的人群,减少 Na^+ 的摄入或用药物增加 Na^+ 的排泄可降低血压。钾摄入量与血压呈负相关,且具有独立的作用,K^+ 摄入减少,可使 Na^+/K^+ 比例升高,促进高血压发生。膳食钙对血压的作用还存在争议,多数认为膳食低钙是高血压的危险因素,Ca^{2+} 摄入不足也易导致高血压,高钙饮食可降低高血压发病率。

3. 职业和社会心理应激因素　社会心理应激可改变体内激素平衡,从而影响代谢过程,导致血压升高。

4. 其他因素　超重或肥胖、吸烟、年龄增长和缺乏体力活动、神经内分泌因素等,也是血压升高的重要危险因素。肥胖儿童高血压的患病率是正常体重儿童的2~3倍,高血压患者中,约1/3有不同程度肥胖。60%~80%的阻塞性睡眠呼吸暂停(obstructive sleep apnea, OSA)患者有高血压。

（二）发病机制

原发性高血压的发病机制并未完全清楚。目前认为原发性高血压是由多种因素共同作用的结果,这些因素包括遗传、环境、神经内分泌、体液等。

1. 血管的神经调节　血管平滑肌的收缩和舒张受自主神经支配。通过交感神经收缩血管节后纤维分泌去甲肾上腺素,作用于细小动脉平滑肌 α 受体,引起细小动脉收缩,致血压升高。

2. 血管的体液调节　血液或组织中的化学物质,如乙酰胆碱、儿茶酚胺、血管升压素、前列腺素、肾素等。这些物质通过缩血管作用使血管口径缩小,导致血压增高。

3. 钠水潴留　可使细胞外液增加,致心输出量增加,引起小动脉壁含水量增多,外周阻力增加,血压升高;由于血管壁平滑肌内 Na^+、Ca^{2+}浓度增高,使动脉壁平滑肌收缩性增强,引起血压升高。

4. 血管平滑肌的收缩变化　高血压患者血管对缩血管物质的反应性增高、对舒血管物质反应性降低,导致血管张力和外周阻力持续性增高。

二、类型和病理变化

原发性高血压分为良性的和恶性的两种类型。

（一）良性高血压病

良性高血压病,也称缓进型高血压病。一般起病隐匿,病程长,进展缓慢,多见于中、老年人,最终常死于心、脑病变。病变进程分3期。

1. 功能紊乱期　全身细小动脉痉挛,无血管及心、肾、脑、眼底等器质性病变。血压轻度升高,波动明显。患者可有头痛、头昏。本期休息或治疗后血压可恢复正常。

2. 动脉系统病变期　主要表现为细小动脉的硬化。

(1) 细动脉硬化:细动脉玻璃样变,发生于全身各器官的细动脉,如视网膜动脉、脾小体中央动脉、肾小球入球动脉等。细动脉管壁增厚,管腔变小。

(2) 小动脉硬化:主要累及肾弓形动脉、小叶间动脉及脑的小动脉等。由于肌型小动脉长期处于高压状态,其内膜亦有血浆蛋白渗入,内膜胶原纤维及弹力纤维增生,内弹力膜分裂。中膜 SMC 增生、肥大,胶原纤维和弹性纤维增生。最终导致血管壁增厚,管腔狭窄。

3. 内脏病变期

(1) 心脏:心脏的病变主要为左心室肥大。由于外周阻力增加,血压持续升高,左心室因压力性负荷增加发生代偿性肥大。心脏肥大,重量增加,左心室壁增厚,乳头肌和肉柱增粗变圆,但心腔不扩张,甚至略缩小,称为向心性肥大。病变继续发展,肥大的心肌细胞与间质毛细血管供血不相适应,肥大心肌细胞逐渐出现供血不足,心肌收缩力减弱,左心室失代偿,心腔扩张,称为离心性肥大,严重时可发生心力衰竭。

由高血压引起的心脏病称为高血压性心脏病。临床上表现为左心界扩大及反复发作的左心衰竭。心电图示左室肥大及劳损。

(2) 肾脏:良性高血压患者晚期,产生原发性颗粒性固缩肾。肉眼观,双侧肾对称性体积缩小,质地变硬,重量减轻,表面呈均匀弥漫的细小颗粒状;切面肾皮质变薄,皮髓质分界模糊;肾盂周围脂肪组织增多(图 13-7)。镜下观,肾入球动脉玻璃样变及肌型小动脉(弓形动脉、叶间动脉)硬化,病变严重区域的

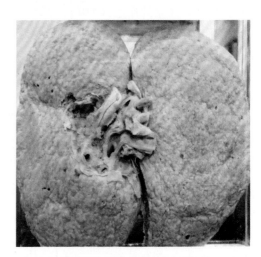

图 13-7　原发性颗粒型固缩肾

肾小球因缺血发生萎缩、纤维化和玻璃样变,所属肾小管因缺血及功能废用而萎缩、消失。间质结缔组织增生及淋巴细胞浸润。肾实质萎缩和结缔组织收缩而形成凹陷的固缩病灶。周围相对健存的肾小球发生代偿性肥大,所属肾小管扩张,使局部肾组织向表面隆起,形成肉眼所见的无数细小颗粒状。

(3) 脑:由于脑的细小动脉痉挛和硬化,患者可出现一系列脑部变化。①高血压脑病:由于脑细、小血管病变及痉挛致血压骤升,毛细血管通透性升高,引起急性脑水肿和颅内高压,导致以中枢神经功能障碍为主要表现的综合征称高血压脑病。其临床表现为血压显著升高,剧烈头痛、呕吐、抽搐,甚至昏迷。②脑软化:由于脑的细、小动脉硬化、痉挛,导致其供血区域脑组织缺血性梗死,形成脑软化灶。脑软化灶数量多且较小,称微梗死灶,亦称脑腔隙状梗死。由于脑软化较小,一般不引起严重后果。③脑出血:是高血压最严重且常导致死亡的并发症。常发生在基底核、内囊,其次为大脑白质、脑桥和小脑,约15%发生于脑干。有时出血范围甚大,可破裂入侧脑室。脑出血的原因为脑血管壁病变致血管弹性下降,当失去壁外组织支撑时(如微小软化灶),可形成微小动脉瘤,如再遇到血压突然升高,可致微小动脉瘤破裂出血;脑细、小动脉硬化使血管壁变脆,血压升高时可破裂出血;脑出血多见于基底

核区域(尤以豆状核最常见),因供应该区域的豆纹动脉从大脑中动脉呈直角分出,直接承受压力较高的血流冲击,易使已有病变的豆纹动脉破裂出血。临床表现常因出血部位的不同、出血量多少而异。内囊出血者可引起对侧肢体偏瘫及感觉丧失。出血破入脑室时,患者发生昏迷,常导致死亡。脑桥出血可引起同侧面神经麻痹及对侧上、下肢瘫痪。左侧脑出血常引起失语。脑出血尚可引起颅内高压,并引起脑疝。小的血肿可被吸收,胶质瘢痕修复。中等量的出血灶可被胶质瘢痕包裹,形成血肿或液化呈囊腔。

(4) 视网膜:视网膜中央动脉亦常发生细动脉硬化。眼底血管是人体内唯一能被窥视的小动脉。眼底检查可见血管迂曲,动静脉交叉处有压痕,动脉反光增强,严重者可出现视网膜水肿、渗出和出血现象。

视频:缓进型
高血压病内
脏病变

图片:良性高
血压病程分期
及各期特点

(二)恶性高血压病

恶性高血压病,也称急进型高血压病,较少见,多见于青壮年,可由缓进型高血压恶化而来,或起病即为急进型高血压。临床上起病急,进展快,血压升高明显,常超过 230/130mmHg。恶性高血压特征性病变表现为细动脉纤维素样坏死和坏死性细动脉炎。增生性小动脉硬化主要发生在肾小叶间动脉及弓形动脉等处,主要表现为内膜显著增厚,内弹力膜分裂,SMC 增生肥大,胶原等基质增多,使血管壁呈同心层状增厚,如洋葱皮样。病变主要累及肾、脑的血管,常致肾、脑发生缺血性坏死和出血等,严重损害肾、脑功能。患者大多死于尿毒症、脑出血或心力衰竭。

 临床应用

预防与护理高血压小常识

高血压的危险因素有膳食饮食、心理因素、神经内分泌因素等,护理工作者应指导人群:低盐饮食,世界卫生组织规定每人每天摄盐量不得超过 5g,这里的 5g 不仅指食盐,还包括味精、酱油等含盐调料和食品中的盐量;定期测量血压;有规律地服用降压药;劳逸结合、注意饮食、戒烟限酒,适当运动、保持情绪稳定、睡眠充足等。

第三节 风 湿 病

风湿病是一种与 A 组乙型溶血性链球菌感染有关的超敏反应性疾病。病变累及全身结缔组织,最常累及心脏和关节,其次是皮下、浆膜、血管和脑。临床上,除有心脏和关节症状外,常伴有发热、皮疹、皮下结节、小舞蹈病等症状和体征;血液检查,抗链球菌溶血素 O 抗体滴度增高,血沉加快等。

风湿病可发生于任何年龄,但多发生于 5~15 岁儿童,发病高峰为 6~9 岁。男女发病率大致相等。本病常反复发作,急性期后,可遗留慢性心脏损害,形成风湿性心瓣膜病。

一、病因及发病机制

风湿病的发生与 A 组乙型溶血性链球菌感染有关。发病前患者常有咽炎、扁桃体炎,在秋、冬、春季患病率高,抗生素使用可以减少风湿病的发生和复发。风湿病患者血液中发现高效价的抗链球菌抗原的抗体,但在局部(心、血管、关节等处)却无这种细菌感染,说明并不是细菌直接作用所致。风湿病的发病机制目前倾向于抗原抗体交叉反应学说,即感染链球菌后,细菌在局部释出菌体蛋白(M 抗原),糖蛋白(C 抗原)、溶血素"O"等大分子进入血液,刺激体液免疫细胞(B 淋巴、浆细胞)产生抗 M、抗 C、抗 O 多种抗体。M 抗体与心、血管平滑肌,C 抗体与心、血管、皮下结缔组织产生交叉反应,抗原抗体复合物激活补体产生活性物质引发超敏反应性病损。

二、基本病理变化

1. 变质渗出期　风湿病的早期改变。在心脏、浆膜、关节等病变部位出现结缔组织的黏液样变性和胶原的纤维素样坏死。在渗出过程中有少量淋巴细胞、浆细胞、中性粒细胞和单核细胞浸润。本期持续约 1 个月。

2. 增生期或肉芽肿期　此期特点是在变质渗出的病变基础上形成具有特征性的风湿性肉芽肿(风湿小结),又称风湿小体或阿少夫小体(Aschoff body),对诊断风湿病有意义。风湿小体的形成是在纤维素样坏死的基础上,周边围绕数量不等的由增生的巨噬细胞吞噬纤维素样坏死物质转变而来风湿细胞,病变周围有少量的淋巴细胞。风湿细胞也称阿少夫细胞(Aschoff cell),风湿细胞体积较大,圆形、卵圆形,胞质丰富,略嗜碱性,核大圆形或卵圆形,核膜清晰,核染色质集中于中央,横切面呈枭眼状,纵切面呈毛虫状。纤维素样坏死、成团的风湿细胞及伴有的淋巴细胞、浆细胞等共

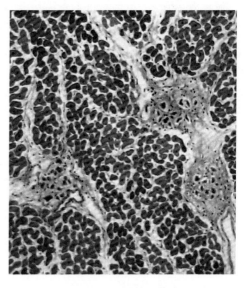

图 13-8　风湿性心肌炎

同组成的具有特征性的病变为风湿小体或阿少夫小体(图 13-8)。风湿小体主要分布于心肌间质、心内膜下和皮下结缔组织,心外膜、关节和血管等处少见。心肌间质处的风湿小体,多位于小血管旁。此期病变持续 2~3 个月。

3. 纤维化期(瘢痕期)　纤维素样坏死物质逐渐被吸收,风湿细胞逐渐转变为纤维细胞,产生胶原纤维,使风湿小体纤维化形成梭形小瘢痕。此期经过 2~3 个月。

上述整个病程 4~6 个月。风湿病常反复急性发作,因此受累器官或组织中有新旧病变并存。病变反复发展,纤维化和瘢痕形成,导致器官功能障碍。

三、风湿性心脏病

风湿性心脏病可分为风湿性心内膜炎、风湿性心肌炎和风湿性心外膜炎,若病变累及心脏全层则称为风湿性全心炎。儿童风湿病患者中65%~80%有心肌炎的临床表现。

1. 风湿性心内膜炎　是风湿病最重要的病变,主要侵犯心瓣膜,引起瓣膜炎,病变主要累及二尖瓣,其次是二尖瓣和主动脉瓣同时受累,三尖瓣和肺动脉瓣极少受累。病变早期受累的瓣膜肿胀、增厚,失去光泽,继而病变瓣膜不断受到血流冲击和瓣膜不停地关闭和开放等摩擦作用,使瓣膜表面,尤以闭锁缘处内膜损伤,形成粗糙面,形成串珠状单行排列的,大小如粟粒(1~3mm),灰白色,半透明的,与瓣膜粘连牢固不易脱落的疣状赘生物(图13-9)。疣状赘生物是由血小板和纤维素构成的白色血栓。其基底部有少许的炎细胞浸润,有时可见肿大的成纤维细胞和多少不等的风湿细胞,典型的风湿小体少见。

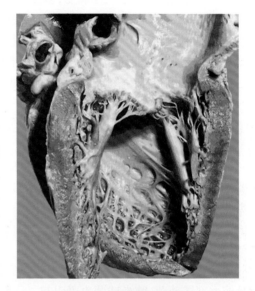

图13-9　风湿性心内膜炎

病变后期,心内膜下风湿病变发生纤维化,心瓣膜和腱索中的赘生物发生机化,形成灰白色瘢痕。导致瓣膜增厚、变硬、卷曲、缩短,瓣叶之间发生纤维性粘连,腱索增粗和缩短,最终导致瓣膜病。

2. 风湿性心肌炎　病变主要累及心肌间质结缔组织,特别是小血管周围的结缔组织。病变早期心肌间质结缔组织发生黏液样变性和纤维素样坏死,继而形成风湿小体。病变后期,风湿小体纤维化,形成梭形小瘢痕。儿童的心肌炎常为弥漫性间质性心肌炎。风湿性心肌炎时,在心肌间质形成的多少不等的灶状风湿小体逐渐机化形成瘢痕,影响心肌收缩力。

3. 风湿性心外膜炎　病变主要累及心外膜脏层,呈浆液和/或纤维素渗出,有时可见风湿小体形成。心外膜大量浆液渗出时,形成心包积液。大量纤维素渗出时,覆盖于心外膜表面的纤维素因心脏不停搏动和摩擦,形成无数的绒毛状物质覆盖在心脏表面称为绒毛心。恢复期,浆液逐渐被吸收,纤维素也大部分被溶解吸收,少数患者心脏表面纤维素未被溶解吸收发生机化粘连引起缩窄性心包炎,患者有心前区疼痛,可闻及心包摩擦音。缩窄性心包炎可引起心脏功能发生障碍。

四、心外风湿病变

1. 风湿性关节炎　风湿病急性发作时约70%的患者可出现风湿性关节炎。多见于成人,儿童少见。病变常侵犯大关节,如膝、踝、肩、腕、肘等关节。各关节先后受累,反复发作,呈游走性。受累关节局部出现红、肿、热、痛和功能障碍。病变主要为关节滑膜的浆液性炎症。风湿性关节炎预后良好,时间短,不留后遗症。

2. 风湿性动脉炎　发生于大动脉和小动脉,如冠状动脉、肾动脉、肠系膜动脉、脑动脉及肺动脉等,并以小动脉受累较多见。急性期血管壁结缔组织黏液样变性及纤维素样坏死和炎细胞浸润,可有阿少夫小体形成。后期,血管壁结缔组织增厚,管腔狭窄,甚至闭塞。风湿性冠状动脉炎时,临床上可出现与冠心病相似的心肌缺血症状。

3. 风湿性皮肤病变

(1) 皮肤环形红斑:多见,具有诊断意义,见于躯干及四肢,表现为边缘红晕,中心保持皮肤本色。镜下观,为渗出性病变,真皮浅层血管扩张充血,血管周围组织水肿,淋巴细胞、单核细胞及少许中性粒细胞浸润。皮肤环形红斑常在 1~2d 内消失。

(2) 皮下结节:为增生性病变,多发生于腕、肘、膝、踝等大关节处的伸侧面皮下结缔组织,结节直径 0.5~2cm,圆形或椭圆形,质地较硬,境界清楚,可活动,压之不痛。

4. 脑的风湿性病变　多见于 5~12 岁儿童,女孩多见。病变主要累及大脑皮质、基底核、丘脑及小脑皮质。病变局部充血,血管周围淋巴细胞浸润,神经细胞变性及胶质细胞增生等改变。当病变侵犯锥体外系统时,患儿出现面肌及肢体不自主运动,临床上称为小舞蹈病。

第四节　感染性心内膜炎

感染性心内膜炎是指由病原微生物直接侵犯心内膜而引起的炎症性疾病。病原微生物主要是细菌,又称细菌性心内膜炎。本病可分为急性感染性心内膜炎和亚急性细菌性心内膜炎两种。

一、急性感染性心内膜炎

急性感染性心内膜炎主要由毒力较强的化脓菌引起,其中大多数为金黄色葡萄球菌,其次是溶血型链球菌,肺炎球菌也可引起。一般病原菌先在机体局部引起化脓性炎症,当机体抵抗力降低时病原菌侵入血流,引起败血症并侵犯心内膜。主要侵犯二尖瓣或主动脉瓣,三尖瓣和肺动脉瓣很少受累。病变为在瓣膜闭锁缘处常形成较大的赘生物。破碎后形成含有细菌的栓子,引起心、脑、脾、肾等器官的梗死和脓肿。严重者可发生瓣膜破裂或穿孔、腱索断裂,发生急性心瓣膜关闭不全而猝死。

二、亚急性细菌性心内膜炎

亚急性细菌性心内膜炎(subacute bacterial endocarditis,SBE),通常由毒力较弱的草绿色链球菌感染所引起。其次是肠球菌、肺炎球菌和淋病奈瑟球菌,真菌也可引起。亚急性细菌性心内膜炎常发生在已有病变的瓣膜上,大多数病例发生在风湿性心内膜炎的基础上,常见于二尖瓣和主动脉瓣。病程经过 6 周以上,可迁延数月乃至 1 年以上。

1. 病理变化　肉眼观,常在原有病变的瓣膜上形成赘生物。病变瓣膜增厚、变形,并发生溃疡,甚至穿孔和腱索断裂,其表面赘生物大小不一,单个或多个,形态不规则呈息肉状或鸡冠状,颜色呈灰黄色或灰绿色,干燥质脆,易破碎和脱落成为栓子,引起栓塞。镜下观,赘生物由血小板、纤维素、坏死组织、炎细胞、细菌菌落构成。细菌菌落包裹在赘生物内部。溃疡底部可见少许肉芽组织及淋巴细胞、单核细胞浸润。有时可见原有风湿性心内膜炎的病变。

2. 病理临床联系　病变瓣膜僵硬,部分机化瘢痕形成,极易造成严重的瓣膜变形、增厚和腱索增粗缩短,导致瓣膜口狭窄和/或关闭不全,体检时可听到相应部位杂音,严重者,可出现心力衰竭。瓣膜上的赘生物脱落,进入血流引起各器官的栓塞,微栓塞可引起肾小球肾炎,皮肤出现红紫色、微隆起、有压痛的小结,称 Osler 小结。由于赘生物中的细菌和毒素不断侵入血流,可引发败血症的症状。皮肤、黏膜和眼底部有出血。

图片:感染性心内膜炎的类型及特点比较

图片:风湿性心内膜炎、感染性心内膜炎病变特点比较

第五节　心瓣膜病

心瓣膜病是指心瓣膜受各种致病因素作用损伤后或先天性发育异常造成的器质性病变,表现为瓣膜口狭窄和/或关闭不全,常导致心功能不全,引起全身血液循环障碍,为常见的慢性心脏病之一。瓣膜病的发生主要与风湿性心内膜炎和感染性心内膜炎有关。瓣膜狭窄和瓣膜关闭不全可单独存在,但大多数为两者同时并存。病变可累及一个瓣膜,也可累及两个或两个以上瓣膜,两个或两个以上瓣膜受累称为联合瓣膜病。心瓣膜病代偿期阶段,可不出现明显的血液循环障碍症状。随着瓣膜病变逐渐加重进入失代偿期,患者出现全身血液循环障碍的症状和体征。

一、二尖瓣狭窄

二尖瓣狭窄是指二尖瓣瓣膜增厚,瓣膜口缩小,瓣膜口不能充分开放,导致血流通过障碍。通常由风湿性心内膜炎反复发作引起,少数病例可由亚急性细菌性心内膜炎引起,偶见于先天性发育异常。

正常成人二尖瓣口开放时面积约为 $5cm^2$,可通过两个手指。瓣膜口狭窄时,可缩小到 $1\sim2cm^2$,甚至 $0.5cm^2$。病变早期呈隔膜型,瓣膜轻度增厚;后期瓣膜增厚型,瓣叶间显著粘连,瓣膜口狭窄明显;最严重,瓣膜极度增厚、变硬,瓣叶间严重的纤维性粘连,失去活动性,瓣膜口缩小固定呈鱼口状,病变累及腱索及乳头肌,常合并关闭不全。

1. 血流动力学和心脏变化　早期左心房处于代偿时,由于二尖瓣狭窄,左心室舒张期,左心房血液进入左心室受阻,致使舒张末期仍有部分血液滞留于左心房内,加上肺静脉来的血液,使左心房血液量比正常增多。此时,心肌纤维拉长以加强收缩力,心腔扩大以容纳更多血液,导致左心房代偿性扩张。因左心房负荷加重,心肌代谢增强,心肌纤维增粗,从而左心房代偿性肥大,以维持相对正常的血液循环。后期,随时间延长或病变加重,超过代偿极限,左心房收缩力减弱而呈高度扩张(肌源性扩张),致左心房失代偿。此时,左心房血液在舒张期不能充分排入左心室,引起左心房严重淤血,左心房压力增高使肺静脉血液进入左心房受阻,从而导致肺静脉压升高,随即引起肺淤血。

由于肺静脉压升高及肺淤血,可通过神经反射引起肺内小动脉收缩,使肺动脉压升高。长期肺动脉压升高引起右心室代偿性扩张、肥大。以后,右心室发生肌源性劳损,出现肌源性扩张。继而出现右心室淤血。右心室高度扩张时,右心室瓣膜环随之扩大,出现三尖瓣相对关闭不全,收缩期右心室部分血液返流入右心房,加重了右心房负担,可致右心功能不全,引起体循环淤血。

2. 病理临床联系   患者出现带血的泡沫痰,呼吸困难,发绀及面颊潮红等症状。体循环淤血可见颈静脉怒张,肝淤血肿大,下肢水肿及浆膜腔积液等表现。听诊时在心尖区可闻及舒张期隆隆样杂音。X线片显示左心房增大,左心室无变化或轻度缩小,呈梨形心。

二、二尖瓣关闭不全

二尖瓣关闭不全是指二尖瓣瓣膜增厚,变硬、弹性减弱或消失、瓣膜卷曲、缩短,腱索增粗、缩短,有时瓣膜穿孔、破裂或钙化引起二尖瓣环扩张致二尖瓣口关闭不全。二尖瓣关闭不全大多数是风湿性心内膜炎的后果,其次是亚急性细菌性心内膜炎(SBE)、急性感染性心内膜炎感染所引起。二尖瓣关闭不全也是常见的慢性瓣膜病,常与二尖瓣狭窄同时出现。

二尖瓣关闭不全时,左心室收缩期,左心室部分血液返流到左心房,加上肺静脉输入的血液使左心房血容量较正常增多,久之左心房代偿性扩张肥大。左心室舒张期,左心房内大量血液涌入左心室,左心室血容量增多,压力升高,负荷增加,导致左心室代偿性扩张肥大。最终,右心室、右心房均可发生代偿性肥大。听诊时在心尖区可闻及收缩期吹风样杂音。X线片显示左心室肥大,心脏呈球形。

三、主动脉瓣狭窄

主动脉瓣狭窄主要是风湿性主动脉瓣膜炎的后果,常与风湿性二尖瓣病变合并发生,少数由先天性发育异常或主动脉粥样硬化引起的瓣膜钙化所致。此时,左心室收缩期血液排出受阻,左心室为维持正常的心排血量发生左心室向心性肥大;后期,左心室功能失代偿,依次出现左心衰竭、肺淤血、肺动脉高压及右心力衰竭和体循环淤血。主动脉瓣听诊区可闻及收缩期吹风样杂音。X线片显示心脏呈靴形。患者出现心前区疼痛、脉压减小等症状。

四、主动脉瓣关闭不全

主动脉瓣关闭不全主要由主动脉瓣疾病引起,可以是风湿性主动脉瓣炎,也可以是感染性心内膜炎及主动脉粥样硬化累及主动脉瓣,病变致瓣膜增厚、变硬、缩短、弹性减弱或消失,引起瓣膜环扩张,致使主动脉瓣关闭不全。舒张期主动脉内血液返流入到左心室,加上来自左心房的血液,使左心室内血容量增加,左心室压力升高,负荷加重而代偿性肥大,依次出现左心衰竭、肺淤血、肺动脉高压、右心肥大、右心衰竭和体循环淤血。听诊时,在主动脉瓣区可闻及舒张期吹风样杂音,舒张压急剧下降,脉压增大。患者可出现水冲脉,血管枪击音及毛细血管搏动现象。

 知 识 窗

心瓣膜病治疗新方法

心瓣膜病是较常见的一种心血管疾病。目前也有一些新的治疗方法对患者损伤比较小。胸腔镜下心脏换瓣手术,是一种全新的微创心脏外科手术,最大的优越性是微创,即在保证手术效果的前提下,最大可能减少手术创伤,采用该方法治疗瓣膜病,只需在患者胸部开三个小孔,不用开胸,术后疼痛轻,出血少,恢复时间短,术后不影响患者的正常生活;经皮主动脉瓣膜置换术,在一定程度上给主动脉瓣狭窄患者带来了新的希望。

第六节　心力衰竭

心力衰竭是指由于心泵功能障碍,使心输出量绝对或相对减少,以致不能适应机体代谢需要的一种病理过程,是心功能不全的失代偿阶段,也称泵衰竭。当其呈慢性经过时,常伴有心腔扩大和显著的静脉系统淤血,临床上称为充血性心力衰竭。心功能不全和心力衰竭本质相同,只是在程度上有所区别。各种原因所引起的心脏疾病最终均可导致心力衰竭。

一、心力衰竭的分类

(一)根据发生部位分类

1. **左心衰竭**　左心室搏出功能障碍,以肺循环淤血为突出表现。多由高血压病、冠心病、主动脉瓣狭窄或关闭不全、二尖瓣关闭不全等引起。

2. **右心衰竭**　右心室搏出功能障碍,以体循环淤血为突出表现。多由肺心病、肺动脉瓣和三尖瓣的病变引起。

3. **全心衰竭**　左心衰竭、右心衰竭同时存在,见于严重贫血、重度心肌炎以及长期左心衰竭继发右心衰竭。

(二)根据发生速度分类

1. **急性心力衰竭**　发病急骤,心泵血功能急剧减弱,故机体不能及时充分发挥代偿作用,常伴有心源性休克。常见于急性大面积心肌梗死、重度心肌炎等。

2. **慢性心力衰竭**　发病较缓慢,病程较长,发生前一般均有较长期的心肌肥大等代偿过程。常见于心瓣膜病、缓进型高血压病、肺动脉高压等。

(三)根据心输出量高低分类

1. **低输出量性心力衰竭**　心输出量低于正常水平,见于心瓣膜病、冠心病、高血压病和肺动脉高压等。

2. **高输出量性心力衰竭**　此类患者心脏容量负荷加重,心输出量较代偿阶段降低,但其绝对值仍高于或不低于正常群体的平均水平,不能满足高动力循环状态疾病机体高代谢的需求。主要见于甲状腺功能亢进、贫血、动静脉瘘及维生素 B_1 缺乏等长期处于高动力循环状态的疾病。

二、心力衰竭的原因、诱因

(一)原因

心力衰竭的原因主要包括心脏负荷过重和心肌的原发性损害。

1. **心脏负荷过重**

(1)前负荷过重:前负荷也称容量负荷,是指心室在收缩之前所承受的负荷,相当于心室舒张末期容积,其大小取决于心室收缩前存于心室内的血量。心室舒张末期容积增大常见主动脉瓣、二尖瓣关闭不全、肺动脉瓣、三尖瓣关闭不全,室间隔或房间隔缺损伴有左向右分流等。

(2)后负荷过重:后负荷也称压力负荷,是指心脏在收缩时所承受的负荷,其大小取决于心脏射血时所遇到的阻力。一般可用主动脉压作为左心室后负荷的指标。由于后负荷过大,心肌必须做更有力的收缩才能将血液搏出,从而增加心负荷。常见高血压、主动脉瓣狭窄、肺动脉高压和肺动脉狭窄等。

2. 心肌的原发性损害

（1）心肌代谢障碍：如冠状动脉粥样硬化、严重贫血、心肌过度肥大等导致的心肌缺血缺氧；维生素 B_1 缺乏时引起心肌能量代谢障碍等，均可造成心肌收缩性减低。

（2）心肌病变：各种心肌炎和心肌退行性病变。由于心肌纤维变性、坏死，损害了心肌舒缩的物质基础，故心肌收缩性减弱。

（二）诱因

1. 感染　尤其呼吸道感染是诱发心力衰竭的常见原因。感染时的发热可导致心率加快，心肌耗氧量增加，感染产生的毒素可直接损伤心肌。呼吸道感染还可引肺通气、换气功能障碍，加重缺氧；肺循环阻力增大，加重右心后负荷而诱发心力衰竭。

2. 心律失常　是常见诱因，快速性心律失常由于舒张期缩短导致心室充盈不足，心输出量减少，同时可减少冠脉供血，加重心肌缺血，诱发心力衰竭。

3. 水、电解质及酸碱平衡失调　钠水潴留使血容量增加，加重心脏前负荷；血钾过高或过低均影响心肌收缩性，导致心律失常；酸碱失衡可直接或间接影响心肌的舒缩功能而诱发心力衰竭。

4. 其他常见诱因　过度体力活动、妊娠、分娩、情绪激动、寒冷、酗酒、暴饮暴食、饥饿、输液过多过快等。

三、发生机制

（一）心肌收缩性减弱

1. 心肌结构的破坏　正常的心肌结构是心脏完成泵血功能的物质基础。因此，当严重的心肌缺血、缺氧、感染、中毒等造成大量心肌纤维变性、坏死，使心肌收缩蛋白大量破坏时，引起心肌收缩性的减弱而导致心力衰竭。

2. 心肌能量代谢障碍　心肌活动必须消耗大量能量。心肌能量代谢障碍引起心力衰竭主要包括能量生成和利用障碍。

（1）能量生成障碍：心肌供氧不足或有氧氧化过程障碍时，心肌细胞的能量供给减少，导致心肌收缩性减弱。常见于：①冠状动脉粥样硬化、严重贫血时，导致心肌缺氧，使能量产生不足；②维生素 B_1 缺乏时，引起丙酮酸脱氢酶的辅酶减少，致丙酮酸氧化障碍，影响 ATP 产生；③心肌过度肥大，一方面是因毛细血管数目不能随心肌细胞肥大而成比例增加，单位体积心肌中的毛细血管数量减少，氧弥散的距离增大，引起供血相对不足；另一方面细胞内线粒体的增加和心肌细胞的肥大不相适应，致使其生物氧化相对减弱。

（2）能量利用障碍：主要是在心肌兴奋-收缩耦联过程中，通过肌球蛋白头部 ATP 酶水解，为心肌收缩提供能量。如高血压、心瓣膜病等引起的心力衰竭，主要是由于肥大心肌的肌球蛋白头部 ATP 酶肽键结构发生变异，使其活性降低，ATP 水解发生障碍。此时，即使 ATP 含量正常，心肌也不能将 ATP 中的化学能转变成机械能，心肌利用能量障碍所致，造成心肌收缩性减弱。

3. 心肌兴奋-收缩耦联障碍　任何影响 Ca^{2+} 转运、分布的因素都可影响心肌的兴奋-收缩耦联（图 13-10）。

（1）肌质网摄取、储存和释放 Ca^{2+} 减少：在过度肥大的心肌细胞中，肌质网 Ca^{2+}-ATP 酶的活性降低，致使在心肌复极化时，肌质网摄取和储存的 Ca^{2+} 量均减少，故在除极化时，肌质

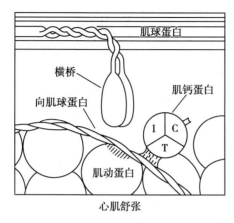
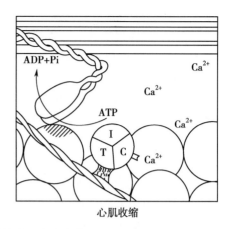

图 13-10　心肌舒缩的分子生物学基础

网向细胞质内释放的 Ca^{2+} 也因之减少,从而导致心肌细胞除极化时胞质的 Ca^{2+} 浓度降低($<1\times10^{-5}mol/L$),心肌收缩性因而减弱。另外,在 H^+ 浓度增高时,Ca^{2+} 与肌质网结合比较牢固,因此除极化时,肌质网释放 Ca^{2+} 减少致兴奋-收缩偶联发生障碍。

(2) Ca^{2+} 与肌钙蛋白结合障碍:由于心肌内代谢物氧化不全,致细胞内产生酸中毒,H^+ 浓度升高。①H^+ 可竞争性地抑制肌钙蛋白与 Ca^{2+} 结合,而使心肌的兴奋-收缩偶联发生障碍;②细胞内 H^+ 浓度升高,增加肌质网与 Ca^{2+} 的亲和力,去极化时释放 Ca^{2+} 缓慢;③酸中毒还可引起血钾升高,抑制磷酸果糖激酶、丙酮酸脱氢酶、3-磷酸甘油醛脱氢酶等活性,影响线粒体功能,使心肌能量代谢障碍。

(3) Ca^{2+} 内流障碍:心肌细胞外 Ca^{2+} 内流对激发心肌收缩起着重要作用。Ca^{2+} 内流减少见于伴有严重心肌肥大或酸中毒。此时,虽然血中的儿茶酚胺增高,但心肌中的去甲肾上腺素含量却减少,且伴有肌膜 β 受体异常。正常情况下儿茶酚胺与受体结合后,通过激活腺苷酸环化酶,可使心肌细胞的 ATP 转变为 cAMP,cAMP 一方面能促使 Ca^{2+} 内流,另一方面又可通过蛋白激酶的活化而使心肌细胞肌质网的一种蛋白磷酸化,使肌质网摄取和释放 Ca^{2+} 的速度增加,故去甲肾上腺素有加强心肌兴奋收缩耦联的作用。因此,心肌内去甲肾上腺素含量减少,也可引起心肌的兴奋-收缩耦联过程发生障碍。另外,酸中毒可降低细胞膜 β 受体对去甲肾上腺素的敏感性,使"受体操纵性"通道不宜开启;同时,酸中毒使跨膜电位降低,阻碍"电压依赖性"钙通道开放。

(二)心室舒张功能障碍和顺应性降低

心室舒张延缓或舒张顺应性降低,影响心室的舒张期充盈,从而影响心脏的搏出量和射血功能,减少冠状动脉灌流。

1. 心室舒张功能下降　指心肌收缩后心肌张力和伸长的能力下降。其机制在于:当心肌复极化时,由于 ATP 不足或肌质网 Ca^{2+}-ATP 酶活性降低,致使心肌胞质中 Ca^{2+} 浓度不能迅速降低到使 Ca^{2+} 与肌钙蛋白分离的水平;或因 ATP 不足,肌球-肌动蛋白复合体分离延缓,从而导致心肌舒张延缓或舒张不全;或由于某种原因心肌收缩性减弱,产生舒张势能减少,影响心室的充分舒张。

2. 心室顺应性降低　多见于心肌肥大或心肌炎性病变,因此时心室壁增厚,僵硬度增大,使得心肌在单位压力变化下所引起的容积改变减小,诱发或加重心力衰竭。

（三）心脏各部舒缩活动不协调

某些心脏疾病患者可能使心脏各部分的收缩或舒张活动的协调性遭到破坏。心室收缩不协调,可减少心室的射血量,舒张不协调可影响心脏的舒张充盈,两者均可使心输出量减少。

心力衰竭的发生机制较复杂,其发生发展是多种机制共同作用的结果。多数心力衰竭是由心肌收缩性减弱、舒张功能障碍和心室顺应性异常引起。

四、机体的代偿变化

当心脏负荷过重或心肌受损引起心肌收缩性减弱时,因心脏具有强大的适应代偿功能,机体通过心脏及心脏以外的代偿,尽量维持必需的心输出量。

（一）心脏的代偿

1. 心率加快   在每搏输出量不变或稍有减少的情况下,一定程度的心率加快,一方面可使每分输出量增加,使血压维持正常水平;另一方面可使淤积于心腔和大静脉内的血液迅速流出,是心脏快速而有效地代偿方式。心率过快（成人超过 180 次/min）时,由于缩短了舒张期,心室充盈不足,且心肌耗氧增大,反而可引起心输出量明显下降,促进心力衰竭。

2. 心脏紧张源性扩张   根据 Frank-Starling 定律,在一定限度内（肌小节长度 2.0 ~

2.2μm）,心肌初长度与心肌收缩力呈正相关。因此,这是心脏对容量负荷增加所启动的一种重要代偿方式。容量负荷增加时,心腔扩张,心肌纤维拉长,肌小节的收缩强度增加,可使心肌收缩力增强,从而增加每搏输出量。另外由于心力衰竭患者的交感神经活动加强,儿茶酚胺分泌增多,刺激心肌的 β-肾上腺素能受体,也可使心肌收缩力增强,心率加快。心腔过度扩大,肌小节长度超过
图片:心肌肌
小节
2.2μm,心肌收缩力反下降,此种扩张无代偿意义,称为肌源性扩张。

3. 心肌肥大

（1）向心性肥大:是心脏在长期压力负荷作用下,收缩期室壁张力增加引起心肌纤维呈并联型增生,使心肌纤维增粗,室壁增厚,但心腔无明显扩张。

（2）离心性肥大:心脏在长期容量负荷作用下,舒张期室壁张力增加,使心肌纤维呈串联型增生,导致心肌纤维长度增加,心腔扩张。心肌肥大时心肌总的收缩力增强,当心肌肥大超过一定限度时,肥大心肌出现相对缺血,收缩力反而下降,导致心力衰竭。

心肌肥大时心肌总的收缩力增强,有助于维持心排血量,是慢性心力衰竭时重要的代偿方式。但是,当心肌肥大超过一定限度时,肥大心肌出现相对缺血,收缩力反而下降,使心功能由代偿转变为失代偿。

（二）心外的代偿

1. 交感-肾上腺髓质系统兴奋   儿茶酚胺释放增多,可引起动、静脉收缩,由于动脉系统的收缩,可以提高外周阻力,使血压在心输出量下降情况下仍能保持不降或少降,皮肤、内脏血管收缩,血流减少,保证心、脑重要器官的血供;由于静脉系统的收缩,可将其中所淤积的血液驱入心脏,增加回心血量,以提高每分输出量,故具有代偿作用。

2. 肾素-血管紧张素-醛固酮系统被激活   由于肾血流减少引起,醛固酮可促进肾小管对钠、水的重吸收,使血容量增加。

3. 组织利用氧的能力增加   由于心输出量减少,组织供血不足引起,还可使呼吸酶活性增强,从而使组织利用氧的能力增强。

4. 红细胞增多　可提高血氧容量并增强血液携带运输氧的能力。

通过上述代偿作用,如心输出量能满足机体在劳动时的代谢需要,称为完全代偿;若仅能满足休息或轻微体力活动时的需要,则称为不完全代偿。

五、病理临床联系

（一）心血管系统的变化

1. 心"泵"功能降低

（1）心输出量降低:心力衰竭时,每搏输出量与心输出量均较正常低。成人心输出量的正常值为 3.5~5.5L/min。当心输出量降至 2.5L/min 时,即可出现外周血液灌注不足的各种症状,如疲乏无力、嗜睡、皮肤苍白或发绀、易出汗、脉压变小等,严重者血压下降、昏迷甚至休克等。

（2）心指数降低:心指数是指单位体表面积的每分心输出量,正常值为 $2.5~3.5$L/$(min \cdot m^2)$,心力衰竭时可降至 2.5L/$(min \cdot m^2)$ 以下。

（3）射血分数降低:由于心力衰竭时每搏输出量减少,心室舒张末期容积增大,致使每搏输出量与心室舒张末期容积的比值（即射血分数）降低。正常值为 0.56~0.78,在急性心力衰竭时,可降至 0.3 以下,射血分数是反映心功能尤其是收缩功能的常用指标。

（4）心力储备降低:心力储备是指心输出量随机体代谢需要而增长的能力,是各种原因引起心功能降低时最早出现改变,包括心搏出量储备和心输出量储备。患者在安静状况下,心功能各项指标可以正常,但心力储备已明显降低。

2. 动脉血压变化　急性心力衰竭时,心输出量急剧减少,动脉血压下降,甚至发生心源性休克;慢性心力衰竭时,机体可通过外周小动脉收缩、心率加快和钠、水潴留等代偿活动,使动脉血压维持正常。

3. 血液重新分布和血量增加　心输出量减少,交感-肾上腺髓质系统兴奋,使皮肤、内脏、骨骼肌等具有丰富 α 受体的部位血管收缩,其中以肾血流量减少最显著,但心、脑血管无明显收缩,保证重要脏器的血液供应。这种血液分布具有重要生理意义。慢性充血性心力衰竭时,因肾缺血致肾素-血管紧张素系统被激活,醛固酮和抗利尿激素分泌增加,导致钠、水潴留,血容量增加;同时肾分泌促红细胞生成素增多,促进骨髓造血功能,红细胞增多。这种改变在一定程度上改善组织血液供应的同时进一步加重心脏的负荷,促进心力衰竭。另外,心力衰竭时常见血流缓慢,导致循环时间延长,加重组织缺氧和器官功能障碍。

4. 淤血和静脉压升高　心力衰竭时,由于每搏输出量减少,导致心室舒张末期容积增大,压力升高,严重影响静脉回流,出现静脉淤血和水肿。左心衰竭时,引起肺循环淤血和肺静脉压升高,严重时引起肺水肿;患者表现为呼吸困难、缺氧、发绀。右心衰竭时可引起体循环静脉淤血和静脉压升高,临床表现为颈静脉怒张、肝脾大及下肢水肿等。

（二）呼吸功能变化

左心衰竭时,造成肺淤血和肺水肿,患者表现呼吸困难,发生机制:①肺的顺应性降低,吸入与正常同样量的空气必须增大胸廓运动幅度,致呼吸费力;②肺血管内压增高,刺激肺毛细血管感受器,通过迷走神经传入后兴奋呼吸中枢,呼吸运动增强,致患者感到呼吸费力;③肺通气和肺换气障碍,动脉血氧分压降低,二氧化碳潴留,反射性地引起呼吸中枢兴奋,使呼吸运动增强;④支气管黏膜肿胀导致管腔狭窄,气道阻力增加,为克服阻力耗能做功,致呼吸费力。根据呼吸困难程度分为三种形式:

视频:左心衰竭为什么会产生呼吸困难

1. 劳力性呼吸困难　仅在体力劳动时出现呼吸困难,休息后消失。发生机制:体力活动使循环速度加快,回心血量增多,加重肺淤血;同时舒张期缩短,由肺回流左心房的血液减少而加重肺淤血。这常是左心衰竭的早期表现,以后逐渐发展为轻体力劳动,甚至休息时也出现呼吸困难。

2. 端坐呼吸　平卧时呼吸困难加重,故患者常被迫采取高枕、半卧位或坐位,以减轻呼吸困难,这是因为平卧时从下肢和腹腔静脉回心的血量增多,加重肺淤血;同时,卧位时膈肌上举,妨碍肺的扩张,特别是有肝肿大和腹水时更明显。相反,端坐时因重力作用,使血液积聚于腹腔和下肢静脉,回心血量减少,肺淤血减轻;而且此时胸腔容积亦较卧位时增大,有助于肺的扩张。

3. 夜间阵发性呼吸困难　主要发生在夜间熟睡后 1~2h,患者常因胸闷、气紧突然惊醒,被迫坐起,频繁咳嗽,咯出泡沫样痰,并伴气喘,又称为心源性哮喘。发生机制:①夜间睡眠时,迷走神经兴奋性相对增高,使支气管平滑肌痉挛,气道阻力增加,加重缺氧;②熟睡时神经反射敏感性降低,呼吸中枢兴奋性下降,呼吸浅慢,CO_2 在血中逐渐积聚到一定程度时,才能刺激呼吸中枢兴奋,反射性地引起呼吸加深加快;③卧床后,下半身静脉血回流增多,而且在白天因重力关系积聚在下垂部位组织间隙中的水肿积液也因体位改变而回流入血,使肺淤血加剧。当左心衰竭患者同时伴有右心衰竭时,由于回到右心的血液减少,可使肺淤血减轻,呼吸困难也可随之减轻。仅有右心衰竭者,也可因缺氧和右心房压力升高,反射性地引起呼吸中枢兴奋,发生呼吸困难,但程度远较左心衰竭者轻。

（三）其他器官功能变化

慢性右心衰竭或全心衰竭时,体循环淤血,导致心性水肿、多器官淤血。

1. 肝淤血　肝大并有压痛,肝-颈静脉回流征阳性,是右心衰竭的早期表现。长期慢性肝淤血,还可造成心源性肝硬变,少数患者可有脾大。

2. 胃、肠淤血　因胃、肠壁淤血水肿,患者表现出消化不良、食欲不振、恶心、呕吐和腹泻,严重者可引起肠源性蛋白丧失,促进恶病质形成。

3. 肾功能改变　由于肾血流量减少,肾小球滤过率下降、肾小管重吸收功能增强以及排酸保碱能力下降,导致少尿、氮质血症、水和电解质紊乱。

4. 脑功能改变　严重心力衰竭时,机体代偿失调,因大脑供血不足临床可出现头晕、失眠、记忆减退,甚至出现意识模糊和昏迷。

（四）电解质和酸碱平衡紊乱

1. 水钠潴留　慢性心力衰竭最重要的改变,可因治疗不当而出现低钠血症、低钾血症、低镁血症等。

2. 代谢性酸中毒　心力衰竭时,心输出量减少,组织无氧酵解增强,酸性代谢产物增多,而肾脏排酸保碱功能降低,发生代谢性酸中毒,引起高钾血症加重心力衰竭。

六、心力衰竭的护理原则

心力衰竭会出现食欲不振、恶心、呕吐、腹痛、腹胀、尿少、颈静脉充盈或怒张、肝大、水肿、呼吸困难、咳嗽咳痰和咯血等症状。护理工作者在临床护理工作中要遵循以下护理要点:

1. 消除感染等诱因。

2. 保持安静的环境休息,保持呼吸道通畅,持续低流量吸氧。

3. 密切观察生命体征的变化,以判断药物疗效和病情进展。

4. 协助患者经常更换体位,保持床单位整洁干净,保持皮肤清洁干燥,预防压疮的发生。

5. 严密观察患者,一旦发生洋地黄中毒反应,立即停用,补充钾盐,纠正心律失常。

思考题

1. 运用心血管系统疾病病理知识分析讨论:哪些情况可诱发和加重相关心血管系统疾病患者的病情,如何正确预防和处理? 如何避免今后工作中因护理和操作不当诱发和加重心血管系统疾病患者的病情?

2. 如何运用心血管系统疾病病理知识于护理临床实践中,正确指导、护理和关爱患者,有效促进患者的康复、有效避免病情加重和并发症的发生?

课件

自测题

（丁凤云　宋祥和）

第十四章　消化系统疾病

学习目标

掌握:消化性溃疡概念、病理变化、并发症;病毒性肝炎基本病理变化、临床类型及各型病变特点;肝硬化的概念、门脉性肝硬化的病理变化、病理临床联系;肝性脑病的主要发病机制。

熟悉:消化性溃疡的病因和发病机制、病理临床联系;肝硬化的病因;原发性肝癌的病理变化;肝性脑病的病因、分类及诱因。

了解:慢性胃炎的病因和病理变化;原发性肝癌的病因和扩散途径;肝性脑病的防治原则。

消化系统由消化道和消化腺两大部分组成。消化管包括口腔、咽、食管、胃、小肠、大肠、肛门,具有摄取食物、消化、吸收和排泄的功能;消化腺包括涎腺、肝、胰和消化管的黏膜腺体,具有解毒、内分泌的功能。消化系统是体内容易发生疾病的部位,胃炎、消化性溃疡、肠炎、肝炎、肝硬化等是临床上最常见的疾病。食管癌、胃癌、肝癌和大肠癌的发病率在我国一直居高不下,在我国十大恶性肿瘤中占了四种。本章主要介绍慢性胃炎、消化性溃疡、病毒性肝炎、肝硬化、原发性肝癌和肝性脑病。

第一节　慢性胃炎

慢性胃炎是胃黏膜的慢性非特异性炎症,是一种常见病。

一、病因和发病机制

致病因素尚未完全明了,大致可分为4类。①幽门螺杆菌(helicobacter pylori,HP)感染:HP是革兰氏阴性杆菌,能分泌细胞空泡毒素、尿素酶、蛋白溶解酶、趋化因子、白细胞三烯等物质而致病。在慢性胃炎、胃溃疡、十二指肠溃疡内镜活检标本HP的检出率都较高,因此认为HP感染与慢性胃炎、消化性溃疡密切相关。②慢性刺激:长期饮烈性酒、浓茶、浓咖啡等刺激性物质,滥用水杨酸类药物等可破坏胃黏膜保护屏障而发生胃炎。③十二指肠液反流破坏胃黏膜屏障:胆汁中含有的胆盐可破坏胃黏膜屏障,使胃液中的氢离子反弥散进入胃黏膜而引起炎症。④自身免疫损伤:引起胃黏膜损伤,出现不同程度胃酸缺乏,恶性贫血等。

二、病理类型和病变

1. **慢性浅表性胃炎**　最常见,病变以胃窦部最明显。炎症限于胃小凹和黏膜固有层。胃镜观可见胃黏膜充血,水肿,或伴有渗出物,有时见少量糜烂及出血。镜下观,胃黏膜浅层见中性粒细胞、淋巴细胞和浆细胞浸润,深层的腺体保持完整。根据炎细胞浸润深度分为:轻度(累及黏膜的上 1/3)、中度(累及黏膜的 1/3~2/3)、重度(累及黏膜的 2/3 以上)。本病经治疗可痊愈,也有少数转变为慢性萎缩性胃炎。

2. **慢性萎缩性胃炎**　本病以胃黏膜萎缩变薄,黏膜腺体减少或消失,伴有肠上皮化生,固有膜内有淋巴细胞、浆细胞浸润为特点。本型胃炎病因复杂,部分由吸烟、酗酒或用药不当引起,部分有慢性浅表性胃炎迁延发展而来,还有部分属于自身免疫性疾病。根据发病是否与自身免疫有关以及是否伴有恶性贫血,本型胃炎分为 A、B 两型。A 型属于自身免疫性疾病,检查可见患者血中抗壁细胞抗体和内因子抗体检查阳性,并伴有恶性贫血,病变多发生于胃体和胃底部。B 型病变常见于胃窦部,无恶性贫血。我国 B 型多见。两型胃黏膜病变基本类似。

胃镜观:胃黏膜由正常的橘红色变为红色或灰绿色,黏膜层变薄,皱襞变浅,甚至消失,黏膜下血管清晰可见,有时可见渗出和糜烂。镜下观:①病变处黏膜变薄,腺体变小,数目减少,胃小凹变浅,并可有囊性扩张;②固有膜内有不同程度淋巴细胞、浆细胞浸润,病程长者可形成淋巴滤泡。此外,常出现上皮化生,在胃体和胃底部腺体的壁细胞、主细胞消失,代之以幽门腺的黏液分泌细胞,称为假幽门腺化生。在幽门腺病变区黏膜上皮细胞中出现杯状细胞、帕内特细胞等,与小肠黏膜相似,称肠上皮化生(图 14-1)。

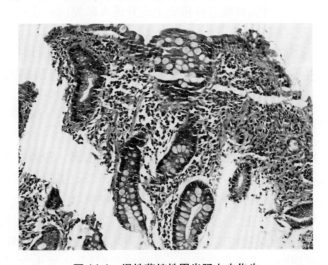

图 14-1　慢性萎缩性胃炎肠上皮化生

3. **慢性肥厚性胃炎**　病变常发生在胃体和胃底部。肉眼观:胃黏膜肥厚,皱襞肥大呈脑回状。镜下观:腺体肥大、增生,腺管延长,甚至穿过黏膜肌层,黏液分泌细胞增多,炎症反应不明显。

4. **疣状胃炎**　原因不明。病变常见于胃窦部。肉眼观:胃黏膜出现许多中心凹陷的疣状凸起病灶。镜下观:可见病灶中心凹陷处胃黏膜上皮变性坏死并脱落,表面有急性炎性渗出物覆盖。

第二节　消化性溃疡

消化性溃疡是以胃和/或十二指肠黏膜形成慢性溃疡为特征的一种常见病,因其发生与胃液的自我消化有关,故称为消化性溃疡。其中十二指肠溃疡约占 70%,胃溃疡约占 25%,两者同时发生溃疡者称复合性溃疡,占 5% 左右。消化性溃疡多见于成人,男多于女。患者常出现周期性上腹疼痛、反酸、嗳气等表现,病情反复发作,呈慢性过程。

一、病因与发病机制

消化性溃疡的病因复杂,一般认为与以下因素有关。

1. 胃液的消化作用　消化性溃疡的形成是胃酸和胃蛋白酶对胃及十二指肠壁自我消化的结果。胃酸增多可促进胃蛋白酶原的分泌,使胃蛋白酶分泌增多,引起胃黏膜自我消化。情绪异常激动、吸烟、精神过度紧张、服用激素类药物等均可使胃酸分泌增多。

2. 黏膜屏障功能破坏　正常胃和十二指肠黏膜屏障具有抗消化能力,胃黏膜分泌的屏障包括:①黏液-碳酸氢盐屏障,胃黏膜细胞分泌黏液和碳酸氢盐覆盖于黏膜表面,避免胃液与黏膜的直接接触,保护黏膜不受胃酸和胃蛋白酶的消化。黏膜上皮的脂蛋白,可阻止胃酸中氢离子逆向弥散入胃黏膜;②黏膜上皮屏障,上皮的完整和较强的再生能力构成第二道防线;③丰富的黏膜血流可提供营养物质,清除损伤因子,保证屏障功能。各种原因引起黏膜屏障功能破坏导致溃疡发生,如胆汁反流、乙醇、吸烟、水杨酸类药物等。

3. 幽门螺杆菌感染　幽门螺杆菌能分泌尿素酶、蛋白酶、磷脂酶等,破坏胃及十二指肠黏膜防御屏障,使黏膜上皮损伤、胃酸直接接触上皮并进入黏膜内。还可以促进胃黏膜中的 G 细胞分泌促胃液素,使胃酸分泌上升。

4. 其他因素　溃疡病有家族多发病史,说明与遗传有关;长期服用抗炎药物,如阿司匹林等可导致溃疡的发生;迷走神经兴奋型的人和 O 型血的人群胃溃疡的发病率高于其他人群。

二、病理变化

肉眼观:胃溃疡多位于胃小弯侧近幽门处,尤多见于胃窦部。常为单个,圆形或椭圆形,直径常在 2cm 以内,边缘整齐,状如刀切,底部平坦洁净,较深(常达肌层甚至浆膜层)。溃疡边缘黏膜皱襞因受溃疡底部瘢痕牵拉而呈放射状集中现象。

镜下观,溃疡底部由内(胃腔)向外(胃壁)大致分为 4 层结构。①炎性渗出层:主要由中性粒细胞和纤维素性渗出物构成。②坏死层:由坏死的细胞、组织碎片构成。③肉芽组织层:主要由成纤维细胞和毛细血管构成。④瘢痕组织层:主要由大量胶原纤维和少量纤维细胞构成。瘢痕层中的小动脉因受炎症刺激常发生增生性小动脉炎,致使小动脉内膜增生,管壁增厚、管腔狭窄或伴血栓形成,可防止溃疡底部血管破裂出血,但同时对组织的再生和溃疡的修复不利,这也许是造成溃疡不易愈合的因素之一。溃疡底部的神经节细胞和神经纤维常发生变性和断裂,神经纤维断端可形成神经瘤,这可能与疼痛的产生有关。

图片:胃溃疡镜下结构

十二指肠溃疡的形态表现与胃溃疡相似。溃疡多发生在十二指肠球部的前壁或后壁,通常较小、较浅,直径常在 1cm 以内。

三、结局和并发症

（一）愈合

多数情况下,溃疡底部渗出物和坏死组织逐渐被吸收、排除,由肉芽组织增生填充,周围黏膜上皮增生修复而愈合。

（二）并发症

1. 出血　最常见的并发症,约有 1/3 的患者发生。轻者大便潜血试验阳性,由溃疡底部毛细血管破裂所致。重者由于溃疡底部较大血管破裂出血,患者可出现柏油样大便及呕血,严重时可出现失血性休克,危及生命。

2. 穿孔　约占患者的 5%。十二指肠肠壁较薄,更易发生。溃疡穿透浆膜发生急性穿孔,胃及十二指肠内容物漏入腹腔可引起急性弥漫性腹膜炎。

3. 幽门梗阻　约 3% 的患者发生。溃疡周围充血、水肿,炎症刺激,引起幽门括约肌痉挛以及溃疡处瘢痕发生挛缩,均可导致不同程度的梗阻,患者可反复呕吐,吐隔夜食物,严重者导致水电解质紊乱,代谢性碱中毒。

4. 癌变　很少见。胃溃疡癌变率一般小于 1%。十二指肠溃疡几乎不癌变。

四、病理临床联系

1. 上腹部周期性、节律性疼痛　胃溃疡的疼痛常见于餐后 0.5~2h,这是由于进食后食物的刺激,促胃液素分泌增加,胃酸分泌增多,刺激溃疡底部的神经末梢所致,在下一餐前消失。十二指肠溃疡的疼痛常见于午夜或饥饿时,进食后减轻或完全消失。这是由于午夜或饥饿时迷走神经功能亢进,空腹时胃酸也分泌增多,刺激病灶所致,进食后胃酸可被中和或稀释,疼痛缓解。

图片:胃溃疡、十二指肠溃疡区别

2. 反酸、嗳气　胃酸刺激引起胃幽门括约肌痉挛和胃逆蠕动,胃内容物向上反流出现反酸;幽门括约肌痉挛,胃排空困难,食物滞留于胃内发酵、产气产生嗳气等。

 临床应用

溃疡患者的饮食指导

在护理工作中应注意对患者进行溃疡病饮食的指导:少食多餐,在轻松愉快的情况下进餐,饮食有规律,切忌暴饮暴食,以免增加胃的负担,引起出血、穿孔等不良后果;低脂饮食,尤其是晚餐不宜高油脂;避免进食粗糙食物,以免损伤胃黏膜;少食或不食带刺激性的胡椒粉、辣椒、咖喱、可可、浓茶、醇类饮料等,尤其是烈性酒可直接损伤胃黏膜,还会使胃酸过多地分泌。

第三节　病毒性肝炎

病毒性肝炎(viral hepatitis)是由肝炎病毒引起的传染病,以肝细胞变性坏死为主要病变。我国及世界各地均有发生和流行,近年来发病有明显上升的趋势,严重危害人类健康。

临床表现为全身乏力、食欲减退、肝大、上腹部不适、肝区疼痛等。

一、病因及发病机制

目前已知的肝炎病毒有甲、乙、丙、丁、戊、庚 6 型。其中乙型肝炎最常见。各型肝炎病毒及特点见表 14-1。

表 14-1　各型肝炎病毒及特点

病毒肝炎型	病毒性质	潜伏期/w	主要传播途径	转成慢性肝炎
甲型肝炎(HAV)	RNA	2~6	消化道	无
乙型肝炎(HBV)	DNA	4~26	血液、垂直传播、密切接触	5%~10%
丙型肝炎(HCV)	RNA	2~26	血液、垂直传播、密切接触	>70%
丁型肝炎(HDV)	缺陷病毒	4~7	血液、垂直传播、密切接触	共同感染<5%,重叠感染 80%
戊型肝炎(HEV)	RNA	2~8	消化道	无
庚型肝炎(HGV)	RNA	不详	血液	无

共同感染:指 HDV 与 HBV 同时感染;重叠感染:指在慢性 HBV 感染的基础上重叠感染 HDV。HAV:甲型肝炎病毒(hepatitis A virus);RNA:核糖核酸(ribonucleic acid)。

病毒性肝炎的发病机制还不十分清楚。目前认为感染的病毒种类及机体的免疫功能,在其发病中起重要作用。目前对乙型肝炎病毒(hepatitis B virus,HBV)的发病机制研究较多,认为 HBV 是通过细胞免疫引起病变的。HBV 侵入人体后,进入肝细胞内复制增殖,再从肝细胞释放入血,在肝细胞膜上留下病毒抗原,机体发生以淋巴细胞为主的免疫反应,在杀伤病毒的同时亦损伤了带病毒抗原信息的肝细胞。免疫功能正常者多为普通肝炎,免疫功能过强者常引起重型肝炎;免疫功能低下或缺陷者,往往只携带病毒而不发病。

二、基本病理变化

各型病毒性肝炎的病变基本相同,都是以肝细胞变性、坏死为主,同时伴有不同程度的炎细胞浸润、肝细胞再生和纤维组织增生。

（一）肝细胞变性、坏死

1. 肝细胞变性

（1）细胞水肿:最常见病变。镜下观,肝细胞明显肿大,胞质疏松呈网状、半透明,称为胞质疏松化。若病变进一步发展,水肿加重,肝细胞可呈气球样变。肝窦受压变窄。部分病变中可见到脂肪变性。

（2）嗜酸性变:常累及单个或几个肝细胞,散在肝小叶内。肝细胞胞质浓缩、颗粒性消失,呈强嗜酸性。

2. 肝细胞坏死

（1）嗜酸性坏死:上述嗜酸性变进一步加重可导致嗜酸性坏死,胞核浓缩甚至消失,形成均质粉染的圆形小体,称为嗜酸性小体(图 14-2)。

（2）点状坏死:单个至数个肝细胞的坏死,常见于急性普通型肝炎。

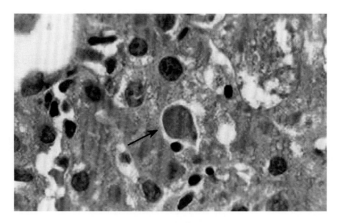

图 14-2　肝嗜酸小体

（3）碎片状坏死：为肝小叶周边界板肝细胞的灶状坏死和崩解，常见于慢性肝炎。

（4）桥接坏死：为中央静脉与汇管区之间，或两个中央静脉之间所出现的相互连接的坏死带，常见于中度与重度慢性肝炎。

（5）大片坏死：几乎累及整个肝小叶的大范围肝细胞坏死，常见于重型肝炎。

（二）炎细胞浸润

主要为淋巴细胞和单核细胞散在或灶状浸润于汇管区或肝小叶内肝细胞变性、坏死区。

（三）肝细胞再生及间质反应性增生

1. 肝细胞再生　肝细胞坏死后，周围的肝细胞修复性再生，出现体积增大、核大、核深染、双核甚至三核肝细胞。再生的肝细胞可沿原有的网状支架排列。若坏死范围大，由于网状纤维支架被破坏，再生的细胞呈结节状。

2. 间质反应性增生　包括库普弗细胞、间质细胞和成纤维细胞的增生。纤维组织若大量增生，可穿插至肝小叶结构中，导致肝硬化。慢性病例在汇管区可见小胆管增生。

上述肝炎基本病变中，肝细胞疏松化、气球样变、点状坏死及嗜酸性小体形成是普通型肝炎的病变特征；而肝细胞的大片坏死、崩解则是重型肝炎的主要病变特征。

　知识窗

Kupffer 细胞

Kupffer 细胞（库普弗细胞）是德国解剖学家 Kupffer 发现的，指位于肝窦内表面的吞噬细胞，能够清除血液中的外来抗原、抗原-抗体复合物和细胞碎片等物质。Kupffer 细胞是全身单核-吞噬细胞系统的重要组成部分，也是肝脏防御系统主要成员，在肝脏及全身疾病发生发展中起到重要作用。

三、病理临床类型

（一）急性普通型肝炎

急性普通肝炎最为常见。根据患者有无黄疸分为黄疸型和无黄疸型两种，我国以无黄疸型肝炎居多，以乙型肝炎多见，部分为丙型。黄疸型肝炎病变稍重，病程较短，多见于甲型、丁型和戊型肝炎。黄疸型和无黄疸型肝炎病理变化基本相同,故一并叙述。

1. 病理变化　肉眼观:肝体积增大,质较软,表面光滑。镜下观:肝细胞广泛变性,以胞质疏松化和气球样变为主。肝细胞坏死现象较轻,可见肝小叶内散在的点状坏死,嗜酸性小体少见。汇管区及肝小叶内也有轻度的炎细胞浸润。黄疸型者坏死灶较多,毛细胆管管腔中有胆栓形成。

2. 病理临床联系　由于肝细胞弥漫性肿大,使肝体积增大,包膜紧张,引起肝区疼痛或压痛。肝细胞坏死,造成细胞内的酶释放入血,故血清转氨酶升高,因肝变性、坏死及毛细胆管阻塞,使胆红素代谢障碍引起黄疸。

3. 结局　急性肝炎多数在6个月内治愈,点状坏死的肝细胞可完全再生修复。少数患者(乙型肝炎、丙型肝炎)可发展为慢性肝炎。

（二）慢性普通型肝炎

肝炎病程持续半年以上者即为慢性肝炎。乙型肝炎最多见。

1. 分型　根据病变程度不同将慢性肝炎分为轻、中、重度三类。

（1）轻度慢性肝炎:肝细胞点状坏死,偶见轻度碎片状坏死,汇管区周围纤维组织增生,肝小叶结构完整。

（2）中度慢性肝炎:肝细胞坏死明显,有中度碎片状坏死及特征性的桥接坏死,肝小叶内有纤维间隔形成,但肝小叶结构基本完整。

（3）重度慢性肝炎:肝细胞坏死重且广泛,有重度的碎片状坏死和大范围的桥接坏死,坏死区肝细胞不规则再生,纤维间隔分割肝小叶结构。

2. 结局　轻度慢性肝炎病程发展缓慢,大多数可恢复,少数转为中、重度慢性病毒性肝炎,后者可使小叶结构紊乱,肝表面呈颗粒状,质地稍硬,即早期肝硬化。

（三）重型肝炎

重型肝炎是最严重的一型病毒性肝炎,根据起病缓急及病变程度,分急性重型肝炎和亚急性重型肝炎两种。

1. 急性重型肝炎　很少见。起病急,病情发展迅速,病死率极高,又称暴发型或电击型肝炎。

（1）病理变化:肉眼观,肝脏体积显著缩小,重量减轻(600~800g),被膜皱缩,切面呈黄色或红褐色。有些区域可见红黄相间的斑纹状,故又称急性黄色肝萎缩或急性红色肝萎缩。镜下观,肝细胞大片坏死,仅在小叶周边残留少数变性的肝细胞,肝窦明显扩张、充血并出血,肝细胞增生不明显,坏死区及汇管区可见大量炎细胞浸润。

（2）病理临床联系:黄疸、出血倾向、发热、DIC及肝肾综合征等。

（3）结局:大多短期内死亡,死因主要为肝功能衰竭,其次为消化道大出血、肾衰竭、DIC等。少数迁延转为亚急性重型肝炎。

2. 亚急性重型肝炎　多数由急性重型肝炎迁延而来,少数由普通型肝炎恶化而来。病程可达1个月或数月。

图片:病毒性肝炎的类型

（1）病理变化:肉眼观,肝脏体积缩小,包膜皱缩不平,切面可因胆汁淤积而呈黄绿色。病程较长者,肝表面及切面可出现大小不等的再生结节,质地略硬,切面黄绿色,可见坏死区和肝细胞再生结节交错。镜下观,既有大片的肝细胞坏死、又有肝细胞结节状再生。坏死区的网状纤维支架塌陷、融合、胶原化,使再生的肝细胞失去支撑而呈不规则的结节状。小叶内、外有明显的炎细胞浸润,小叶周边小胆管增生及胆汁淤积形成胆栓。

（2）结局:治疗及时病情较轻者,有停止进展和治愈的可能。病程较长可转变为坏死后性肝硬化。

 知识窗

世界肝炎日

7月28日是已故诺贝尔奖得主巴鲁克·布隆伯格的诞辰日,为纪念这位乙肝病毒发现者,世界卫生组织决定,从2011年开始将每年7月28日定为世界肝炎日。2011年我国"世界肝炎日"的宣传主题是"认识肝炎,科学防治"。2012年我国的宣传主题是"积极行动,共抗肝炎"。2013年我国的宣传主题是"肝炎早预防,健康更主动"。2014年我国的宣传主题为"战胜肝炎,从我做起"。2015年我国的主题为"抗击肝炎,预防先行"。2016年我国的主题为"了解肝炎,立即行动"。2017年我国的主题为"规范检测治疗,遏制肝炎危害"。2018年、2019年我国的宣传主题是"积极预防,主动检测,规范治疗,全面遏制肝炎危害"。

第四节　肝　硬　化

一、概述

肝硬化(liver cirrhosis)是由多种原因引起的肝细胞弥漫性变性坏死,纤维组织增生和肝细胞结节状再生,这三种改变反复交错进行,使肝小叶结构和血液循环途径逐渐被改变,从而导致肝脏变形、变硬的一种常见的慢性肝脏病变。本病早期可无明显症状,后期常表现有不同程度的门脉高压症和肝功能不全。发病年龄多在20~50岁,发病率男女无差异。

肝硬化至今没有统一的分类方法。按病理形态不同分为小结节型、大结节型、大小结节混合型及不完全分隔型等;按病因分为病毒性肝炎、酒精性、淤血性、胆汁性、寄生虫性等。我国常采用的是结合病因、病变特点及临床表现的综合分类方法,将肝硬化分为门脉性、坏死后性、胆汁性和寄生虫性等类型。坏死后性肝硬化相当于大结节型或大小结节混合型,其余类型均相当于小结节型。门脉性肝硬化(portal cirrhosis)是最常见的一型肝硬化,遍布世界各地。本节着重介绍门脉性肝硬化。

二、病因与发病机制

1. **病毒性肝炎**　是我国肝硬化的主要原因,尤其是慢性乙型肝炎和丙型肝炎,与肝硬化的发生有密切关系。

2. **慢性酒精中毒**　在欧美国家,长期大量酗酒是肝硬化的主要原因,我国也有上升趋势。酒精主要在肝内代谢降解,对肝细胞有直接损伤作用。

3. **营养不良**　当食物中长期缺乏蛋氨酸或胆碱时,肝脏合成磷脂障碍,引起脂肪肝,渐渐发展为肝硬化。

4. **毒物中毒**　某些化学毒物,如砷、四氯化碳、黄磷等,长期作用可致肝损伤而引起肝硬化。

上述多种因素长期作用引起肝细胞变性、坏死,导致肝内广泛的胶原纤维增生。初期增生的纤维组织形成小的条索但未相互连接形成间隔而改建肝小叶结构时,称为肝纤维化,为可复性病变。病变继续进展,小叶中央区和汇管区的纤维间隔互相连接,使肝小叶结构和血液循环被改建而形成肝硬化。

三、基本病理变化

肉眼观,早、中期肝体积可正常或略增大,质地稍硬。后期肝体积明显缩小,重量减轻,可降至1 000g以下(甚至达600g左右),质地变硬。肝脏表面和切面均呈结节状(图14-3),大小较一致,最大结节直径不超过1cm。切面见结节周围有纤维条索包绕。

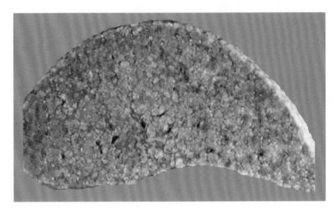

图 14-3　门脉性肝硬化

图片:门脉性肝硬化假小叶形成过程示意图

镜下观,正常肝小叶的结构破坏,由广泛增生的纤维组织将肝小叶分割、包绕形成大小不等的圆形或椭圆形肝细胞团,称为假小叶(图14-4)。假小叶内中央静脉缺如、偏位或有两个以上中央静脉,肝细胞排列紊乱,可有变性、坏死及再生现象,再生的肝细胞可表现为细胞体积增大,核大、深染,或有双核。假小叶周围增生的纤维组织内有慢性炎症及新生的细小胆管。

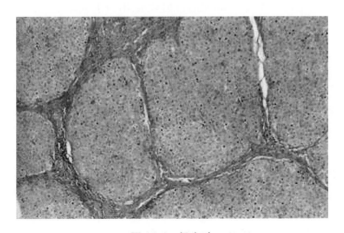

图 14-4　假小叶

四、病理临床联系

（一）门脉高压症

肝硬化患者门静脉血回流受阻，门静脉压可增高至 2.9~4.9kPa（30~50cmH$_2$O）以上（正常人门静脉压为 0.93~1.33kPa），并出现一系列临床综合征，称门静脉高压症。

门静脉压升高的原因有：①肝动脉与门静脉之间形成异常吻合支，使压力高的动脉血流入门静脉（窦前阻塞）；②肝内弥漫性纤维组织增生，使肝窦纤维化或受压而广泛闭塞，使门静脉血回流受阻（窦性阻塞）；③假小叶压迫小叶下静脉，使肝窦内血液流出受阻，进而影响门静脉血流入肝窦（窦后性阻塞）。

门静脉压力升高，门静脉所属器官的静脉血回流受阻，患者常出现一系列的症状和体征。主要表现如下：

1. 脾肿大　脾脏淤血所致，常伴有脾功能亢进。脾大，质硬，包膜增厚，重量可达 400~500g，严重者可达 1 000g。

2. 胃肠道淤血、水肿　由门静脉压力升高，胃肠道静脉回流受阻所致，胃肠道淤血、水肿引起消化和吸收功能障碍，患者出现食欲不振、消化不良等症状。

3. 腹水　肝硬化晚期。患者腹腔内可积聚大量淡黄色透明的漏出液。腹水的形成机制主要有：①门脉高压使门静脉系统淤血导致肠壁、肠系膜毛细血管流体静压升高，管壁通透性增大，液体漏入腹腔；②肝细胞受损，白蛋白合成减少，引起低蛋白血症使血浆胶体渗透压降低；③肝脏灭活激素的功能下降，血中抗利尿激素、醛固酮水平升高，导致水钠潴留而促使腹水形成；④假小叶压迫小叶下静脉或小叶中央静脉，使肝窦内压力升高，淋巴生成增多，回流障碍，经肝表面漏入腹腔。

4. 侧支循环形成　门脉高压后，门静脉与腔静脉间吻合支代偿性扩张，部分门静脉血液经吻合支绕过肝脏直接流入右心。主要的侧支循环及其严重的并发症有：①食管下段静脉丛曲张。这是门静脉高压时最主要的侧支循环。门静脉血经胃冠状静脉、胃底静脉丛、食管下段静脉丛、奇静脉入上腔静脉。曲张的食管下段静脉可因进食粗糙的食物或腹内压突然增高而破裂，引起患者上消化道大出血，是肝硬化常见的死因之一。②直肠静脉丛曲张。门静脉血经肠系膜下静脉、直肠静脉丛、髂内静脉进入下腔静脉。直肠静脉丛曲张可形成痔疮，破裂可引起便血。③脐周和腹壁静脉曲张。门静脉血经附脐静脉、脐周静脉网、胸腹壁静脉进入上、下腔静脉。脐周浅静脉曲张，形成"海蛇头"现象（图 14-5）。

视频：门脉性肝硬化侧支循环形成

（二）肝功能不全

1. 蛋白质合成障碍　肝细胞损伤后合成白蛋白功能降低，导致血浆蛋白减少。同时由于从胃肠道吸收的一些抗原物质不经过肝细胞处理，直接经过侧支循环进入体循环，刺激免疫系统合成球蛋白增多，因此出现血浆白蛋白、球蛋白比值降低或倒置现象。

2. 出血倾向　由于肝脏合成凝血酶原、纤维蛋白原等凝血因子减少，以及脾功能亢进引起血小板破坏过多，患者出现鼻出血、牙龈出血、皮肤黏膜出血。

3. 黄疸　肝硬化晚期由于肝细胞坏死及肝内胆管的不同程度阻塞，引起胆红素代谢障碍出现黄疸。

4. 激素的灭活作用减弱　肝对雌激素灭活作用减弱，导致血清中雌激素水平升高，引

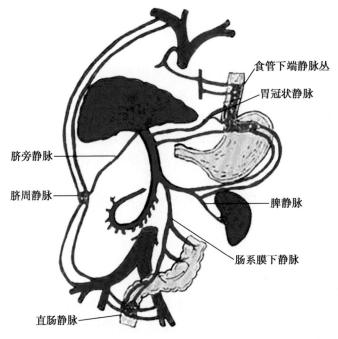

图 14-5　肝硬化侧支循环

起小动脉末梢扩张出现蜘蛛痣,常出现在患者颈部、胸部、面部等。表现为男性患者睾丸萎缩、乳房发育,女性患者月经失调、闭经不育等。

5. 肝性脑病　最严重的后果,肝功能严重障碍或门腔静脉分流,血中有毒物质作用于脑组织所引起的一系列神经精神综合征。是肝硬化患者死亡的又一主要原因。

 临床应用

肝硬化上消化道出血止血措施

　　肝硬化食管、胃底静脉曲张破裂出血,药物止血效果不佳。可考虑使用三腔气囊管压迫止血,使用时必须严格遵守技术操作规程以保证止血效果,并防止窒息、吸入性肺炎等并发症的发生。

第五节　原发性肝癌

　　原发性肝癌是由肝细胞或肝内胆管上皮细胞发生的恶性肿瘤,简称肝癌。我国肝癌发病率高,为常见肿瘤之一。发病年龄多在中年以上,男性多于女性。肝癌发病隐匿,早期无临床症状,故发现时多已为晚期,死亡率高。

一、病因

病因尚未研究清楚,可能的因素如下:

1. 肝硬化　肝癌多发生在肝硬化的基础上,以坏死后性肝硬化发展为肝癌最多,门脉性肝硬化次之。

2. 肝炎病毒　与肝癌有密切关系的肝炎是乙型肝炎,其次是丙型肝炎。有效使用乙肝疫苗可降低肝癌的发生率。

3. 真菌及其毒素　黄曲霉菌、青霉菌、杂色曲霉菌等都可以引起实验性肝癌,尤其是黄曲霉菌及其毒素,在肝癌高发区,黄曲霉菌污染食物的情况很多见。

4. 其他　华支睾吸虫寄生在肝内胆管中,可刺激胆管上皮增生,发展为胆管细胞癌。亚硝胺类化合物与肝癌的发生也有一定的关系。

二、类型及病理变化

1. 早期肝癌　又称小肝癌,是指单个癌结节直径在 3cm 以下,或结节数目不超过 2 个,其直径总和在 3cm 以下的肝癌。肿瘤结节常呈球,质较软,灰白色,与周围组织界限清楚,切面无出血、坏死。

2. 中、晚期肝癌　肉眼形态可分为三型。

(1) 巨块型:肿瘤形成巨大肿块,直径常大于 10cm,圆形,肝右叶多见,瘤体周边可见散在的卫星状癌结节,切面癌组织中心常有坏死出血。

(2) 结节型:最多见。癌结节多个散在分布,大小不等,圆形或椭圆形,有的融合成较大结节。此型多合并肝硬化。

(3) 弥漫型:少见。癌组织在肝内弥散性分布,无明显结节形成,常发生在肝硬化基础上,不易与肝硬化区别。

镜下观,中晚期肝癌类型包括:①肝细胞癌。最多见,来源于肝细胞。分化较好者,癌细胞和正常肝细胞相似,癌细胞呈多角形,胞质丰富,嗜酸性,核大而圆。分化差者,癌细胞异型性明显,常有巨核及多核瘤细胞,癌细胞排列成腺管样、条索状,癌组织内血管较多,类似血窦。②胆管上皮癌。较少见,来源于肝内胆管上皮,癌细胞与胆管上皮细胞相似,排列成腺管样,间质较丰富。较少合并肝硬化,可继发于华支睾吸虫病。③混合性肝癌。最少见,由肝细胞癌和胆管上皮细胞癌两种成分组成。

图片:原发性肝癌

三、扩散

肝癌首先在肝内直接蔓延和转移。癌细胞常沿门静脉分支播散,在肝内形成转移癌结节。还可逆行至门静脉主干,形成癌栓,引起门脉高压。肝外转移主要经淋巴道转移至肝门淋巴结、上腹部淋巴结和腹膜后淋巴结。肝癌晚期可经血道转移至肺、肾上腺、脑、骨等处,肺转移最常见。侵入到肝包膜的癌细胞脱落后可形成种植性转移。

四、病理临床联系

早期肝癌可无明显表现。随着病变进展,出现进行性消瘦、乏力、肝大、肝区疼痛、黄疸和腹水等。位于肝表面的癌结节自发破裂或侵蚀大血管,可引起腹腔内大出血。原发性肝癌预后不良,患者多因肝性脑病、肝功能衰竭、消化道和腹腔内大出血合并感染而死亡。

第六节　肝性脑病

由各种严重肝脏疾病引起的以中枢神经系统功能障碍为主要表现的神经精神综合征称为肝性脑病（hepatic encephalopathy，HE）。其临床特点为进行性神经精神症状。前驱期有轻微的性格与行为改变，昏迷前期以意识错乱、睡眠障碍、行为失常为主，昏睡期以精神错乱和昏睡为主，严重时完全丧失意识，不能唤醒，进入昏迷期。

一、病因与分类

根据病因分为内源性及外源性两种。内源性肝性脑病常因重型病毒性肝炎、严重急性中毒性或药物性肝炎等引起肝功能严重障碍，毒物进入肝脏不能解毒而进入循环所引起。一般无须诱因即可发生，呈急性过程，病情重。外源性肝性脑病多发生在肝硬化等慢性肝病变时，吸收进门静脉的肠源性毒性物质经门腔手术分流或自然形成的侧支循环，绕过肝直接进入体循环而引起脑病。

二、发生机制

一般认为是由于多种因素综合作用的结果，主要学说有：

（一）氨中毒学说

正常情况下，血氨的生成与清除保持着动态平衡。大多数肝性脑病患者的血及脑脊液中的氨水平是升高的。

1. 血氨升高的原因　当氨的清除不足或生成过多，造成两者的动态平衡破坏时，就会引起血氨升高。其中肝对氨的清除不足是血氨升高的主要原因。

（1）氨清除不足：正常人体内生成的氨主要在肝内经鸟氨酸循环合成尿素，通过肾排出体外。肝功能严重障碍时，因鸟氨酸循环障碍，尿素合成减少，血氨升高。此外，侧支循环的建立，使来自肠道的氨绕过肝直接进入体循环，也可使氨清除不足，而致血氨明显升高。

图片：尿素生成过程

（2）氨生成过多：进入肝的氨主要来自肠道。肝功能障碍时肠道产氨增多的原因有：肝硬化门脉高压时，胃肠黏膜淤血水肿，消化、吸收和排空障碍，肠内含氮物质经肠道细菌分解产氨增多；肝功能障碍患者常发生上消化道出血，血液蛋白质在肠道细菌作用下产生大量氨；严重肝病合并肾功能障碍时，尿素大量弥散至肠道，肠道细菌产生的尿素酶将尿素分解产生氨；此外，患者不安和躁动导致肌肉活动增强等也可使肌肉产氨增多。

2. 血氨升高对脑组织的毒性作用

（1）干扰脑细胞的能量代谢：氨在脑内可通过干扰脑细胞的能量代谢，使 ATP 生成减少和消耗过多，以致脑的自主活动所需能量严重不足，不能维持中枢神经系统的兴奋活动，从而引起昏迷。

（2）脑内神经递质发生改变：大量氨进入脑内，可使脑内的神经递质平衡失调，谷氨酸、乙酰胆碱等中枢兴奋性神经递质减少，谷氨酰胺、γ 氨基丁酸等中枢抑制性神经递质增多，从而导致中枢神经系统功能紊乱。

（3）氨对神经细胞膜的直接抑制作用：氨可干扰神经细胞膜上的酶活性，使细胞膜电位改变和兴奋性异常；氨与 K^+ 竞争向细胞内转移，从而影响 Na^+、K^+ 在神经细胞膜内外的正常分布，干扰神经活动的传导。

肝性脑病的发生除了与血氨浓度升高有关外，还与血 pH 有关，pH 增高可增强氨的毒性作用。因此，在治疗和护理中不仅要降血氨，还要纠正碱中毒。

（二）假性神经递质学说

食物蛋白质中的芳香族氨基酸如苯丙氨酸、酪氨酸，在肠道经细菌脱羧酶的作用下形成苯乙胺和酪胺。正常情况下，它们经肝门静脉入肝，在肝内被氧化分解而清除。肝功能严重障碍或存在门腔侧支循环时，这些胺类随血流进入脑组织，在脑细胞内 β 羟化酶作用下分别羟化为苯乙醇胺和羟苯乙醇胺。苯乙醇胺和羟苯乙醇胺的化学结构与脑干网状结构的正常神经递质去甲肾上腺素和多巴胺极为相似，但其不能完成正常神经递质的功能，故称"假性神经递质"（图 14-6）。假性神经递质增多时，可竞争性地取代正常神经递质，导致大脑功能活动障碍。若去甲肾上腺素被假性神经递质取代，则机体不能保持觉醒状态；若多巴胺被假性神经递质取代，则机体协调运动发生障碍，扑翼样震颤可能与此有关。

图片：脑内假性神经递质的产生过程

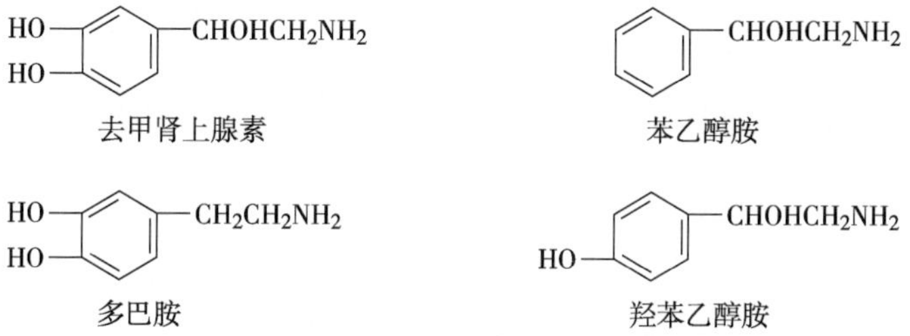

图 14-6　正常及假性神经递质

去甲肾上腺素　　苯乙醇胺　　多巴胺　　羟苯乙醇胺

（三）血浆氨基酸代谢失衡学说

正常人血浆及脑内各种氨基酸含量有适当的比例。正常人芳香族氨基酸在肝内分解代谢，肝功能衰竭时分解减少，故血中浓度增高。正常支链氨基酸主要在骨骼肌分解，胰岛素有促使这类氨基酸进入肌肉的作用，肝功能衰竭时胰岛素被清除减少，使支链氨基酸大量进入肌肉，血中浓度降低。因此，肝功能严重障碍时血浆芳香族氨基酸（苯丙氨酸、酪氨酸、色氨酸）增多而支链氨基酸（缬氨酸、亮氨酸、异亮氨酸）减少，进入脑内的芳香族氨基酸增多，可进一步生成假性神经递质和过多的 5-羟色胺，它们是中枢神经某些神经元的抑制性递质，有拮抗去甲肾上腺素的作用，从而引起中枢神经系统功能障碍。

（四）短链脂肪酸中毒学说

短链脂肪酸是指含 4~10 个碳原子的低级脂肪酸，主要是戊酸、己酸和辛酸。肝性脑病患者血中短链脂肪酸浓度特别高。短链脂肪酸可干扰神经细胞膜上的酶活性，干扰膜离子转运，影响神经冲动的传导，同时增强氨等毒性物质对脑的毒性作用。

（五）γ-氨基丁酸学说

γ-氨基丁酸是抑制性神经递质，由肠道细菌产生，在门体分流和肝功能障碍时，可绕过肝脏进入体循环继而进入脑组织。当脑内 γ-氨基丁酸增多时,促进氯离子进入突触后神经元,并引起神经传导抑制,产生肝性脑病。

（六）其他

除上述因素外,肝功能不全、硫醇、酚、低血钾、低血糖等对肝性脑病的发生、发展也有一定的作用,其确切机制有待进一步研究。

三、诱发因素

肝性脑病(特别是外源性肝性脑病)的发生常有明显的诱发因素,了解这些诱因将有助于肝性脑病的防治与护理。

1. 上消化道出血   这是肝性脑病最常见的诱因。其机制与血液中的蛋白质在肠道细菌作用下产生大量的氨、硫醇等其他毒性物质有关。同时,出血导致的低血压、低血容量等进一步加重肝、脑等器官的缺血缺氧,导致脑病的发生。

2. 感染和发热   细菌及其毒素可加重肝细胞的变性坏死及肝功能损害;发热时机体组织分解代谢增强,产氨增加。

3. 放腹腔积液过多过快   肝病患者有腹水,如果放液过多或过快,会引起腹内压突然降低,肝门静脉系统减压后充血,流入肝的血液减少,引起肝缺氧,肝组织进一步受损害;放腹腔积液丢失水、电解质过多,可促使肝性脑病的发生。

4. 进食过多的蛋白质   肝功能不全时,尤其是伴有门腔分流的患者,肠道对蛋白质的消化吸收功能降低,若一次大量摄入蛋白质食物,蛋白被肠道细菌分解,产生大量氨和有毒物质,从而诱发肝性脑病。

5. 氮质血症   伴有肾功能不全的患者,血中非蛋白氮升高,尿素大量弥散入肠腔,在细菌作用下产氨,使血氨升高。

6. 其他   手术、麻醉、安眠药和镇静剂使用不当,酗酒、长期大量使用利尿剂、便秘等均可诱发肝性脑病。

肝性脑病的发生是多种机制综合作用的结果,同时很多诱因可导致肝性脑病的发生和症状加重。临床上应针对肝性脑病的发病环节和诱因进行预防,以防止肝性脑病的发生。

四、防治原则

1. 去除诱因   避免和纠正各种诱发肝性脑病的因素。
2. 减少肠内有毒物质的产生和吸收   严重的肝性脑病应严格限制甚至停止蛋白质摄入,饮食以碳水化合物为主;灌肠或导泻以清除肠内积食或积血,灌肠禁用碱性肥皂水,而用生理盐水或弱酸性溶液。

图片:消化系统疾病

3. 促进有毒物质的代谢,纠正氨基酸代谢紊乱   常用谷氨酸钾、谷氨酸钠、精氨酸等降氨药。
4. 及时纠正水、电解质和酸碱平衡失调,纠正低血糖。
5. 保护脑细胞功能,保持呼吸道通畅,防治出血,加强护理,防止褥疮,保持大便通畅,注意口腔护理等。

思考题

1. 运用肝硬化病理知识分析讨论：如何避免今后工作中因护理和操作不当诱发产生肝硬化严重并发症？肝硬化严重并发症有哪些，如何进行有效护理和防范？

2. 如何运用肝硬化病理知识于护理临床实践中，正确指导、关爱和护理患者，避免和减少严重并发症的发生？

课件

自测题

（邵晨昕）

第十五章　泌尿系统疾病

学习目标

掌握:肾小球肾炎的基本病理变化;常见的几种肾小球肾炎的病理变化:急性弥漫性增生性肾小球肾炎、急进性(新月体性)肾小球肾炎、慢性肾小球肾炎;肾盂肾炎的概念和感染途径。急、慢性肾衰竭的功能、代谢变化。

熟悉:常见的几种肾小球肾炎的病理临床联系;急慢性肾盂肾炎的病理变化;肾衰竭的原因。

了解:肾小球肾炎的病因及发病机制;膀胱癌的病变特点;肾衰竭的发病机制。

泌尿系统由肾脏、输尿管、膀胱和尿道四部分组成。肾脏具有重要的生理功能:①排泄体内的代谢产物、药物和毒物;②调节机体水和电解质含量;③调节机体酸碱平衡;④具有内分泌功能:产生肾素、促红细胞生成素、1,25-二羟维生素 D_3 和前列腺素等功能。肾脏复杂的结构是完成其多种生理功能的基础。肾单位是肾的基本结构和功能单位,包括肾小球和与之相连的肾小管。每个肾脏约有 150 万个肾单位,它们与集合管共同完成泌尿功能。

泌尿系统疾病包括肾和尿路的病变,常见的病变有炎症、肿瘤、尿路梗阻等。本章主要介绍肾小球肾炎、肾盂肾炎、膀胱癌、肾衰竭。

第一节　肾小球肾炎

肾小球肾炎是一组以肾小球损伤为主的超敏反应性疾病,主要表现有蛋白尿、血尿、水肿和高血压。肾小球肾炎分原发性和继发性两大类。前者是指原发于肾脏的独立性疾病,肾为唯一或主要受累的脏器。后者的肾脏病变是其他疾病引起的或仅是全身性疾病的一部分。本节主要讨论原发性肾小球肾炎。

一、正常肾小球的基本结构

课件:正常肾小球的基本结构

肾小球疾病是泌尿系统疾病的重要部分。肾小球结构和功能的改变在肾脏疾病中具有重要意义。肾小球由毛细血管球、系膜和肾球囊组成。一条入球微动脉进入肾小球后分成5~8个初级分支,每个分支又分成数个分支,总共形成20~40个互相吻合的毛细血管袢,称为一个小叶或节段,最终汇合成出球小动脉离开肾小球。血液流经肾脏,通过肾小球毛细血管壁滤过,进入肾球囊腔,形成原尿。肾小球毛细血管壁由内至外分为3层:①内皮细胞;②肾小球基膜;③脏层上皮细胞,位于基底膜外侧,也是构成肾小囊内层的上皮细胞,其胞质伸出许多足状突起(即足突),故又称为足细胞。以上三层结构共同构成肾小球滤过膜(图 15-1、图 15-2),滤过膜的滤过作用不仅受体积依赖性屏障作用,只有分子量7 万以下的小分子物质可以通过。此外,因滤过膜各层均含大量负电荷,所以滤过作用还受电荷依赖性屏障作用,这可以有效阻止血中阴离子物质如白蛋白的滤过。当滤过膜受到损害时,大分子蛋白质、白蛋白甚至血细胞均可漏出,因此出现蛋白尿和血尿。

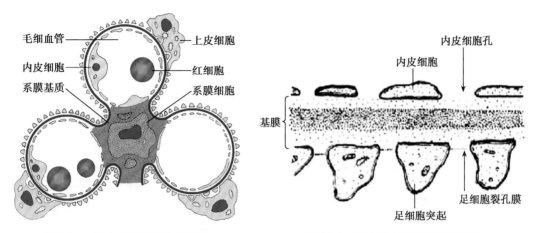

图 15-1 肾小球超微结构示意图　　　　图 15-2 正常肾小球滤过膜示意图

肾小球系膜由系膜细胞及系膜基质组成,位于毛细血管间,构成毛细血管小叶的中轴。系膜细胞具有收缩和吞噬功能,并能产生系膜基质和胶原,分泌多种细胞因子,对许多类型肾小球病变的形成具有重要作用。

肾球囊是肾小管起始部膨大凹陷形成的双层囊,内层为脏层上皮细胞,外层为附着于球囊基底膜的壁层上皮细胞,脏、壁层之间为肾小囊腔,与近曲小管相连(图 15-3)。

肾小管分为近曲小管、髓袢和远曲小管,有重吸收原尿成分和排泄等作用。

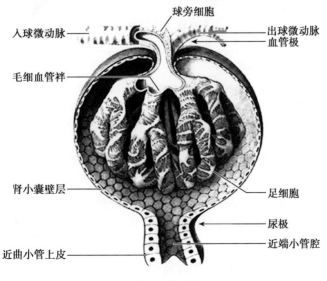

图 15-3 肾小球

二、病因和发病机制

大量病理研究表明,大多数原发性肾小球肾炎由免疫反应引起,其中抗原抗体复合物引起的超敏反应是最常见的因素。

（一）引起肾小球肾炎的抗原

已知能引起肾小球肾炎的抗原分为内源性和外源性两大类。

1. 内源性抗原　包括肾性抗原和非肾性抗原。

（1）肾性抗原:为肾小球本身的固有成分,如肾小球基底膜抗原、内皮细胞膜抗原、足细胞的足突抗原、系膜细胞膜抗原等。

（2）非肾性抗原:如核抗原、肿瘤抗原、免疫球蛋白等。

2. 外源性抗原　包括生物性抗原(如细菌、病毒、寄生虫、真菌等)和非生物性抗原(如异种血清、药物等)。

（二）肾小球肾炎的发病机制

1. 免疫复合物引起肾炎的发病机制　抗原抗体复合物是引起肾小球损伤的主要原因。肾小球内免疫复合物的出现主要通过原位免疫复合物形成和循环免疫复合物沉积两种方式。

（1）原位免疫复合物形成:抗体直接与肾小球本身的抗原成分或经血液循环植入肾小球的抗原结合,导致肾小球内原位免疫复合物形成(图 15-4)。

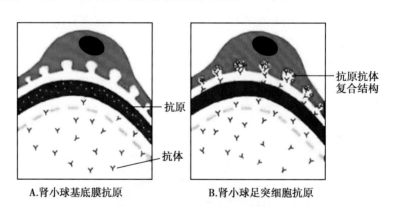

图 15-4　肾小球肾炎原位免疫复合物形成机制示意图
A.抗肾小球基底膜性肾小球肾炎;B.非肾小球基底膜性抗原包括其他肾小球抗原或植入性抗原在肾小球内与抗体结合。

1）抗肾小球基底膜肾炎:由于感染或其他因素使基底膜结构发生改变或某些病原微生物与基底膜成分具有共同抗原性而引起交叉免疫反应。免疫荧光检查显示沿基底膜有密集的抗体沉积,形成抗基底膜肾炎特征性的连续的线性荧光。

2）植入性抗原所致的原位免疫复合物形成:由外源性和内源性非肾性抗原引起,抗原首先与肾小球成分结合,形成植入性抗原,刺激机体产生相应抗体,抗体可与原先植入肾小球的抗原反应形成免疫复合物,引起肾小球肾炎。免疫荧光检查显示颗粒状或不规则分布的荧光。

知 识 窗

Heymann 肾炎

除肾小球基底膜外,肾小球内其他抗原成分也可引起肾小球原位免疫复合物形成。典型代表为 Heymann 肾炎:本模型用近曲小管刷状缘成分为抗原免疫大鼠,使之产生相应的抗体,并导致与人膜性肾小球肾炎相似的肾小球改变。这种刷状缘抗原是一种由脏层上皮细胞合成的糖蛋白,集中在基底膜外侧上皮细胞足突膜处,抗体与其在原位结合形成免疫复合物,免疫荧光检查显示不连续的颗粒状荧光。

(2) 循环免疫复合物沉积:非肾小球性的内源性抗原或外源性可溶性抗原与抗体结合,在血液循环中形成免疫复合物,随血液流经肾脏时沉积于肾小球,继而引起肾小球损伤(图 15-5)。免疫荧光检查显示沿基底膜或在系膜区出现颗粒状荧光。

循环免疫复合物在肾小球内沉积与否以及沉积的部位和程度受多种因素的影响,其中复合物的分子大小和所带电荷是两个重要因素。大分子复合物常在血液循环中被单核巨噬系统细胞吞噬,很少沉积于肾小球。含阳离子的小分子复合物可穿过基底膜,沉积于上皮下;含阴离子的小分子复合物不易通过基底膜,沉积于内皮下;电荷中性的小分子复合物易沉积于系膜区。

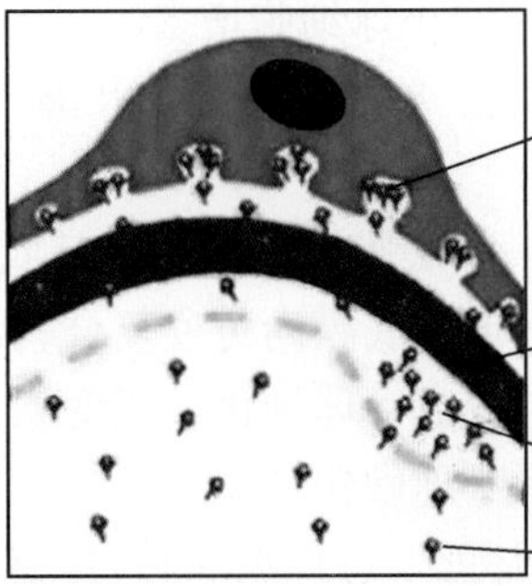

2. 细胞免疫　越来越多的资料表明致敏 T 淋巴细胞也可引起肾小球损伤。某些

肾小球囊脏层上皮细胞下沉积物

基底膜

毛细血管内皮下沉积物

免疫复合物

图 15-5　肾小球肾炎循环免疫复合物沉积示意图

类型肾炎由细胞免疫反应引起,细胞免疫还和许多其他类型肾炎的发展有关。细胞免疫可能是未发现免疫复合物沉积的肾炎发病的主要机制。

3. 抗肾小球细胞抗体　有的肾炎病变中未发现免疫复合物沉积,抗体直接与肾小球细胞的抗原成分反应,通过抗体依赖的细胞毒反应等机制诱发病变。

4. 补体替代途径的激活　个别类型肾炎的发生主要由补体替代途径的激活引起,可不伴有免疫复合物的沉积。

5. 肾小球肾炎发生中的炎症介质　肾小球内出现抗原抗体免疫复合物或致敏 T 淋巴细胞后如何进一步引起肾小球损伤,是肾炎发病机制中应予重视的问题。肾炎发病过程中介质的产生并引起肾小球损伤是一个重要环节。

(1) 补体的激活:免疫复合物结合并激活补体。补体激活产生 C5a 等趋化因子,引起中性粒细胞及单核巨噬细胞浸润。中性粒细胞产生多种介质,形成补体-中性粒细胞依赖性损伤;C5b-C9 引起细胞溶解并刺激系膜细胞释放氧化剂和蛋白酶。

(2) 激肽和凝血系统:损伤的基底膜胶原暴露,血小板黏附聚集,激活凝血系统和激肽系统,进一步使毛细血管壁通透性增高,并导致毛细血管内微血栓形成。此外,单核巨噬细胞和内皮细胞产生的促凝血因子可促使渗入肾球囊的纤维蛋白原凝集,刺激细胞增生,与肾小球病变的发展,尤其是新月体的形成密切相关。

（3）细胞成分及其产物：中性粒细胞、巨噬细胞、淋巴细胞和自然杀伤细胞（natural killer cell，NK）、血小板、系膜细胞等受刺激并活化后，释放多种细胞因子和生长因子，参与促进炎症过程。

三、基本病理变化

肾小球肾炎的基本病理变化包括：

图片：肾小球肾炎的基本病理变化

1. **肾小球细胞增多**　主要是系膜细胞、内皮细胞和上皮细胞增生，并有中性粒细胞、单核巨噬细胞及淋巴细胞浸润，使肾小球细胞数量增加，肾小球体积增大。

2. **基底膜增厚和系膜基质增多**　可以是基底膜本身增厚，也可由内皮下、上皮下或基底膜内免疫复合物沉积引起。增厚的基底膜理化性质改变，可导致血管祥或血管球硬化。病变累及系膜时系膜细胞增生，系膜基质增多，严重时导致肾小球硬化。

3. **炎性渗出和坏死**　急性炎症时，肾小球内可有中性粒细胞等炎细胞浸润和纤维素渗出，血管壁发生纤维素样坏死，并可有血栓形成。

4. **玻璃样变和硬化**　渗出的血浆蛋白、增多的基底膜和系膜基质以及胶原纤维，这些成分与肾小囊融合成为玻璃样变的红染小球，光镜观呈均质红染无结构的嗜酸性物质堆积。肾小球玻璃样变和硬化是各种肾小球改变的最终结局。

5. **肾小管和间质的改变**　肾小管上皮细胞可发生变性。肾小管管腔内出现由蛋白质、细胞或细胞碎片浓聚形成的管型。肾间质可发生充血、水肿，并伴有炎细胞浸润。肾小球发生玻璃样变和硬化时，肾小管可发生萎缩、消失，间质发生纤维化。

四、病理临床联系

肾小球肾炎可引起不同的症状和体征，主要包括：①尿量改变，如少尿、无尿、多尿或夜尿；②尿液性状改变，如血尿、蛋白尿和管型尿；③水肿；④高血压。这些症状和体征，常以结构与功能联系的组合症状出现，即综合征。肾小球肾炎的临床表现与病理类型密切相关，同一病理类型的病变可产生不同的症状和体征，不同的病变也可引起相似的临床表现。临床表现还与病变的程度和阶段等因素有关。

肾小球肾炎的临床表现主要分为以下几个类型：

1. **急性肾炎综合征**　起病急，常表现为明显的血尿，轻至中度蛋白尿，常伴有水肿和高血压，多数预后良好，严重者可出现氮质血症。

2. **快速进行性肾炎综合征**　起病急，进展快，初期临床表现与肾炎综合征相似，但迅速出现少尿、无尿伴氮质血症，并发展为急性肾衰竭，预后极差。

3. 肾病综合征 起病缓慢,主要表现为:①大量蛋白尿;②明显水肿;③低蛋白血症;④高脂血症和脂尿,即所谓"三高一低"。不同类型肾炎的病因和发病机制不同,预后也各不相同。

4. 无症状性蛋白尿或血尿 持续或复发性肉眼或镜下观血尿,或轻度蛋白尿,也可两者兼有。病情较稳定,一般预后较好。

5. 慢性肾炎综合征 见于各型肾炎终末阶段,主要表现为多尿、夜尿、低渗尿、高血压、贫血、氮质血症和尿毒症。

五、肾小球肾炎的常见类型

肾小球肾炎的分类方法很多,近年来由于肾活检的开展及电镜和免疫荧光技术的应用,对肾小球肾炎的认知日趋深入,相应的分类更为细致和复杂。原发性肾小球肾炎的常见病理类型包括:①急性弥漫性增生性肾小球肾炎;②急进性(新月体性)肾小球肾炎;③膜性肾小球肾炎(膜性肾病);④微小病变性肾小球肾炎(脂性肾病);⑤局灶性阶段性肾小球硬化;⑥膜增生性肾小球肾炎;⑦系膜增生性肾小球肾炎;⑧IgA肾病;⑨慢性肾小球肾炎。

视频:肾小球
肾炎的常见
类型

按病变范围肾小球肾炎分为局灶性和弥漫性。局灶性是指病变仅累及部分肾小球(50%以下肾小球),弥漫性指大部分肾小球(50%以上)被病变累及。就一个肾小球而言,病变累及肾小球的全部或大部分血管袢,称为球性;病变仅累及部分血管袢(不超过肾小球切面的50%),称为节段性。

(一)急性弥漫性增生性肾小球肾炎

急性弥漫性增生性肾小球肾炎是临床最常见的类型,简称急性肾炎。本病可以发生于任何年龄,以学龄期儿童最为多见,成人少见。病理特征为弥漫性肾小球受累,内皮细胞和系膜细胞增生,伴中性粒细胞和巨噬细胞浸润,又称毛细血管内增生性肾小球肾炎。此型肾炎是预后最好的一种原发性肾小球肾炎。

1. 病因和发病机制 本病与感染有关,尤其与A族乙型溶血性链球菌感染关系密切,又称感染后或链球菌感染后肾炎。肾炎通常于咽部或皮肤链球菌感染后1~4周发生,大部分患者血清抗链球菌溶血素"O"滴度升高而补体水平下降。少数病例与其他细菌或病毒感染有关。大量链球菌或其他病原体的抗原成分释放入血,6~10d后相应特异性抗体形成,并在血液循环中形成抗原抗体复合物,随血流沉积于肾小球内,引起肾小球病变。

2. 病理变化

(1)肉眼观:双侧肾脏对称性肿大,被膜紧张,表面光滑明显充血,色泽红润,故称"大红肾"(图15-6)。若肾小球有毛细血管破裂出血,肾脏表面可见散在粟粒大小出血点,又称"蚤咬肾"。切面肾脏皮质略增厚。

(2)镜下观:病变累及双侧肾脏的绝大多数肾小球。肾小球体积增大,细胞数目明显增多,主要为内皮细胞和系膜细胞增生、肿胀,并有中性粒细胞和巨噬细胞浸润(图15-7)。病变严重者毛细血管管腔狭窄甚至闭塞,肾小球内血流量减少(图15-7)。病变严重者毛细血管壁发生纤维素样坏死,管壁破裂、出血。部分病例可伴有壁层上皮细胞增生。近曲小管细胞发生水肿、脂肪变性及玻璃样变等,肾小管管腔内出现蛋白管型、红细胞或白细胞管型及颗粒管型。肾间质轻度充血水肿并见少量炎细胞浸润。

(3)电镜下观:突出特征是基底膜和脏层上皮细胞之间有驼峰状电子致密沉积物。

(4)免疫荧光检查:免疫球蛋白G(immunoglobulin G,IgG)和C3沿肾小球血管壁呈不连续的颗粒状荧光分布。

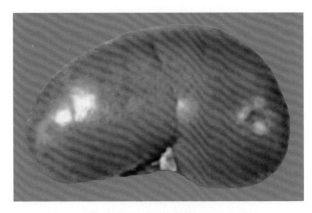

图 15-6　急性肾炎大红肾

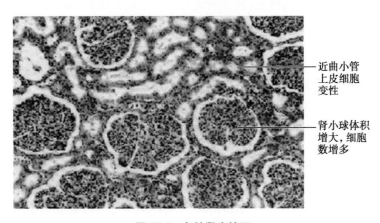

近曲小管
上皮细胞
变性

肾小球体积
增大,细胞
数增多

图 15-7　急性肾炎镜下

3. 病理临床联系　本型肾炎起病急,主要表现为急性肾炎综合征,即尿的变化、水肿和高血压。

(1) 尿的改变

尿量减少:由于肾小球内皮细胞和系膜细胞增生、肿胀,压迫和阻塞毛细血管,血流受阻,滤过率降低,而肾小管的重吸收功能基本正常,因而出现少尿。严重者含氮代谢产物不能完全排出,在血液中滞留,引起氮质血症。

血尿、蛋白尿及管型尿:因免疫复合物沉积造成肾小球毛细血管壁损伤,通透性增强,红细胞漏出引起血尿,轻者为镜检尿中出现红细胞,重者肉眼尿呈红色。蛋白质滤出形成蛋白尿;各种异常成分在肾小管中凝集而成的管型随尿液排出形成管型尿。

(2) 水肿:多为轻度或中度水肿。主要原因为肾小球滤过率下降导致水、钠潴留,超敏反应引起全身毛细血管通透性增加也加重水肿。主要发生于疏松组织,轻者仅为晨起眼睑水肿,重者波及全身。

(3) 高血压:主要因水、钠潴留使血流量增加所致。血压多为轻度或中度升高,少数严重者可导致心力衰竭及高血压脑病。

4. 转归　此型肾炎多数预后好,尤其儿童患者,80%~90%可在数周或数月内痊愈。少数患者,且多为成年患者,病变迁延不愈,转为慢性。极少数患者可在短期内发生急性肾衰竭,或发展为新月体性肾小球肾炎。

（二）急进性（新月体性）肾小球肾炎

急进性肾小球肾炎又称快速进行性肾小球肾炎。病理特征是肾球囊壁层上皮细胞增生形成新月体，故又称新月体性肾小球肾炎或毛细血管外增生性肾小球肾炎。此型肾炎较少见，患者多为成年人，预后差。

1. 病因和发病机制　此型肾小球肾炎为一组由不同病因引起的疾病。可继发于或伴发于其他肾小球疾病，如严重的急性弥漫性增生性肾小球肾炎或系统性红斑狼疮等，但多数为原发性。大多数急进性肾小球肾炎由免疫损伤引起，分为三种类型：Ⅰ型为抗肾小球基底膜型，部分病例为局限于肾脏的原发性疾病，部分病例表现为肺出血肾炎综合征。此型患者血清中可检出抗基底膜抗体。Ⅱ型为免疫复合物性肾炎，在我国较为常见。此型可由不同原因的免疫复合物性肾炎发展形成，特点是免疫复合物沉积和大量新月体形成。Ⅲ型为免疫反应缺乏型，无论免疫荧光还是电镜检查均不能显示患者肾组织内有抗基底膜抗体或抗原抗体复合物存在，其病因及发病机制不清。

2. 病理变化

（1）肉眼观：双侧肾脏肿大，色苍白，皮质表面可有点状出血，切面皮质增厚。

（2）镜下观：双侧肾脏弥漫受累，病变特征为多数（>50%）肾小球球囊内有新月体形成。病变肾小球毛细血管损伤严重，血管壁断裂，纤维蛋白进入肾球囊并凝集，刺激肾球囊壁层上皮细胞增生，与渗出的单核细胞共同形成新月体（图15-8）。此外，在增生的上皮细胞间还可见中性粒细胞、红细胞以及纤维蛋白。新月体一般位于球囊一侧，呈月牙形，如环绕球囊一周，则形成环状体。早期新月体以细胞成分为主，为细胞性新月体。以后纤维增多，转变为细胞-纤维性新月体。后期，细胞成分完全被纤维组织代替，形成纤维性新月体，最终玻璃样变。新月体使肾球囊腔变窄甚至闭塞，并压迫毛细血管丛。肾小管上皮细胞发生变性，由于蛋白的吸收形成细胞内玻璃样变。病变肾单位所属的肾小管萎缩消失。肾间质水肿、炎细胞浸润，后期发生纤维化。

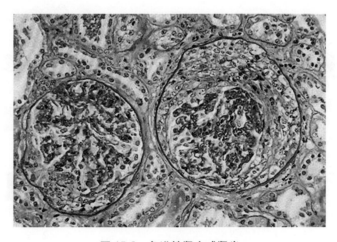

图15-8　急进性肾小球肾炎

（3）电镜下观：可见新月体形成，基底膜发生缺损、断裂。部分病例（Ⅱ型患者）见电子致密物沉积。

（4）免疫荧光：Ⅰ型表现为线性荧光；Ⅱ型为颗粒状荧光；Ⅲ型通常为阴性。

3. 病理临床联系　临床表现为快速进行性肾炎综合征。由于肾小球毛细血管坏死，基底膜缺损和出血，患者出现明显血尿，伴红细胞管型、中度蛋白尿；大量新月体或环状体形成使肾球囊闭塞,血浆不能滤过,严重影响肾小球的结构和功能,患者迅速出现少尿,甚至无尿;代谢废物在体内潴留引起氮质血症并快速发展为尿毒症。肾小球的广泛纤维化和玻璃样变造成肾小球缺血,通过肾素-血管紧张素系统作用以及水钠潴留引起高血压。

4. 转归　此型肾小球肾炎由于病变严重,发展迅速,预后极差。预后多与新月体及环状体的数量有关,有新月体或环状体形成的肾小球少于70%者,病变进展相对较慢,预后稍好。

（三）膜性肾小球肾炎

膜性肾小球肾炎是引起成人肾病综合征最常见的原因。早期光镜下观,肾小球炎性改变不明显,又称膜性肾病。病变特点为肾小球上皮细胞下弥漫免疫复合物沉积,并引起肾小球毛细血管基底膜弥漫增厚。

1. 病因和发病机制　本病为慢性免疫复合物介导的疾病,大多数病例抗体来源不明,属原发性肾小球肾炎,少数可继发于肿瘤、乙型肝炎、系统性红斑狼疮、梅毒、金属或汞中毒以及青霉胺等药物反应。现认为大多数原发性膜性肾小球肾炎由抗体与内源性或植入性的肾小球抗原在原位反应引起。免疫荧光检查多有补体成分阳性表现,提示病变与补体旁路途径的激活有关。

2. 病理变化

（1）肉眼观:双肾肿大,颜色苍白,故有"大白肾"之称。切面皮质变宽,髓质无明显改变。

（2）镜下观:早期病变轻微,随病变进展,肾小球毛细血管壁逐渐均匀增厚并进行性加重。上皮下免疫复合物沉积,沉积物之间基底膜样物质形成钉状突起。至晚期毛细血管壁显著增厚,管腔狭窄甚至闭塞,肾小球逐渐发生硬化、玻璃样变;近曲小管上皮细胞水肿、脂肪变性,晚期萎缩。肾间质发生纤维化。

（3）电镜下观:肾小球病变分为4期(图15-9)。

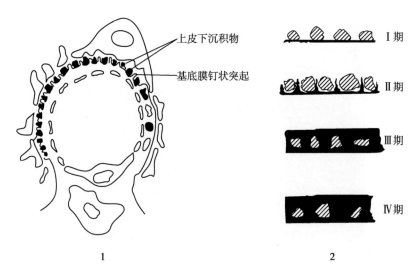

图 15-9　膜性肾小球肾炎示意图

Ⅰ期:上皮下基底膜外侧少量散在沉积物,基底膜无明显改变。

Ⅱ期:沉积物增多,体积变大,钉突形成,钉突与基底膜垂直相连,形如梳齿。上皮细胞有广泛的足突融合。

Ⅲ期:钉突延伸向沉积物表面,相互融合,将沉积物包埋在基底膜内,使基底膜明显增厚,管腔狭窄。

Ⅳ期:沉积物逐渐被溶解,形成虫噬状空隙,虫噬状空隙渐为基底膜样物质填充。

(4)免疫荧光:见 IgG 和补体 C3 沿肾小球毛细血管壁呈颗粒状分布。

3. 病理临床联系 膜性肾小球肾炎多发生于成人,约 40% 的成人肾病综合征由膜性肾小球肾炎引起。起病隐匿,临床表现为肾病综合征。由于基底膜损伤严重,滤过膜通透性明显增加,小分子和大分子蛋白均可滤过,临床表现为非选择性蛋白尿。部分患者伴有血尿或轻度高血压。

4. 转归 膜性肾小球肾炎常为慢性进行性,病程长,部分患者病情可缓解或得到控制,但大多数患者反复发作,蛋白尿持续存在,对皮质激素治疗效果不显著,近 40% 的患者最终发展为慢性肾衰竭。

(四)微小病变性肾小球肾炎

微小病变性肾小球肾炎是引起儿童肾病综合征最常见的原因。在光镜下观,肾小球无明显变化或病变轻微而得名。肾小管病变明显,上皮细胞内有大量脂质沉积,故有"脂性肾病"之称。其病变特征是电镜下观,肾小球脏层上皮细胞足突融合消失,故又称为足突病。

1. 病因和发病机制 本型肾炎的病因及机制尚未完全阐明,很多证据表明本型肾炎的发生与 T 细胞功能异常有关。T 细胞产生细胞因子或细胞因子样物质作用于上皮细胞,导致足突消失和蛋白尿形成。

2. 病理变化 肉眼观:双肾体积轻度增大,颜色苍白。切面肾皮质因肾小管上皮细胞内含有脂质而呈现黄色条纹。镜下观:肾小球形态和结构基本正常,偶有轻度系膜基质增生。近曲小管上皮细胞内有大量脂滴和玻璃样变小滴。电镜下观:肾小球内未发现免疫复合物和补体沉积,超微结构主要改变是弥漫性上皮细胞足突消失,细胞内高尔基体和内质网增多,并可见脂滴。足突的改变经皮质类固醇治疗后可恢复正常。免疫荧光:无任何免疫球蛋白或补体沉积。

3. 病理临床联系 本型肾炎可发生于任何年龄,但多发于幼儿,临床表现为肾病综合征。高选择性大量蛋白尿尤为突出,尿中主要为小分子白蛋白。水肿常为最早出现的症状,通常不出现高血压或血尿。

4. 转归 本型肾炎皮质类固醇治疗效果甚佳,90% 以上的病例预后良好。少数病例病情反复,呈慢性经过,不到 5% 的儿童最终发生慢性肾衰竭。成年患者对皮质类固醇治疗反应缓慢或不明显,肾功能障碍发生率较高。

(五)膜增生性肾小球肾炎

膜增生性肾小球肾炎的特征性改变是弥漫性肾小球基底膜增厚,肾小球系膜增生和系膜基质增多,因系膜区病变明显,故又称为系膜毛细血管性肾小球肾炎。

1. 病因和发病机制 本病可以是原发的,也可以是继发的。原发性膜增生性肾小球肾炎根据超微结构和免疫荧光的特点分为Ⅰ型和Ⅱ型。Ⅰ型约占原发性膜增生性肾小球肾炎的 2/3,通常由循环免疫复合物沉积引起,并有补体的参与,但具体致病抗原不清。Ⅱ型又称致密沉积物病。病因不明,患者常出现补体替代途径的异常激活,患者出现低补体血症。

2. 病理变化 肉眼观:早期肾脏无明显改变,晚期肾脏体积缩小,表面呈细颗粒状。镜下观:两型病变相似,肾小球体积增大,细胞增多,增多的细胞主要为系膜细胞。系膜细胞显著增生并产生大量系膜基质,使肾血管球小叶间隔增宽,呈分叶状改变。肾小球基底膜明显增厚,镀银染色和过碘酸希夫反应(periodic acid-Schiff reaction,PAS)染色显示基底膜呈双层或称双轨状(一层为肾小球原有的基膜,另一层为内皮细胞侧形成的基底膜样物质)。电镜下观：Ⅰ型，以内皮细胞下基底膜内侧电子致密沉积物为主要特征，沉积物大小不一，一般较大呈团块状（图15-10），此型最多见。Ⅱ型，基底膜不规则增厚，基底膜致密层内出现不规则带状电子密度极高的沉积物（图15-11）。免疫荧光：Ⅰ型，IgG和C3沿肾小球毛细血管壁和系膜区内呈颗粒状分布。Ⅱ型主要为大量C3沉积，一般无免疫球蛋白。

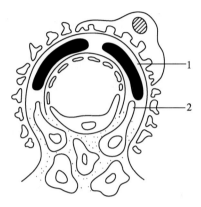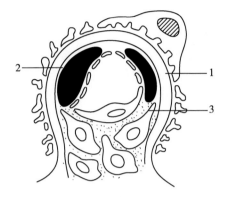

图15-10 膜性增生性肾小球肾炎Ⅰ型示意图
1.基底膜内沉积物；2.系膜插入。

图15-11 膜性增生性肾小球肾炎Ⅱ型示意图
1.基底膜；2.内皮细胞下沉积物；3.系膜插入。

3. 病理临床联系 本型肾炎主要发生于青、中年人，起病缓慢，多表现为肾病综合征，也可表现为血尿或蛋白尿。

4. 预后 约50%的患者在10年内出现慢性肾衰竭，尤以Ⅱ型膜增生性肾小球肾炎预后较差。

（六）系膜增生性肾小球肾炎

系膜增生性肾小球肾炎的病变特点是弥漫性系膜细胞增生及系膜基质增多，是我国最常见的肾小球肾炎类型，多见于青少年。

1. 病因和发病机制 本病大多数为原发性，少数继发于一些全身性疾病，如系统性红斑狼疮、过敏性紫癜等。原发性系膜增生性肾小球肾炎病因和发病机制尚不明确，可能存在多种致病途径。免疫反应通过介质的作用刺激系膜细胞，导致系膜细胞增生、系膜基质增多等改变。

2. 病理变化 光镜下观：主要病变为弥漫性肾小球系膜细胞增生和系膜基质增多，系膜区增宽（图15-12）。电镜下观：可见肾小球系膜增生，系膜基质增多，部分病例系膜区可见散在或均匀的细颗粒状电子致密物沉积。免疫荧光：我国最常见的是IgG及C3沉积，在其他国家多为IgM和C3沉积（又称为IgM肾病），有的病例仅出现C3沉积，或免疫荧光检查为阴性。

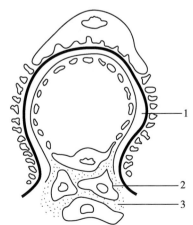

3. 病理临床联系 临床表现多样，可表现为肾病综合征，也可表现为无症状蛋白尿或血尿或慢性肾炎综合征。

4. 预后 预后取决于病变的严重程度。病变轻者预后较好，但可复发，病变重者可伴有节段性硬化，晚期发展为硬化性肾小球肾炎和慢性肾功能不全。

图15-12 系膜增生性肾小球肾炎
1.基底膜；2.系膜细胞；3.系膜基质。

（七）慢性肾小球肾炎

慢性肾小球肾炎为不同类型肾小球肾炎发展的终
末阶段。病变特点是大量肾小球发生玻璃样变和硬化,故又称为慢性硬化性肾小球肾炎。
另约有30%的病例起病隐匿,无明确肾炎病史,尿检偶见异常,发现时已经出现肾功能不全。

1. 病因和发病机制　慢性肾小球肾炎由不同类型肾炎发展而来,发病机制各不相同。
不同原因引起的肾小球损伤最终均引起肾小球玻璃样变、硬化和纤维化。到了终末阶段,肾
小球肾炎起始病变的特点通常很难分辨。

2. 病理变化　肉眼观:双肾体积对称性缩小,重量减轻,质地变硬,颜色苍白,表面弥漫
性细颗粒状。切面肾皮质变薄,纹理模糊,皮髓质界限不清,小动脉管壁增厚变
硬,呈哆开状。肾盂周围脂肪组织增多。慢性肾小球肾炎的大体改变称为继发
性颗粒性固缩肾,以区别于高血压病引起的原发性颗粒固缩肾(图 15-13)。镜
下观:病变累及双侧肾脏,弥漫分布,以大部分肾小球纤维化和玻璃样变为主要
特征,其所属肾小管萎缩消失。肾间质纤维组织增生,并有大量淋巴细胞、浆细
胞浸润。不同肾单位的病变程度不一致,病变轻的肾单位出现代偿性改变,肾
小球体积增大,肾小管扩张,管腔内可见各种管型。间质纤维化使局部玻璃样
变的肾小球相互靠拢(图 15-14)。这样,一部分肾组织发生纤维化收缩使局部体积变小向下
凹陷,另一部分代偿肥大的肾单位向表面突起,最终形成颗粒固缩肾。

视频:慢性肾
小球肾炎的
病理变化

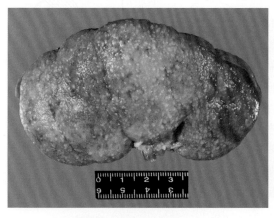

图 15-13　慢性肾小球肾炎大体

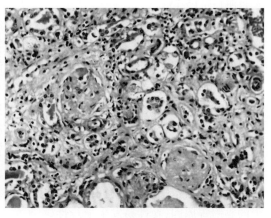

图 15-14　慢性肾小球肾炎镜下

3. 病理临床联系　部分患者起病隐匿,可因食欲差、贫血、呕吐、乏力等症状就诊。部
分患者可表现为蛋白尿、高血压或氮质血症。晚期患者主要表现为慢性肾炎综合征,出现多
尿、夜尿、低渗尿、高血压、贫血、氮质血症和尿毒症。

(1) 尿的改变:由于大量肾单位破坏,血流只能通过残存的肾单位,单个肾小球的血流
灌注量增加,血流通过肾小球的滤过速度和原尿通过肾小管的速度加快,超过了肾小管的重
吸收能力,尿浓缩功能下降,导致多尿、夜尿、低渗尿。由于残存的肾单位功能相对正常,所
以血尿、蛋白尿和管型尿不如急性期明显。

(2) 贫血:由于大量肾单位破坏,红细胞生成素合成减少,以及代谢废物抑制骨髓造血
功能。

(3) 高血压:因肾小球硬化,部分肾单位缺血,肾素分泌增多。高血压导致细、小动脉硬

化,肾缺血加重,血压持续增高。

（4）氮质血症:大量肾单位受损,代谢产物不能及时排出,水、电解质和酸碱平衡失调,出现氮质血症和尿毒症。

4. 预后　慢性肾小球肾炎病程进展速度因原发肾炎类型不同差异很大,但预后均极差。如不能及时进行有效的血液透析或肾移植,患者可死于尿毒症或高血压引起的心力衰竭或脑出血。

第二节　肾盂肾炎

肾盂肾炎是由细菌感染引起的累及肾盂、肾间质和肾小管的炎性疾病,是肾脏的常见病变。依据病程可分为急性和慢性两类。急性肾盂肾炎主要表现为发热、寒战、腰痛、血尿、脓尿和膀胱刺激征,慢性者除尿的改变外,还可伴有高血压和肾功能不全。

一、病因及发病机制

肾盂肾炎主要由细菌感染引起,且多为革兰氏阴性菌。急性肾盂肾炎常为单一的细菌感染所致,慢性肾盂肾炎常因病程较长而发展为两种以上细菌感染。细菌可通过两条途径累及肾脏(图 15-15)。

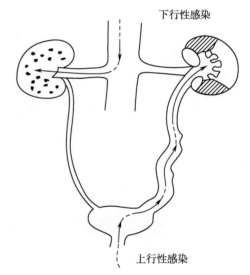

1. 上行性感染　又称逆行性感染,是引起肾盂肾炎的主要感染途径。尿道炎和膀胱炎等下尿路感染时,细菌沿输尿管或输尿管周围淋巴管上行至肾盂、肾盏和肾间质,引起肾盂黏膜及肾间质的炎症。致病菌主要为革兰氏阴性杆菌,大肠杆菌占 60%~80%,其次为变形杆菌、产气杆菌、肠杆菌等。病变可累及一侧或双侧肾脏。男女均可发生,但女性因尿道短,缺乏抗菌作用以及激素水平的变化有利于细菌对尿道黏膜的黏附等原因,女性易发生上行性感染。

2. 血源性(下行性)感染　发生败血症或感染性心内膜炎时,细菌随血流进入肾脏引起

图 15-15　肾盂肾炎的感染途径

感染。病变首先从肾皮质内形成化脓性病灶开始,后经髓质蔓延至肾盂。最常见的致病菌为金黄色葡萄球菌。病变多累及双肾。

正常生理状态下,机体具有强大的防御机制,单纯的细菌侵入不一定能引起肾盂肾炎。只有当机体抵抗力下降或存在损伤防御机制的诱因时,细菌才可引起肾盂肾炎。常见的诱发因素有:①尿道阻塞。泌尿道结石、肿瘤、前列腺增生、妊娠子宫的压迫等导致尿道不完全阻塞,尿液潴留使尿液的清洁自洁作用被破坏,细菌易于侵入并繁殖,从而致病。②泌尿道黏膜损伤。插导尿管、膀胱镜检查和逆行肾盂造影等可将细菌带入泌尿道,并可能损伤泌尿道黏膜,局部天然屏障被破坏而造成感染。③膀胱-输尿管反流。正常情况下,输尿管斜行穿过膀胱壁,形成单向的活瓣结构,膀胱充盈或内压增高时瓣口关闭,防止尿液反流。先天性输尿管开口异常时,输尿管插入膀胱的部分缺失或变短,尿液可向输尿管反流。膀胱输尿

管反流使排尿后残留的尿量增加,有利于细菌繁殖,含菌的尿液还可通过反流进入肾盂和肾盏。此外,还有肾内反流,尿液通过肾乳头的乳头孔进入肾实质。位于肾上极或下极的肾乳头为扁平凹面状,而肾中部的乳头开口为凸面状,故肾内反流易发生于肾的上下两极。④机体抵抗力低下。慢性消耗性疾病、长期使用激素和免疫抑制剂等因素使机体抵抗力下降并发肾盂肾炎。

二、类型

(一)急性肾盂肾炎

急性肾盂肾炎是主要由细菌感染引起的肾盂、肾间质和肾小管的化脓性炎性疾病,是尿路感染的重要部分。

1. 病理变化 肉眼观:肾脏充血肿大,表面可见散在、微隆起的黄白色脓肿,周围见紫红色充血出血带(图 15-16)。切面肾盂黏膜充血水肿,表面覆盖脓性渗出物,肾髓质内可见黄色条纹并向皮质延伸,可有脓肿形成。病灶可弥漫分布,也可局限于某一区域,严重时多个病灶可以融合形成大脓肿,肾盂内有脓汁蓄积。镜下观:组织学特征为灶状的间质性化脓性炎或脓肿形成和肾小管坏死。上行性感染引起的病变首先累及肾盂,局部黏膜充血水肿,大量中性粒细胞浸润。随后炎症沿肾小管及其周围间质扩散,在间质内逐渐形成大小不一的脓肿。病变逐渐向肾实质蔓延,脓肿破坏肾小管,肾小管内充满中性粒细胞,形成中性粒细胞管型,上皮细胞变性、坏死(图 15-17)。上行性感染通常很少累及肾小球。血源性感染引起的肾盂肾炎常先累及肾皮质,病变发生于肾小球及其周围肾间质,随后逐渐进展,破坏邻近组织,并向肾盂蔓延。

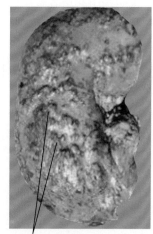

散在黄白色脓肿

图 15-16 急性肾盂肾炎大体

2. 并发症

(1)坏死性乳头炎:又称肾乳头坏死,常见于糖尿病患者或伴有严重尿路阻塞的患者。肾乳头由于缺血和化脓发生坏死。肉眼观:肾锥体乳头部 2/3 区域内出现境界清楚的灰白

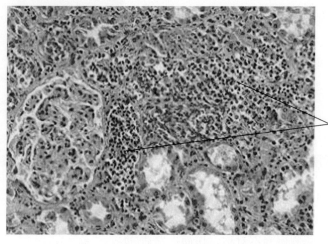

肾间质大量中性粒细胞浸润并破坏肾小管

图 15-17 急性肾盂肾炎镜下

色或灰黄色梗死样病灶,大小不等。镜下观:肾乳头发生梗死样的凝固性坏死,坏死区周围有明显充血和大量中性粒细胞浸润。

(2) 肾盂积脓:严重尿路阻塞,特别是严重高位尿路阻塞时,脓性渗出物不能排出,潴留于肾盂和肾盏内。严重者肾组织受压萎缩。

(3) 肾周围脓肿:病变严重时,肾内的化脓性炎症可穿过肾被膜,在肾周围组织形成脓肿。

3. 病理临床联系　全身症状:起病急,患者出现发热、寒战、乏力、白细胞增多等。急性期应卧床休息,给予清淡而富于高蛋白、高维生素和微量元素的饮食。泌尿系统症状:患者常有腰痛和肾区叩痛、尿的改变及膀胱刺激征。肾脏充血水肿使肾被膜紧张,并因炎症累及肾周围组织引起患者腰痛和肾叩击痛。密切观察患者全身情况,如高热等全身症状加重或持续不缓解,并出现腰痛加重等,应考虑是否出现严重并发症。肾盂和肾间质化脓性炎导致尿液的改变,如脓尿、菌尿、血尿、蛋白尿和管型尿,其中白细胞管型的出现提示病变累及肾脏,对肾盂肾炎的临床诊断有意义。由于膀胱和尿道受到炎症刺激,患者出现尿频、尿急、尿痛等膀胱刺激征。

 临床应用

鼓励急性肾盂肾炎患者多饮水

临床上要鼓励患者多饮水。多饮水能够增加尿量从而达到冲洗膀胱、尿道,减轻膀胱刺激征的目的。

4. 预后　急性肾盂肾炎如能及时有效治疗,预后一般良好,患者可在短期内痊愈。如治疗不彻底,病变易反复发作,病程迁延转为慢性。如患者伴有尿路阻塞、糖尿病或免疫障碍等,病情常较严重,可发生败血症。如合并肾乳头坏死则可引起急性肾衰竭。

(二) 慢性肾盂肾炎

慢性肾盂肾炎属慢性肾小管-间质性炎症,特点是显著的肾间质慢性化脓性炎症和肾实质瘢痕形成,引起肾盂和肾盏的纤维化和变形,是慢性肾衰竭的常见原因之一。

1. 病因和发病机制　慢性肾盂肾炎根据发病机制可分为两种类型:

(1) 慢性阻塞性肾盂肾炎:尿路阻塞使感染反复发作,并有大量瘢痕形成。肾脏病变可以是单侧性的也可以是双侧性的。

(2) 慢性反流性肾盂肾炎:又称为反流性肾病。具有先天性膀胱输尿管反流或肾内反流的患者常反复发生感染,一侧或双侧肾脏发生慢性肾盂肾炎的改变。此型较慢性阻塞性肾盂肾炎更为常见。

2. 病理变化　肉眼观:病变累及一侧或双侧肾脏。肾脏体积缩小,质地变硬,出现不规则的瘢痕(图 15-18)。如病变为双侧,则两侧病变不对称。切面皮髓质界限不清,肾乳头萎缩,肾盂黏膜粗糙,肾盂和肾盏因

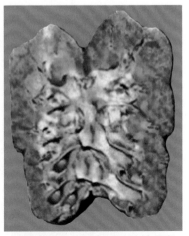

肾脏体积缩小表面不规则凹陷瘢痕

图 15-18　慢性肾盂肾炎大体

瘢痕收缩而变形。肾脏瘢痕数量多少不等,因肾上、下极易发生肾内反流,瘢痕多见于肾的上、下极。镜下观,病灶呈不规则分布,病变以肾间质和肾小管最为严重。肾间质呈典型慢性炎症反应,有较多淋巴细胞、浆细胞及单核细胞浸润,伴纤维组织显著增生。病变区肾小管萎缩,部分残存肾小管代偿性扩张,上皮细胞扁平,管腔内充满均质红染的胶样蛋白管型,形似甲状腺滤泡(图 15-19)。肾盂和肾盏黏膜及黏膜下组织可见大量慢性炎细胞浸润及纤维化。细、小动脉因继发性高血压发生玻璃样变和硬化。早期肾小球很少受累,以后由于间质的炎症使病变区肾小球先发生球囊周围纤维化或球囊壁纤维性增厚,继而整个肾小球也发生纤维化和玻璃样变。此种改变有别于慢性硬化性肾小球肾炎。

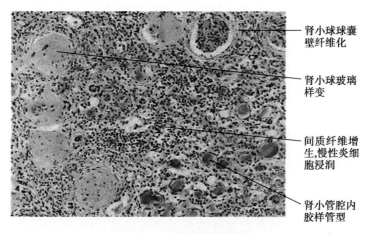

肾小球球囊壁纤维化

肾小球玻璃样变

间质纤维增生,慢性炎细胞浸润

肾小管腔内胶样管型

图 15-19　慢性肾盂肾炎镜下

3. 病理临床联系　慢性肾盂肾炎常缓慢发病,表现为间歇性无症状性细菌尿或急性肾盂肾炎的间隔发作。某些患者起病隐匿,就诊时表现为缓慢发生的肾功能不全和高血压。由于肾小管病变严重而肾小球功能尚好,故临床上主要表现为肾小管功能障碍的症状。尿浓缩功能下降,导致多尿、夜尿;肾小管重吸收功能降低,使钠、钾和重碳酸盐丧失过多引起低钠血症、低钾血症和代谢性酸中毒。肾组织纤维化和小血管硬化引起肾组织缺血,肾素分泌增加,引起高血压。晚期肾组织破坏严重,出现氮质血症和尿毒症。慢性肾盂肾炎也可急性发作,症状和急性期相似。护理上与急性肾盂肾炎相同。此外,还应注意对患者加强卫生宣教,注意避免诱发尿路感染反复发作的因素。

4. 预后　慢性肾盂肾炎病程长,可反复发作。如能及时治疗并消除诱发因素,病情可得到控制。病变广泛则预后不佳,患者往往死于尿毒症或因高血压引起的心力衰竭。

第三节　膀　胱　癌

膀胱癌是泌尿系统最常见的恶性肿瘤,起源于膀胱移行细胞。多发生于 50~70 岁之间,男性发病率是女性的 2~3 倍。

1. 病因和发病机制　膀胱癌的发生与吸烟、接触苯胺染料等化学物质、病毒感染和膀胱黏膜的慢性炎症等慢性刺激有关。基因学和遗传学研究表明部分肿瘤出现 9 号染色体的变异及 p53 基因的改变。

2. 病理变化　膀胱癌好发于膀胱三角区近输尿管开口处和膀胱侧壁。肿瘤可单发也可多发,大小不等。分化较好者多呈细长乳头状、绒毛状或息肉状,有蒂与膀胱黏膜相连,质地脆易断。分化较差者常呈扁平斑块状,基底宽,无蒂,并向深层浸润。切面灰白,有的可见出血坏死等改变。根据世界卫生组织的分类方法,按照肿瘤细胞分化程度将移行细胞癌分为Ⅰ~Ⅲ级。膀胱移行细胞乳头状瘤,细胞分化好,但手术切除后易复发。部分病例多次复发,细胞分化程度逐渐降低,甚至出现浸润性生长的特征,故将其视为低度恶性的肿瘤,也称其为移行上皮乳头状癌0级。移行细胞癌Ⅰ级:肿瘤呈细长乳头状,中轴为含有血管的纤维结缔组织,表面被覆细胞仍具有移行上皮的特征,细胞层次增多,但极性紊乱不明显。具有一定的异型性,但分化较好,核分裂象少见。癌组织通常无向周围黏膜浸润的现象。移行细胞癌Ⅱ级:肿瘤呈乳头状、菜花状或斑块状,细胞层次明显增多,细胞排列紊乱,极性消失,异型性较明显,核大深染,核分裂象较多,并有瘤巨细胞形成。癌组织可侵及上皮下结缔组织,甚至达到肌层。移行细胞癌Ⅲ级:肿瘤呈菜花状,底宽无蒂,或为扁平斑块状,表面可有坏死和溃疡形成。细胞分化差,异型性明显,极性紊乱,细胞大小不一,瘤巨细胞较多,核分裂象多,并有病理性核分裂象。肿瘤常侵至深肌层,并可侵及邻近组织器官。

3. 病理临床联系 膀胱癌最常见的症状是无痛性血尿。乳头状癌的乳头断裂,肿瘤表面坏死和溃疡形成等均可引起血尿。若肿瘤侵犯膀胱壁或并发感染可引起尿频、尿急、尿痛等膀胱刺激症状。如肿瘤阻塞输尿管开口则可引起肾盂积水、肾盂肾炎甚至肾盂积脓。

4. 扩散 膀胱癌主要通过淋巴道转移到局部淋巴结,并可侵犯子宫旁、髂动脉旁和主动脉旁淋巴结。分化差者晚期可发生血道转移,转移到肝、肺、骨髓、肾和肾上腺等器官。

5. 预后 膀胱癌的预后与肿瘤的组织学分级密切相关。膀胱移行上皮乳头状瘤和分化较好的乳头状癌患者10年生存率高达98%。而Ⅲ级癌患者的10年生存率仅为40%。晚期患者多死于广泛转移和继发感染。膀胱癌手术后易复发,且有的复发肿瘤分化可能变差,对术后患者应注意密切随访。

第四节 肾衰竭

当各种病因引起肾功能严重障碍时,会出现多种代谢产物、药物和毒物在体内蓄积,水、电解质和酸碱平衡紊乱,以及肾脏内分泌功能障碍的临床表现,这一病理过程称为肾衰竭。根据病因、发病缓急和病程长短,肾衰竭可分为急性和慢性两种。急性和慢性肾衰竭,发展到最严重阶段时,均可导致尿毒症。

一、急性肾衰竭

急性肾衰竭(acute renal failure,ARF)是指各种原因在短时间内引起肾脏泌尿功能急剧障碍,以致机体内环境严重紊乱的病理过程。临床表现氮质血症、高钾血症和代谢性酸中毒等。根据患者尿量变化分少尿型和非少尿型两种类型,以少尿型多见。两者肾小球滤过率(glomerular filtration rate,GFR)均显著降低。

（一）原因和分类

根据不同的发生原因,急性肾衰竭可分为肾前性、肾性、肾后性 3 类。

1. 肾前性急性肾衰竭 常见于严重创伤、严重烧伤、大出血、严重脱水和急性心力衰竭等引起的各类休克早期,上述原因使有效循环血量减少、心输出量下降引起肾血管收缩,导致肾灌流不足,以致肾小球滤过率下降和钠、水潴留,使肾泌尿功能急骤降低,而发生急性肾衰竭。但缺血时间短,肾实质尚无损害,一旦恢复肾血流,肾功能可转为正常,故又称为功能性急性肾衰竭。

2. 肾性急性肾衰竭 是指肾实质器质性病变引起的肾衰竭。临床上以肾缺血和肾毒物引起的急性肾小管坏死最常见。

（1）急性肾小管坏死:临床上最常见。由于肾缺血持续时间较长,损伤肾实质所致;肾中毒也可引起急性肾小管坏死,如重金属、抗生素、肿瘤化疗药物、免疫抑制剂、有机化合物、细菌毒素、蛇毒等随血液流入肾后直接损害肾小管上皮细胞,引起肾小管的变性、坏死。

（2）急性肾实质性病变:如急性肾小球肾炎、狼疮性肾炎、肾盂肾炎、恶性高血压、两侧肾动脉血栓形成或栓塞、结节性多动脉炎等,均可引起弥漫性肾实质损害,导致急性肾衰竭。

3. 肾后性急性肾衰竭 是指从肾盏到尿道口任何部位阻塞引起的急性肾衰竭。常见于双侧尿路结石、盆腔肿瘤和前列腺肥大、前列腺癌等引起的尿路梗阻。早期并无肾实质损害,如及时解除梗阻,肾泌尿功能可很快恢复。

（二）发生机制

不同原因所致急性肾衰竭的发生机制不尽相同,但其中心环节均为肾小球滤过率降低。主要发生机制有:

1. 肾缺血 初期,肾缺血主要与肾灌注压降低、肾血管收缩有关。①肾灌注压下降,各种肾前性急性肾衰竭,由于血容量减少,全身平均动脉压的降低,肾血流失去自身调节功能,使肾血液灌注压降低,肾小球滤过率减少;②肾血管收缩,肾血管收缩是休克、毒物等引起急性肾衰竭初期的主要发生机制。引起肾血管收缩的因素主要是交感-肾上腺髓质系统兴奋,血中儿茶酚胺增多,肾素-血管紧张素系统的激活,导致肾小动脉收缩,肾血流减少,引起少尿或无尿。

2. 肾小管阻塞 临床上可见于异型输血、挤压综合征、磺胺结晶等引起的急性肾小管坏死,脱落的上皮细胞碎片、肌红蛋白、血红蛋白等所形成的管型阻塞肾小管腔;在缺血性的急性肾小管坏死也可见到广泛的肾小管阻塞现象,从而使管腔内压力升高,造成肾小球有效滤过压降低而发生少尿。

3. 肾小管原尿反流 肾小管严重损伤时,上皮细胞广泛坏死,基膜断裂,尿液经断裂的基膜扩散到肾间质,使间质水肿,并压迫肾小管和肾小管周围的毛细血管,使肾小管受压,阻塞加重。肾小管内压进一步升高,肾小球有效滤过压下降,肾小球滤过率也随之下降。因而发生急性肾衰竭。

（三）功能和代谢的变化

临床上以少尿型急性肾衰竭多见,其发展过程可分为少尿期、多尿期和恢复期三个阶段。

1. 少尿期　是病情的最危重阶段，尿量显著减少，并伴有严重内环境紊乱。一般少尿期可持续几天到几周，平均 7~12d。少尿期持续愈久，预后愈差。

（1）尿的变化：①少尿或无尿。多数患者出现少尿（<400mL/24h）或无尿（<100mL/24h）。②低尿。尿比重低，固定在 1.010~1.020，是由于原尿浓缩稀释功能障碍所致。③尿钠高。肾小管对钠的重吸收障碍，致尿钠含量高（>40mmol/L）。④血尿、蛋白尿、管型尿。由于肾小球滤过障碍和肾小管受损，尿中可出现红细胞、白细胞、蛋白质等；尿沉渣检查可见透明、颗粒和细胞管型。

（2）水中毒：水中毒的原因与少尿、体内分解代谢加强，内生水增多有关，摄入或输入水分过多等原因，均可引起体内水潴留，并导致稀释性低钠血症，水分向细胞内转移引起细胞水肿。严重时，可出现心力衰竭、肺水肿和脑水肿。

（3）高钾血症：患者最危险的变化，引起高钾血症原因：①尿量减少使钾随尿排出减少；②组织损伤和分解代谢增强，使钾大量释放到细胞外液；③酸中毒时，细胞内钾离子外流；④输入库存血或食入含钾量高的食物或药物等。高钾血症可引起心脏传导阻滞和心律失常，严重者出现心室颤动或心脏停搏。

（4）代谢性酸中毒：①肾小球滤过率降低，使酸性代谢产物滤过减少而在体内蓄积；②肾小管分泌 H^+ 和 NH_3 能力降低，使碳酸氢钠重吸收减少；③分解代谢增强，体内固定酸产生增多。酸中毒可抑制心血管系统和中枢神经系统功能，影响体内多种酶的活性，并促进高钾血症的发生。

（5）氮质血症：肾衰竭时，因肾不能充分排出代谢产物，以及体内蛋白质分解代谢增强，致使血中非蛋白氮（non-protein nitrogen，NPN）含量超过 28.6mmol/L 时，称氮质血症。轻度的氮质血症对机体影响不大，重度可引起呕吐、腹泻，甚至昏迷。

2. 多尿期　急性肾衰竭患者，如能安全度过少尿期，尿量开始增加到 400mL/d 以上时，即进入多尿期。说明肾小管上皮细胞已有再生，病情趋向好转。此期尿量可达每天 3 000mL 以上。多尿期机制：①肾血流量和肾小球滤过功能逐渐恢复正常；②新生肾小管上皮细胞功能尚不成熟，钠水重吸收功能还比较低；③肾间质水肿消退，肾小管内管型被冲走，阻塞解除；④少尿期中潴留在血中的尿素等代谢产物经肾小球大量滤出，增加原尿渗透压，产生渗透性利尿。

多尿早期，由于肾功能尚未彻底恢复，氮质血症、高钾血症和酸中毒并不能立即得到改善。后期，由于水、电解质大量排出，易发生脱水、低钾血症和低钠血症。多尿期持续 1~2 周，可进入恢复期。

3. 恢复期　尿量开始减少并逐渐恢复正常，血中非蛋白氮含量下降，水、电解质和酸碱平衡紊乱得到纠正。但肾小管功能需要数月甚至更长时间才能完全恢复。少数患者由于肾小管上皮细胞和基底膜破坏严重，出现肾组织纤维化而转变为慢性肾衰竭。

非少尿型急性肾衰竭可能由于肾内病变较轻，因而临床表现一般较轻，病程较短，并发症少，预后较好。其主要特点是，①尿量不减少，可在 400~1 000mL/d。②尿比重低而固定，尿钠含量也低；③有氮质血症。其发生机制可能是肾小球滤过率下降程度不如少尿型严重和肾小管损害较轻，主要表现为尿浓缩功能障碍。少尿型和非少尿型可相互转化，近年报道非少尿型有增多趋势。

二、慢性肾衰竭

慢性肾衰竭（chronic renal failure，CRF）是指各种慢性肾脏疾病引起肾单位进行性破坏，以致残存的肾单位不足以充分排除代谢产物和维持内环境的恒定，导致体内代谢产物蓄积，水、电解质和酸碱平衡紊乱以及肾脏内分泌功能障碍的病理过程。

（一）原因

1. 肾脏疾病 慢性肾小球肾炎、慢性肾盂肾炎、肾结核、肾肿瘤、全身性红斑狼疮等，其中慢性肾小球肾炎占慢性肾衰竭患者总数的 50%~60%。

2. 肾血管病变 糖尿病性肾小动脉硬化症、高血压性肾小动脉硬化等。

3. 尿路慢性阻塞 尿路结石、肿瘤、前列腺肥大等。

（二）发生机制

慢性肾衰竭的发生机制，可能与健存肾单位日益减少、矫枉失衡、肾小球过度滤过、肾小管-肾间质损害有关。

1. 健存肾单位学说 在慢性肾脏疾病时，肾单位不断破坏而丧失功能，肾脏功能由残余肾单位（健存肾单位）来承担，这些健存肾单位要加倍地工作以进行代偿。随着病变的发展，健存肾单位逐渐减少，当健存肾单位不足以维持正常的泌尿功能时，机体就出现内环境紊乱，患者即表现出慢性肾衰竭的临床症状。

2. 矫枉失衡学说 在肾脏疾病晚期，体内某些溶质增多。机体通过代偿使某种调节因子分泌增多，以促进这些溶质的排泄，这就是所谓"矫枉"过程。这种矫枉作用可以引起新的不良影响，使内环境发生"失衡"，使机体进一步受损。例如，肾脏疾病晚期由于肾小球滤过率降低，使肾脏排磷减少，发生高磷血症和低钙血症。低钙血症引起甲状旁腺激素（parathyroid hormone，PTH）分泌增多，PTH 促使肾排磷增加，使内环境恢复稳定。但是，长期 PTH 分泌增多会动员骨钙进入血中，导致骨质脱钙、肾性骨营养不良，还可见软组织坏死、皮肤瘙痒与神经传导障碍等。因此这种矫枉失衡使肾衰竭进一步加剧。

3. 肾小球过度滤过学说 由于肾脏疾病晚期，部分肾单位破坏后，残留肾单位发生代偿。随着代偿肾单位负荷过重，出现过度滤过，使之长期负荷过重而引起肾小球硬化，促进慢性肾衰竭的发生。

4. 肾小管-肾间质损害 肾功能损害程度与慢性肾小管-肾间质病变严重程度的关系十分密切。动物实验证明，给予慢性肾衰竭大鼠以低蛋白、低磷饮食，纠正酸中毒，可减轻健全肾单位肾小管-肾间质的损伤，从而减轻肾功能损害的进展。因此，只有对肾小球和肾小管两个方面的因素都有足够的认识和重视，才能更好地防止慢性肾衰竭的进展。

（三）功能和代谢的变化

1. 尿的变化 早期患者出现多尿、夜尿等变化，晚期出现少尿、等渗尿。

（1）夜尿：正常成人白天尿量约占总量的 2/3，夜间尿量占 1/3。慢性肾衰竭患者，早期即有夜间排尿增多症状，往往超过 500mL，甚至夜间尿量与白天尿量相近或超过白天尿量，称为夜尿。发生机制尚不清楚。

（2）多尿：成人 24h 尿量超过 2 000mL 称为多尿。多尿是慢性肾衰竭较常见的症状。发生多尿的机制主要是健存肾单位由于代偿作用而功能增强，肾血流也集中在这些肾单位，使这些肾单位的肾小球滤过率增高,原尿生成增多,流经肾小管时流速加快,肾小管来不及充分重吸收,使终尿增多。另外,滤出的原尿中溶质(尿素)含量高,产生渗透性利尿。还有,慢性肾衰竭时肾髓质破坏使高渗环境不能形成,尿浓缩功能降低。

(3) 低渗或等渗尿:早期,肾浓缩功能降低而稀释功能正常,因而出现低比重尿或低渗尿,随着病情发展,肾脏浓缩及稀释功能均发生障碍,终尿的渗透压接近血浆渗透压,尿比重常固定在 1.008~1.012,称为等渗尿。

(4) 少尿:晚期肾单位大量破坏,尽管单个健存肾单位尿液生成仍多,但由于肾单位极度减少,每天终尿总量可少于 400mL 而出现少尿。

(5) 蛋白尿、血尿和管型尿:肾小球滤过膜通透性增强使蛋白质滤过增多,同时因肾小管上皮细胞受损使滤过的蛋白质重吸收减少,其结果是慢性肾衰竭时出现轻度或中度蛋白尿。慢性肾脏病变时肾小球基底膜溶解破坏、通透性增高,血液中的红、白细胞从肾小球滤过,在肾小管内可形成各种管型,随尿排出。

2. 氮质血症   早期由于健存肾单位的代偿作用,血中 NPN 升高不明显,当摄入蛋白质增加或体内分解代谢增强时 NPN 才会明显升高,到晚期,由于肾单位的大量破坏和肾小球滤过率的降低,血中 NPN 可明显升高而出现氮质血症。

3. 水、电解质代谢紊乱

(1) 水代谢紊乱:肾脏对水负荷变化的调节适应能力下降,当水摄入增加时不能相应的增加排泄而发生水潴留,引起肺水肿、脑水肿和心力衰竭。当严格限制水摄入时,不能相应的减少水的排出而发生脱水,使血容量减少甚至血压降低。由于肾脏对尿的浓缩与稀释能力降低所致。

(2) 电解质代谢紊乱

钠代谢紊乱:患者均有不同程度的钠丢失,失钠引起细胞外液和血管内液量减少,进一步降低肾小球滤过率。因此,应适当补充钠盐以免发生低钠血症。

钾代谢紊乱:患者血钾可长期维持正常。由于醛固酮分泌增多使肾远曲小管分泌钾增多,即使肾小球滤过率下降,也能维持血钾在正常水平而不至于升高。但晚期出现少尿时,或因严重酸中毒、急性感染、应用钾盐过多时,可发生严重高钾血症。如进食过少或严重腹泻,又可出现低钾血症。严重的高钾血症和低钾血症均可影响心脏和神经肌肉的活动而威胁生命。

钙、磷代谢紊乱:血磷升高、血钙降低,同时继发甲状旁腺功能亢进和肾性骨营养不良。早期,肾小球滤过率降低使磷排出减少,发生高磷血症。此时血钙降低,血浆中游离钙减少能刺激甲状旁腺分泌甲状旁腺激素,PTH 可抑制肾对磷的重吸收,使磷排出增多。随着慢性肾衰竭的进行性加重,肾小球滤过率极度下降。此时,PTH 分泌增多已不能使磷充分排出,故血磷显著升高。并且此时 PTH 增高不但不能调节钙、磷代谢,反而加强溶骨活性,使骨、磷释放增多。一方面使血磷水平不断上升,形成恶性循环;另一方面使骨盐溶解、骨质脱钙,发生肾性骨营养不良。成人表现骨质疏松、纤维性骨炎和骨软化症,儿童表现为肾性佝偻病。

4. 酸碱平衡紊乱   由于肾小球滤过率下降,酸性产物滤过减少,肾小管排氢和碳酸氢盐重吸收减少,肾小管上皮细胞产氨减少,可出现代谢性酸中毒。

5. 肾性高血压   因肾实质病变引起的高血压称为肾性高血压,是慢性肾衰竭十分常见的并发症。发生机制可能与以下因素有关。①钠水潴留,肾排钠排水减少,体内钠水潴留,引起血容量增加、心输出量增多,导致血压升高。此种高血压称为钠依赖性高血压;②肾素-血管紧张素系统活性增强,肾血流量减少,刺激肾球旁细胞分泌肾素,并激活肾素-血管紧张素系统,使血管收缩、外周血管阻力增加,引起血压升高,称为肾素依赖性高血压;③肾分泌扩血管物质减少,肾髓质的间质细胞分泌降压物质前列腺素减少,血管扩张、排钠、降低交感神经活性的作用减弱,引起血压升高。

6. 肾性贫血　由各种因素造成肾脏促红细胞生长素产生不足或血浆中一些毒性物质干扰红细胞的生成与代谢而导致的贫血称肾性贫血。

7. 出血倾向　由于血中毒性物质抑制血小板功能,使血小板黏附和聚集减少、血小板第3因子释放被抑制,发生凝血障碍。表现皮下瘀斑和黏膜出血,胃肠道出血、鼻出血等。

三、尿毒症

尿毒症(uremia)是各种肾脏疾病发展到最严重的阶段,由于肾单位大量破坏,使终末代谢产物和内源性毒性物质在体内蓄积,水、电解质及酸碱平衡紊乱,内分泌功能失调,从而引起一系列自体中毒症状。

（一）原因与发生机制

尿毒症的发生机制主要与体内代谢产物及内源性毒素蓄积有关,其中有些代谢产物经临床观察与动物实验证明可以引起尿毒症的某些症状,称之为尿毒症毒素。介绍几种尿毒症毒素:

1. 甲状旁腺激素　尿毒症时出现的许多症状与体征均与PTH含量增加密切相关。临床观察几乎所有尿毒症患者都有继发性甲状旁腺功能亢进,伴有PTH增多。患者出现肾性骨营养不良、皮肤瘙痒、周围神经损害、高脂血症与贫血等。

2. 胍类化合物　是体内精氨酸的代谢产物。肾衰竭晚期,这些物质排泄发生障碍,能抑制脑组织的转酮醇酶的活性,可影响脑细胞功能,引起脑病变。

3. 尿素　临床观察仅有一部分患者血液中尿素浓度明显升高;给正常人投以尿素,血中尿素水平与慢性肾衰竭患者水平高仅引起口渴和少尿;尿毒症患者的症状并不一定与尿素水平相关。因而尿素一度被认为是低毒物质。

4. 胺类　包括脂肪族胺、芳香族胺和多胺。临床观察发现胺类物质可引起肌阵挛、扑翼样震颤和溶血、厌食、恶心、呕吐和蛋白尿、促进红细胞溶解、抑制促红素的生成,还能增加微血管通透性,促进尿毒症时肺水肿、腹水和脑水肿的发生,故日益为人们所重视。

5. 中分子毒性物质　是指分子量在500~5 000的一类物质。其化学本质还没确定。它包括正常代谢产物、细胞代谢紊乱产生的多肽、细胞或细菌碎裂产物等。

综上所述,尿毒症所出现的临床症状和体征甚为复杂,很难将尿毒症综合征的某些方面归因于某种单一的毒素,很可能是各种毒性物质和代谢障碍等综合作用的结果。

（二）机体的功能和代谢变化

1. 神经系统的变化　尿毒症患者出现神经症状者可高达86%,主要表现为尿毒症性脑病和周围神经病变。尿毒症性脑病早期表现为大脑抑制,开始有淡漠、疲乏。病情加重时出现记忆力、定向力障碍,并常出现欣快感或抑郁症,最后可有嗜睡和昏迷。与脑实质出血、水肿、神经细胞变性,胶质细胞增生有关。周围神经病变常见下肢疼痛、肢体无力甚至麻痹。

2. 心血管系统　主要表现为心律失常、充血性心力衰竭,晚期出现尿毒症性心包炎等,是尿毒症患者重要死亡原因之一。其机制为高钾血症引起心律失常;钠水潴留、高血压、酸中毒、贫血、毒性物质作用可引起心力衰竭;尿毒症毒素刺激心包引起纤维素性心包炎。

3. 呼吸系统　酸中毒使呼吸加深加快,严重时,呼吸中枢抑制而出现潮式呼吸。唾液酶分解尿素生成氨,呼出气中有氨味;因尿素刺激可出现纤维素性胸膜炎;因钠水潴留、心力衰竭、低蛋白血症可发生肺水肿导致呼吸困难。

4. 消化系统　消化系统的症状是出现最早、最突出的症状。表现为食欲减退、恶心、呕吐、腹泻,口腔黏膜溃疡,消化道出血等。其与尿素经胃肠道排出时,肠道细菌的尿素酶将其分解成氨,刺激胃肠道黏膜,引起溃疡性或假膜性炎有关。

5. 内分泌系统　女性患者出现月经不规则、闭经、流产;男性患者性欲减退、阳痿、精子减少或活力下降。

6. 皮肤变化　患者因贫血面色苍白。皮肤瘙痒似与继发性甲状旁腺功能亢进有关。可见白色结晶堵塞汗腺,称皮肤尿素霜。

7. 免疫系统　患者常有严重感染,为其主要死因之一。可能与免疫功能低下有关,主要表现为细胞免疫反应受到抑制,血中中性粒细胞吞噬和杀菌能力减弱。

8. 代谢紊乱　①糖代谢:尿毒症患者糖耐量降低,表现为轻型糖尿病曲线,但空腹血糖正常,不出现尿糖。给予外源性胰岛素后血糖值仍延迟降低。②蛋白质代谢:由于尿毒症毒素的影响,机体蛋白质合成障碍,分解增加。加之患者厌食,蛋白质和热量摄入不足,而造成负氮平衡和低白蛋白血症。③脂肪代谢:患者常有高脂血症,主要是血清三酰甘油增高。这是由于胰岛素拮抗物质使肝合成三酰甘油增加,也可能与脂蛋白酶活性降低致使三酰甘油清除率降低有关。

 知识窗

人工肾

现在临床上使用的人工肾是一种透析治疗设备。透析疗法包括血液透析、血液滤过、血液灌流和腹膜透析,是分别应用血液透析机、血滤机、血液灌流器和腹膜透析管对患者进行治疗的技术。血液透析俗称"人工肾",即将血液与透析液分置于一人工合成的半透膜两侧,利用各自不同的浓度和渗透压互相进行扩散和渗透的治疗方法。血液透析可将患者体内多余水及代谢废物排出体外,并从透析液中吸收机体缺乏的电解质及碱基,以达到纠正水电解质及酸碱平衡的目的。

 临床应用

急性肾衰竭护理

肾衰竭少尿期,需要监测患者体重,准确记录24h出入量,严格限制钾的摄入。钠的摄入控制的3g以内,遵医嘱使用利尿剂,并观察尿量变化及药物的副作用。密切观察病情变化,注意体温、呼吸、脉搏、心率、心律、血压等变化。急性肾衰竭常以心力衰竭、心律失常、感染、惊厥为主要死亡原因,应及时发现其早期表现,并随时与医生联系。严格执行静脉输液计划及无菌操作,加强皮肤护理及口腔护理,定时翻身、拍背,病室每天紫外线消毒,预防感染。

思考题

1. 运用泌尿系统疾病病理知识分析讨论:如何避免今后工作中因护理和操作不当影响泌尿系统疾病患者的康复甚至诱发和加重患者的病情,诱导并发症?

2. 如何运用泌尿系统疾病病理知识于护理临床实践中,正确指导、护理和关爱患者?

3. 如何运用肾炎知识点于护理临床实践中,正确指导、护理和关爱患者,避免肾炎病变加重从而诱发急、慢性肾衰竭发生?

课件

自测题

（李圆圆　丁凤云）

第十六章　生殖系统和乳腺疾病

学习目标

　　掌握:子宫颈癌、乳腺癌的病理变化。

　　熟悉:慢性子宫颈炎、子宫颈癌、乳腺癌的分类和病理临床联系;卵巢肿瘤、良性前列腺增生症的病理变化。

　　了解:子宫内膜增生症、妊娠滋养层细胞疾病、前列腺癌。

第一节　子　宫　疾　病

一、慢性子宫颈炎

　　慢性子宫颈炎是育龄期妇女最常见的妇科疾病。引起慢性子宫颈炎的常见病菌有链球菌、肠球菌、葡萄球菌等,也可因感染乳头瘤状病毒、沙眼衣原体、寄生虫及放线菌等引起。特殊方法分娩、机械损伤也是其诱发因素。临床表现为白带增多,阴道镜见子宫颈黏膜充血。镜下观,宫颈黏膜上皮下有淋巴细胞、浆细胞及单核细胞浸润,子宫颈柱状上皮及腺上皮常伴有不同程度的鳞状上皮化生。慢性宫颈炎可表现为子宫颈糜烂、子宫颈囊肿、子宫颈息肉、子宫颈肥大。子宫颈阴道部鳞状上皮有时坏死脱落,形成表浅的缺损,称宫颈真性糜烂,较少见。临床上常见的宫颈糜烂,是宫颈损伤的鳞状上皮被宫颈管内的柱状上皮增生外移取代而形成的,由于柱状上皮较薄,上皮下血管易显露而成红色,看上去像糜烂,故称为假性糜烂。子宫颈管腺体的开口易被增生的纤维组织所压迫,或由于腺腔被黏液或化生的鳞状上皮阻塞,使黏液潴留,腺体扩大成囊状,形成子宫颈囊肿,又称纳博特囊肿。子宫颈黏膜、腺体和间质结缔组织呈局限性增生形成子宫颈息肉。慢性炎症长期刺激,子宫颈纤维结缔组织和腺体明显增生,导致子宫颈肥大。妇科检查:子宫颈增大,呈乳白色,表面光滑,质地较硬。

临床应用

宫颈细胞学检查

　　慢性宫颈炎虽然是一种良性病变,但长期不治愈有可能转化为宫颈癌,护理工作者应指导慢性宫颈炎患者积极治疗并定期做宫颈细胞学检查,如宫颈涂片、宫颈刮片及液基薄层细胞学检查(TCT),根据细胞学检查结果进行相应治疗。细胞学检查结果提示炎症改变,按照宫颈炎进行治疗;细胞学检查结果提示细胞异常,需定期复查或进行阴道镜检查等。

知识窗

宫颈内上皮内瘤变

宫颈上皮内瘤变(CIN)包括宫颈不典型增生及宫颈原位癌。宫颈不典型增生与宫颈原位癌时细胞均出现异形,但不典型增生时细胞异形的程度较宫颈原位癌轻。根据细胞异形的程度将 CIN 分为三级:Ⅰ级指宫颈轻度不典型增生,Ⅱ级指宫颈中度不典型增生,Ⅲ级指宫颈重度不典型增生及宫颈原位癌。各种级别的 CIN 都有发展为浸润癌的趋向,一般来说,级别越高,发展为浸润癌的机会越多;级别越低,自然退缩的机会越多。

二、子宫颈癌

子宫颈癌是女性生殖系统常见的恶性肿瘤之一。发病年龄以 40~60 岁最多,平均年龄 50 岁。子宫颈脱落细胞学检查的普及,许多子宫颈癌能在早期被发现,五年生存率明显提高。

(一)病因

一般认为子宫颈癌与早婚、多产、性生活紊乱、宫颈裂伤、包皮垢刺激及感染等因素有关。流行病学调查表明,病毒感染尤其是 HPV-16 型、HPV-18 型、HPV-31 型和 HPV-33 型感染与宫颈癌的发病关系密切,为高危险亚型。

视频:宫颈癌
与 HPV

(二)病理变化

1. 大体形态分型

(1)糜烂型:病变处黏膜潮红、呈颗粒状、质脆,触之易出血,组织学上多数原位癌或早期浸润癌。

(2)外生菜花型:癌组织突出于宫颈表面,形成乳头状或菜花状外观,表面常有坏死和浅表溃疡形成。

(3)内生浸润型:癌组织向宫颈深部浸润生长,使宫颈前后唇增厚变硬,表面常较光滑。此型临床检查易漏诊。

(4)溃疡型:癌组织除向深部浸润外,表面同时有大块坏死脱落,形成溃疡。

2. 组织学分型

(1)子宫颈鳞癌:最为常见。约占子宫颈癌的 80% 以上。根据发展过程,分原位癌、早期浸润癌和浸润癌。原位癌细胞沿基底膜侵及子宫颈腺体,取代部分腺体或全部腺体,但尚未突破腺体的基底膜,称为子宫颈原位癌累及腺体,仍属于原位癌范畴。早期浸润癌是指癌细胞突破基底膜向间质浸润,但浸润深度不超过基底膜下 3~5mm,一般肉眼不能判断。浸润癌指癌组织突破基底膜,浸润到间质且深度超过基底膜下 5mm。

(2)子宫颈腺癌:较鳞癌少见。近年发病率有上升趋势,20 岁以下青年女性的宫颈癌中,以腺癌为居多。

(三)扩散

子宫颈癌的扩散主要通过直接蔓延和淋巴道转移,血行转移很少见。

1. 直接蔓延　癌组织直接蔓延向下可侵犯阴道穹隆及阴道壁;向上破坏子宫颈,很少侵犯子宫体;向两侧可延及宫旁及盆壁组织;向前侵犯膀胱;向后侵直肠。肿瘤压迫输尿管可引起肾盂积水。

2. 淋巴道转移　为最多见的转移途径,癌组织首先到宫旁淋巴结,再转移至闭孔、髂内、髂外等淋巴结,而后再转移至髂总、腹股沟及骶前淋巴结。晚期患者可转移至锁骨上淋巴结。

 知识窗

宫颈巴氏涂片与 TCT 检查

宫颈癌的防癌筛查项目有宫颈巴氏涂片和液基薄层细胞学检查(TCT)。宫颈巴氏涂片和 TCT 检查都属于宫颈细胞学检查。巴氏涂片是大约 70 年前 Papanicloau 发明的,医生用木制刮板刷出部分宫颈脱落细胞,直接涂到玻片上,经染色以后检查,有一定的误诊、漏诊率;TCT 是医生用小刷子刷出细胞,放置在固定液中,经离心、制片、染色等步骤,获得优质、清晰的图片,漏诊率低。

三、子宫内膜增生症

子宫内膜增生症是因外源性或内源性雌激素增高引起的子宫内膜腺体或间质增生,临床表现为功能性子宫出血。

根据腺体结构增生和有无腺上皮细胞异型性分为 3 型:

1. 单纯性增生　间质与腺体同时增生而无腺体拥挤,腺上皮的形态无异型性。
2. 复杂性增生　病变区腺体拥挤,间质明显减少,无腺上皮细胞的异型性。
3. 非典型增生　腺体显著拥挤,腺上皮有细胞异型性,按病变的程度,分为轻、中、重 3 度。重度非典型增生有时和内膜癌难鉴别。

第二节　妊娠滋养层细胞疾病

一、葡萄胎

葡萄胎亦称水泡状胎块,是一种良性滋养层细胞肿瘤,此病在我国比较常见,23 个省市自治区调查统计表明发病率为 1/150 次妊娠。

1. 病理变化　肉眼观,病变局限于宫腔内,不侵入肌层,典型的葡萄胎形状极似葡萄串(图 16-1),大部分或全部胎盘绒毛间质高度水肿,形成透明或半透明薄壁囊性葡萄串样物,内含清液,有蒂相连,大小不一,直径 0.5~2cm。镜下观有 3 个特点:绒毛间质水肿;绒毛间质内血管消失或稀少;滋养层细胞有不同程度的增生。增生的滋养层细胞可为合体滋养层细胞或细胞滋养层细胞,大多两者混合并存,并具有一定的异型性。完全性葡萄胎增生明显,部分性葡萄胎常为局限性、轻度增生。

2. 病理临床联系　由于胎盘绒毛肿胀,子宫增大超过正常妊娠月份。胚胎常早期死亡,故听不到胎心音。由于滋养层细胞显著增生,患者血尿中人绒毛膜促性腺激素(human chorionic gonadotropin, HCG)含量明显增高,HCG 含量明显增高是协助诊断的重要指标。大多数患者经彻底清宫后即可痊愈,约 10% 患者可转变为侵蚀性葡萄胎,2% 恶变为绒毛膜癌。部分性葡萄胎的恶变率很低。

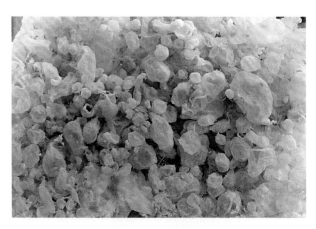

图 16-1　葡萄胎

二、恶性葡萄胎

恶性葡萄胎又称侵蚀性葡萄胎,多数继发于葡萄胎之后。恶性葡萄胎与良性葡萄胎不同之处是前者水泡状绒毛侵入子宫肌层,形成紫蓝色出血坏死结节,甚至穿破肌壁引起大出血,并可转移至邻近或肺、脑等远处器官。镜下观,滋养层细胞增生及异型程度亦往往较良性葡萄胎显著,可见水泡状绒毛或坏死的绒毛。大多数恶性葡萄胎对化学疗法的敏感,预后较好。

三、绒毛膜癌

绒毛膜癌简称绒癌,是滋养层细胞的高度恶性肿瘤。主要表现为在葡萄胎、流产或足月产后阴道持续不规则流血,血及尿中 HCG 浓度显著升高。肉眼观,子宫不规则增大,柔软,可见一个或多个紫蓝色结节,位于子宫的不同部位。结节可浸润子宫深肌层,常达浆膜外,或呈弥漫息肉状布满子宫内膜面。癌结节质脆而软,暗红色或紫蓝色。镜下观,癌组织由分化不良的细胞滋养细胞和合体滋养细胞组成,成片增生的滋养层细胞侵入肌层和血管,混合排列成巢状或条索状。由于肿瘤自身无间质血管,依靠侵袭宿主血管获取营养,故癌组织和周围正常组织有明显出血坏死。核分裂象常见,异型性明显,不形成绒毛和水泡状结构。绒癌易侵入血管,故主要为血行转移,最多见转移至肺,其次为脑、胃肠、肝、阴道等。

第三节　卵　巢　肿　瘤

卵巢肿瘤按其组织发生分三大类:上皮性肿瘤,如浆液性肿瘤、黏液性肿瘤、子宫内膜样瘤等;性索间质肿瘤,如颗粒细胞-卵泡膜细胞瘤、支持细胞-间质细胞瘤;生殖细胞肿瘤,如畸胎瘤、无性细胞瘤、内胚窦瘤及胚胎性癌等。本节主要介绍卵巢最常见的肿瘤。

一、常见类型

(一)浆液性肿瘤

1. 浆液性囊腺瘤　　是最常见的卵巢肿瘤,约占浆液性肿瘤的 60%,多发生于 30~40 岁妇女,以单侧居多(图 16-3)。肉眼观,多为圆形或卵圆形囊肿,囊内充满稀薄、清亮的浆液,体积大小不一。囊内壁光滑为单纯性浆液性囊腺瘤;部分囊内壁伴有乳头状突起,称为乳头状浆液性囊腺瘤。镜下观,囊腔上皮呈单层立方状、矮柱状、具有纤毛,与输卵管上皮相似,无病理性核分裂象。

2. 交界性浆液性囊腺瘤　约占浆液性肿瘤的 10%,其形态结构介于良、恶性浆液性囊腺瘤之间。肉眼观,与良性浆液性乳头状囊腺瘤相似,但乳头状突起比良性者丰富而广泛,双侧发生率较高。镜下观,囊腔上皮或乳头上皮呈 2~3 层,乳头分支较稠密或有微乳头状突起,细胞异型和核分裂象易见,无间质浸润和破坏。

3. 浆液性囊腺癌　为卵巢恶性肿瘤中最常见的类型,约半数为双侧性。患者以 40~60 岁妇女为最多。肉眼观,多为多囊性,部分或大部囊内或囊外有乳头状突起,囊内多含混浊液体,乳头状物多为实性菜花状,常侵犯包膜并有出血坏死。镜下观,乳头分支多或呈实心团块,上皮细胞增生往往在 3 层以上,细胞有明显异型性,核分裂象常见,包膜和间质均有浸润,砂粒体较多见。

良性及交界性肿瘤都可以有盆腔或腹腔的种植。交界性瘤的种植转移更多见。多数浆液性囊腺癌在就诊时已有转移,转移部位为腹腔、盆腔浆膜层,一部分病例可发生淋巴结转移,包括盆腔、肠系膜淋巴结及锁骨上淋巴结等,极少数有远处转移,如肝、肺等。

（二）黏液性肿瘤

1. 黏液性囊腺瘤　多发生于 30~50 岁妇女,单侧多发。肉眼观,囊性肿块大小不一,圆形或卵圆形,表面光滑,常为多房性,内含黏稠液体。囊内壁光滑,很少有乳头(图 16-2)。镜下观,囊腔上皮为单层高柱状,胞质含清亮黏液,核位于基底部,无纤毛,与宫颈及小肠的上皮相似。

2. 交界性黏液性囊腺瘤　介于良、恶性黏液性囊腺瘤之间。肉眼观,与良性黏液性囊腺瘤无明显区别。镜下观,囊腔上皮高柱状,增生成 2~3 层,有轻或中度异型性,核分裂可见。

3. 黏液性囊腺癌　大部分患者年龄在 40~60 岁。肉眼观,肿瘤体积常较大,囊性或囊实性,表面光滑,常与周围器官粘连。20% 为双侧性。多为多房性伴有实性区域,实性区为灰白色质松脆的乳头状物,常伴出血坏死(图 16-3)。镜下观,腺体密集,形状不规则,腺体上皮多超过 3 层,上皮细胞明显异型性,核仁明显,病理核分裂象易见。间质较少,可见包膜及间质浸润。

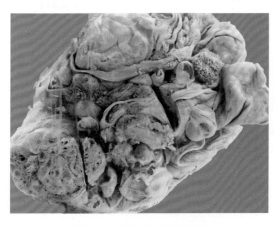

图 16-2　卵巢浆液性囊腺瘤

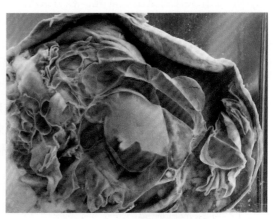

图 16-3　卵巢黏液性囊腺瘤

卵巢黏液性囊腺癌可直接蔓延至阔韧带、输卵管和子宫,包膜浸润的癌细胞也可向腹腔内脱落或沿淋巴道转移,转移部位以盆腔、腹腔、腹膜及各器官浆膜层为主,还包括大网膜、阑尾及对侧卵巢等。

二、常见表现

卵巢良性肿瘤较小时一般不产生症状,偶有下腹沉坠或牵痛,有时可触摸到包块,活动度比较大。恶性肿瘤包块多不规则,活动度比较小,短期内出现全身症状如衰弱、发热、食欲不振等。特殊的类型还可出现激素变化的症状,如颗粒细胞瘤,可引起性早熟的症状,如体格、乳腺、外生殖器均发育迅速,并出现月经。尿中雌激素、促性腺激素升高。蒂较长的卵巢肿块可发生瘤体和蒂扭转,可有腹痛,恶心或呕吐等急腹症表现,必须及时治疗。

第四节 前列腺疾病

一、良性前列腺增生

良性前列腺增生症又称结节状前列腺增生或前列腺肥大,多发生于 50 岁以上的老年人。其发病率依年龄增长而增加。前列腺增生的原因可能与雄激素减少、雌激素相对增高,雌、雄激素平衡失调有关。临床上引起排尿障碍和继发感染。肉眼观,增生的前列腺可达正常的 2~4 倍,甚至可达 300g 以上,呈结节状。切面形态与增生的成分有关,如纤维、肌肉组织增生较显著时,则质地较实韧,呈灰白色,有纵横交错的条纹;如腺体增生较显著,则呈灰黄色,其间夹杂有蜂窝状小孔或小囊腔。镜下观,前列腺的纤维、腺体和平滑肌呈不同程度增生。上皮细胞形成乳头状突入腺泡腔内。腺泡腔内有分泌物及脱落的上皮细胞,可见淀粉样小体。间质中有多少不等的淋巴细胞浸润,极少发生恶变。

二、前列腺癌

前列腺癌是源自前列腺上皮的恶性肿瘤。50 岁后多发,其发生与雄激素相关。肉眼观,癌组织灰白结节状,质韧。镜下观,腺泡排列拥挤,可见背靠背现象。高分化腺癌可见腺体由单层细胞构成,外层的基底细胞缺如、核仁增大。核体积增大,呈空泡状。临床上前列腺特异性抗原(prostate-specific antigen,PSA)分泌量明显增多时,应高度疑为前列腺癌。

第五节 乳腺癌

乳腺癌是起源于乳腺导管上皮和腺泡上皮的恶性肿瘤。发病率在近年来有不断增加的趋势,已跃居女性恶性肿瘤的第一位。常发生于 40~60 岁的妇女,20 岁以前很少见。男性乳腺癌罕见,占全部乳腺癌的 1% 左右。肿瘤半数以上发生于乳腺外上象限,其次为乳腺中央区,其他部位少见。

一、病因

一般认为乳腺癌可能与雌激素长期作用、家族遗传倾向,长期大剂量接触放射线等因素有关。患者女性亲属中乳腺癌的发病率高于常人 2~3 倍。

二、病理变化

（一）非浸润性癌

1. 导管内原位癌　发生于乳腺小叶的终末导管,癌细胞局限于导管内,管壁基底膜完整。据其组织类型可分为粉刺癌及非粉刺型导管内原位癌。

2. 小叶原位癌　发生于小叶的终末导管及腺泡,扩张的乳腺小叶末梢导管和腺泡内充满呈实体排列的癌细胞,大小形状较为一致,核分裂象甚罕见。增生的癌细胞未突破基底膜。坏死少见,亦无间质炎症反应和纤维组织增生。本型常呈多中心性,肿瘤体积小,临床不易查见。

（二）浸润性癌

1. 浸润性导管癌　指导管内癌细胞突破管壁基底膜向间质浸润。是乳腺癌中最常见的类型。肉眼观,灰白色、坚硬,切面有砂粒感。镜下观,癌细胞形态多样,排列成不规则巢状或条索状,间质有致密的纤维组织生长,其间有癌细胞的浸润生长。腺管结构可有可无,核分裂象多见。

2. 浸润性小叶癌　小叶原位癌的癌细胞突破基底膜向间质浸润性生长形成浸润性小叶癌。病灶常呈多灶性、弥漫性分布。肉眼观:肿瘤边界不清,切面呈橡皮样,色灰白,质地柔韧。镜下观:典型的浸润性小叶癌特征是单行癌细胞呈线状浸润于纤维间质中。癌细胞较小,大小一致,核分裂象少见。

3. 特殊类型乳癌　主要有髓样癌、黏液癌、乳腺炎样癌及佩吉特病(Paget disease)。佩吉特病指导管内癌的癌细胞沿乳腺导管向上扩散,累及乳头和乳晕,可伴有或不伴有间质的浸润。肉眼观,可见渗出和浅表溃疡,呈湿疹样改变,又称湿疹样癌。镜下观,表皮内可见大而异型的肿瘤细胞,胞质透明,孤立或成簇分布,病变下方可见导管内癌。

三、病理临床联系

乳腺癌典型临床表现有:

1. 乳腺肿块　大多数乳腺癌为无痛性肿块,仅少数伴有不同程度的隐痛或刺痛。

2. 乳头溢液　单侧单孔的血性溢液如伴发乳腺肿块应进一步检查。

3. 乳头、乳晕及皮肤改变　如癌肿侵及乳头同时有大量纤维组织增生时,由于纤维组织收缩,可出现乳头下陷(图16-4);癌肿侵及真皮内淋巴管,皮肤水肿而毛囊汗腺处皮肤相对下陷,致橘皮样外观。晚期癌肿穿破皮肤,可形成溃疡。佩吉特病可引起乳头乳晕湿疹样病变。

四、扩散和转移

1. 直接蔓延　主要沿乳腺导管蔓延至相应乳腺小叶及

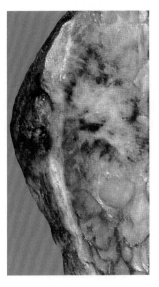

图 16-4　乳腺癌

腺泡。也可沿组织间隙累及周围脂肪组织,甚至达胸壁、胸肌等。

2. 淋巴结转移　位于外上象限和中心区的癌,首先转移至同侧腋窝淋巴结,晚期至锁骨下淋巴结;内上象限的癌常转移至乳内动脉旁的淋巴群。锁骨上淋巴结转移常较晚。

3. **血道转移**　晚期可达远处任何器官,常见的为肺、肝、骨、肾上腺和脑等。

如何运用生殖系统和乳腺疾病病理知识于护理临床实践中,正确指导、护理和关爱患者,预防或减少生殖系统和乳腺疾病的发生,及时有效促进患者康复?

　　　　课件　　　　　　自测题

（潘如燕）

第十七章 甲状腺疾病和糖尿病

┌─ 学习目标 ───┐

　　掌握：毒性甲状腺肿的病因、发病机制及主要病理变化；结节性甲状腺肿与甲状腺腺
瘤的鉴别；糖尿病的概念和类型。
　　熟悉：非毒性甲状腺肿的病因、发病机制及主要病理变化；甲状腺癌的病理组织学类
型与预后的关系；糖尿病的病理变化。
　　了解：甲状腺腺瘤的病理组织学类型。

└───┘

　　内分泌系统和神经系统共同调节机体的生长发育和代谢，维持体内平衡或稳定。内分泌系统包括内分泌腺、内分泌组织和散在分布于各系统或组织内的内分泌细胞。内分泌腺和散在的内分泌细胞所分泌的生物活性物质称为激素，经组织液或血液传递对靶器官或组织发挥其调节作用。内分泌系统疾病包括激素的合成、释放、对靶器官的作用及靶器官对激素的反应异常等，如激素分泌增多或减少，导致功能亢进或减退，使相应的靶组织或器官增生、肥大或萎缩。本章主要介绍常见甲状腺疾病和糖尿病。

第一节 甲状腺肿

　　甲状腺肿是指由于增生和胶质储存伴甲状腺激素异常的分泌而产生的甲状腺肿大，根据有无甲状腺功能亢进，将其分为单纯性甲状腺肿和毒性弥漫性甲状腺肿。

一、单纯性甲状腺肿

　　单纯性甲状腺肿亦称弥漫性非毒性甲状腺肿，是由多种原因使甲状腺素分泌不足，促甲状腺素（thyroid-stimulating hormone，TSH）分泌增多，甲状腺滤泡上皮增生，滤泡内胶质堆积引起甲状腺肿大。一般不伴甲状腺功能亢进。常呈地方性分布，亦称地方性甲状腺肿，多见于远离海岸的内陆山区和半山区，也可为散发性。

（一）病因及发病机制

　　1. 缺碘　　缺碘是地方性甲状腺肿的主要病因，由于地方性的水、土、食物中缺碘致人体碘摄入不足；青春期、妊娠期、哺乳期机体对碘需求量的增加而相对缺碘，甲状腺素合成减少，通过反馈刺激垂体合成分泌较多促甲状腺素（TSH），甲状腺滤泡上皮细胞增生，摄碘功能增强，合成分泌甲状腺素增多，使血中甲状腺素水平恢复正常。如果长期持续缺碘，一方面甲状腺滤泡上皮持续增生，合成大量甲状腺球蛋白；另一方面由于缺碘所合成

的甲状腺球蛋白不能充分碘化而不能被上皮细胞吸收利用,则滤泡腔内充满胶质,使甲状腺肿大。

2. 致甲状腺肿因子的作用　水中含有大量钙和氟影响肠道对碘的吸收,而且使滤泡上皮膜的钙离子增加,抑制甲状腺素的分泌;某些食物(卷心菜、木薯、菜花、大头菜等)可致甲状腺肿,如木薯内含氰化物,抑制碘化物在甲状腺内运送;某些药物(硫脲类、磺胺类、高氯酸盐等)可抑制碘离子的浓聚或碘离子有机化。

3. 高碘　饮食中长期摄入碘过多,过氧化物酶的功能基团过多地被占用,影响酪氨酸氧化,碘的有机化过程受阻,甲状腺呈代偿性肿大。

4. 遗传　家族性甲状腺肿是由于甲状腺素合成过程中有关酶的遗传性缺乏,如过氧化物酶、去卤化酶的缺乏及碘化酪氨酸偶联的缺陷使甲状腺素合成障碍。

（二）病理变化

根据其病变发展过程和病变特点,一般分为3期。

1. 增生期　又称弥漫性增生性甲状腺肿。肉眼观:甲状腺呈弥漫性、对称性肿大,一般不超过150g(正常20~40g),表面光滑。镜下观,滤泡上皮增生呈立方形或矮柱状,伴小滤泡或小假乳头形成,胶质含量较少,间质充血。甲状腺功能无明显变化。

2. 胶质贮积期　又称弥漫性胶样甲状腺肿。长期持续缺碘,大量甲状腺球蛋白贮积在滤泡腔内,滤泡腔显著扩大,贮积的甲状腺球蛋白挤压滤泡上皮细胞呈进行性萎缩。肉眼观:甲状腺呈弥漫对称性显著肿大,可达200~300g,少数达500g以上,表面光滑,切面呈淡褐色或棕褐色,半透明胶冻状。镜下观,大部分滤泡上皮细胞变扁平(图17-1),滤泡腔高度扩张,腔内堆积大量浓密胶质,仍见少数滤泡上皮细胞增生,小滤泡形成。

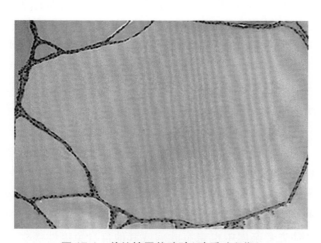

图 17-1　单纯性甲状腺肿(胶质贮积期)

3. 结节期　又称结节性甲状腺肿。随着病程的发展,甲状腺内不同部位滤泡上皮细胞增生与复旧变化不一致,形成不规则的结节。肉眼观:甲状腺不对称性结节性肿大,结节数量及大小不一,大者直径可达数厘米,有的结节境界尚清楚,但多数无完整包膜,切面可见出血、坏死、囊性变、钙化和瘢痕形成。镜下观,部分滤泡上皮细胞呈柱状或乳头样增生,小滤泡形成;部分滤泡上皮细胞复旧或萎缩,滤泡腔胶质贮积;间质纤维组织增生形成纤维间隔,包绕滤泡形成大小不一的结节状病灶(图17-2)。

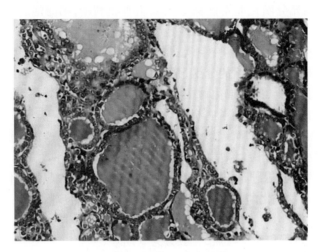

图 17-2 结节性甲状腺肿

（三）病理临床联系

患者主要表现为甲状腺肿大，一般无临床症状，部分患者后期显著肿大的甲状腺可压迫气管和食管引起吞咽和呼吸困难，甚至窒息，少数患者可伴甲状腺功能亢进或低下等症状，极少数可癌变。

二、毒性弥漫性甲状腺肿

毒性弥漫性甲状腺肿是指血中甲状腺素过多，作用于全身各组织所引起的临床综合征，临床上称甲状腺功能亢进症，简称"甲亢"，由于约有 1/3 患者有眼球突出，故又称为突眼性甲状腺肿。本病多见于女性，男女之比为 1∶（4～6），以 20～40 岁最多见。临床上主要表现为甲状腺肿大，基础代谢率和神经兴奋性升高，如心悸、多汗、烦热、脉搏快，手震颤、多食、消瘦、乏力和突眼等。

（一）病因及发病机制

课件：甲亢性突眼症

目前一般认为本病与下列因素有关。

1. 自身免疫　患者血中球蛋白增高；血中有多种抗甲状腺的自身抗体，其中有能与 TSH 受体结合的自身抗体，如刺激甲状腺免疫球蛋白（thyroid stimulating immunoglobulin，TSI）和甲状腺生长免疫球蛋白（thyroid growth immunoglobulin，TGI），它们具有类似 TSH 的作用，促进甲状腺素过多分泌、刺激甲状腺滤泡上皮增生，引起毒性甲状腺肿。

2. 遗传因素　某些患者亲属中也患有此病或其他自身免疫性疾病。

3. 精神因素　精神创伤可干扰免疫系统而促进自身免疫疾病的发生。

（二）病理变化

肉眼观：甲状腺弥漫对称性增大，一般为正常的 2～4 倍（60～100g）。表面光滑，质软，切面灰红，分叶状，胶质少，无结节，质如肌肉。镜下观：①滤泡上皮增生呈高柱状，有的呈乳头样增生，并有小滤泡形成；②滤泡腔内胶质稀薄，滤泡周边胶质出现许多大小不一的上皮细胞吸收空泡（图 17-3）；③间质血管丰富、充血，淋巴细胞浸润和淋巴滤泡形成。多数甲亢患者手术前须用碘治疗，治疗后病变有所减轻，甲状腺体积缩小、质变实，似牛肉样外观；甲状腺滤泡退缩、胶质潴留、滤泡上皮细胞增生减轻、变矮、吸收空泡减少;间质血管减少、充血减轻,淋巴细胞也减少。本病除甲状腺病变外,可引起心脏肥大、扩大,心肌和肝细胞可有变性、坏死及纤维化;眼球外突的原因是眼外肌水肿、球后纤维脂肪组织增生、淋巴细胞浸润和黏液水肿;全身淋巴组织增生,胸腺和脾脏增大。

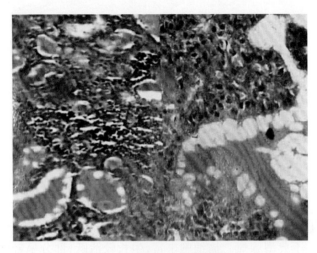

图 17-3 毒性弥漫性甲状腺肿

(三)病理临床联系

本病主要表现为甲状腺肿大,一般无临床症状;部分患者后期可因周围组织器官受到甲状腺肿压迫,而出现呼吸困难、声音嘶哑等;极少数患者有癌变的可能性。

第二节 甲状腺肿瘤

一、甲状腺腺瘤

甲状腺腺瘤是发生于甲状腺滤泡上皮的常见良性肿瘤。中青年女性多见。肿瘤生长缓慢,常在无意中发现,随吞咽活动而上下移动。肉眼观:多为单发,圆或类圆形,直径多在3~5cm,切面有完整包膜,压迫周围组织。瘤体多为实性,暗红或棕黄色,可伴有出血、囊性变、纤维化、钙化等改变。根据组织形态学特征,分以下几个亚型。

1. 单纯性腺瘤 又称正常大小滤泡型腺瘤。肿瘤包膜完整,由大小较一致、排列拥挤、内含胶质与成人甲状腺相似的滤泡构成(图 17-4)。

2. 胶样型腺瘤 又称巨滤泡型腺瘤。滤泡大或大小不一,腔内充满胶质,并可互相融合成囊腔,肿瘤间质少。

3. 胎儿型腺瘤 又称小滤泡型腺瘤。主要由小滤泡构成,上皮细胞为小立方形,腔内仅含少量胶质,似胎儿甲状腺组织,间质丰富呈水肿、黏液样,此型易发生出血、囊性变。

4. 胚胎型腺瘤 瘤细胞分化好、体积小、大小较一致,呈片状或条索状排列,偶见不完整的小滤泡,无胶质,似胚胎时期甲状腺。

5. 嗜酸性细胞型腺瘤 又称 Hürthle(许特莱)细胞腺瘤。瘤细胞大而多角形,核小,胞

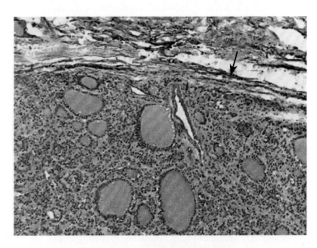

图 17-4 单纯型甲状腺腺瘤

质丰富嗜酸性,内含嗜酸性颗粒,瘤细胞排列成条索状或巢状,偶见形成不完整滤泡。电镜下观,嗜酸性细胞内见有丰富的线粒体,即 Hürthle 细胞。

6. 不典型腺瘤 瘤细胞丰富,生长较活跃,部分呈轻度异型增生,可见核分裂象。瘤细胞排列成条索或巢片状,很少形成完整滤泡,间质少,但无包膜和血管侵犯。本瘤需做免疫组织化学检查与甲状腺髓样癌和转移癌鉴别,并应追踪观察。

视频:结节性甲状腺肿与甲状腺腺瘤的鉴别

结节性甲状腺肿和甲状腺腺瘤的诊断及鉴别要点:①前者常为多发结节、无完整包膜;后者一般单发,有完整包膜。②前者滤泡大小不一致;后者则滤泡及滤泡上皮细胞大小较一致。③前者周围甲状腺组织无压迫现象,邻近的甲状腺内与结节内有相似病变;后者周围甲状腺有压迫现象,与周围甲状腺实质形态不同。

📖 **知识窗**

超声辅助细针穿刺细胞学检查

高频超声(频率 5MHz 以上)检查仪,可提供最小至 2mm 的分辨率,新一代超声诊断仪具有计算机辅助穿刺路线计算和定位功能,尤其适用于甲状腺病变的诊断。超声辅助细针穿刺细胞学(fine needle aspiration cytology, FNAB)检查适用于:①位置比较深的结节,尤其是患者体形较肥胖或颈部肌肉较发达时;②临床触诊很小或不清的结节;③超声偶然发现但伴有甲状腺癌的高危因素者;④一些结构较复杂的结节;⑤临床触诊不清的可疑淋巴结。

二、甲状腺癌

甲状腺癌是一种常见的恶性肿瘤,约占甲状腺原发性上皮肿瘤的 1/3。男女之比约 2:3,任何年龄均可发生,以 40~50 岁多见。不同类型的甲状腺癌生长规律差别很大,有的生长缓慢;有的原发灶很小,转移灶很大,临床上常首先发现颈部淋巴结肿大而就诊。多数甲状腺癌患者甲状腺功能正常,仅少数引起内分泌紊乱。主要有以下常见类型。

1. 乳头状癌　原发性甲状腺癌中最常见类型,约占甲状腺癌的60%,女性较多见。肿瘤生长慢,恶性程度较低,预后较好,10年存活率达80%以上。局部淋巴结转移较早。肉眼观:肿瘤一般呈圆形,直径2~3cm,质较硬,切面灰白,无包膜。部分病例伴有钙化或骨化,也可出现囊性变。镜下观,乳头分支多,乳头中心有纤维血管间质,间质内常见呈同心圆状的钙化小体,即砂粒体,有助于诊断。癌细胞呈立方形或矮柱状,核形状不规则,相互重叠、染色质少,呈透明或毛玻璃样,无核仁,有核沟,核内可见假包涵体。乳头状癌有时以微小癌出现,癌直径≤1cm,临床上又称之为隐匿性癌。微小癌预后较好,远处转移少见。

2. 滤泡癌　仅次于甲状腺乳头状癌而居第二位,占甲状腺癌的20%左右,多见于40岁以上女性。滤泡癌易血道转移,常比乳头状癌预后差。肉眼观:结节状,切面灰白、质软,部分有包膜。光镜下观:血管和/或包膜侵犯,部分病例包膜不完整,癌组织浸润周围甲状腺组织。镜下观:见不同分化程度的滤泡,分化良好者,滤泡结构较完整,细胞异型性小,很难与腺瘤区别,两者鉴别点主要是有无有包膜和/或血管侵犯;分化差者癌细胞呈实性巢状或条索状,异型性明显,滤泡少且胶质含量少。此外,WHO提出的具有乳头状癌核特征的非浸润性滤泡性甲状腺肿瘤(noninvasive follicular thyroid neoplasm with papillary-like nuclear features,NIFTP)为交界性肿瘤。

3. 髓样癌　由滤泡旁细胞(即C细胞)发生,属于胺与胺前体摄取和脱羧(amine precursor uptake and decarboxylation,APUD)系统肿瘤,占甲状腺癌的5%~10%,40~60岁为高发年龄,部分为家族性常染色体显性遗传。90%的肿瘤分泌降钙素,患者可产生严重腹泻和低血钙症,有的还同时分泌组胺、5-羟色胺、ACTH等多种激素和物质。肉眼观:单发或多发,无包膜,直径1~11cm,切面灰白,质实而软。镜下观:瘤细胞呈实体巢状、滤泡状或乳头状排列,瘤细胞呈圆形、多角或梭形,核圆或卵圆,核仁不明显。间质内常有淀粉样物质沉着(可能与降钙素分泌有关)。电镜下观:胞质内有大小较一致的神经内分泌颗粒。

1703

图片:甲状腺细胞学病理Bethesda报告系统

4. 未分化癌　约占甲状腺癌5%,多见于50岁以上,女性较多见,恶性度高,生长快,早期可发生浸润与转移,预后差。肉眼观:肿块大且不规则,无包膜。切面灰白色,常有出血、坏死。镜下观:癌细胞高度异型,大小、形态、染色深浅不一,核分裂象多。根据组织形态可分为小细胞型,由未分化的小细胞构成;梭形细胞型,由肉瘤样梭形细胞构成;巨细胞型,由奇形怪状的多核巨细胞构成;以及混合细胞型。

 知 识 窗

提示结节为甲状腺癌的危险因素

提示结节为甲状腺癌的危险因素包括:①儿童;②成人年龄<30岁或>60岁;③男性;④儿童时期头颈部放射线照射史或放射性尘埃暴露史;⑤全身放射治疗史;⑥有甲状腺癌或多发性内分泌腺瘤病(multiple endocrine neoplasia,MEN)2型家族史;⑦结节迅速增大;⑧伴持续性声嘶、发音困难、吞咽困难或呼吸困难;⑨结节形状不规则、坚硬、固定;⑩颈部淋巴结肿大。

第三节 糖 尿 病

糖尿病(diabetes mellitus,DM)是一组由多病因引起以慢性高血糖为特征的代谢性疾病,是由于胰岛素分泌和/或利用缺陷所引起。长期碳水化合物以及脂肪、蛋白质代谢紊乱可引起多系统损害,导致眼、肾、神经、心脏、血管等组织器官慢性进行性病变、功能减退及衰竭;病情严重或应激时可发生急性严重代谢紊乱,如糖尿病酮症酸中毒(diabetic ketoac-idosis,DKA)、高渗高血糖综合征。临床上表现为多饮、多食、多尿和体重减少,即"三多一少"的症状,并可使体内一些组织或器官发生形态结构改变和功能障碍。本病发病率日益增高,已成为世界性的常见病、多发病。

一、糖尿病的分型

糖尿病的病因和发病机制极为复杂,至今未完全阐明。不同类型其病因不尽相同,即使在同一类型中也存在异质性。总的来说,遗传因素及环境因素共同参与其发病。胰岛素由胰岛 β 细胞合成和分泌,经血液循环到达体内各组织器官的靶细胞,与特异受体结合并引发细胞内物质代谢效应,在这过程中任何一个环节发生异常均可导致糖尿病。

糖尿病的分型是依据对糖尿病的病理生理、病因和临床表现的认识而建立的综合分型,目前国际上通用 WHO 糖尿病专家委员会提出的分型标准。

1. 1 型糖尿病(type1 diabetes mellitus,T1DM) 胰岛 β 细胞破坏,常导致胰岛素绝对缺乏。

(1) 免疫介导性(1A):急性型及缓发型。

(2) 特发性(1B):无自身免疫证据。

2. 2 型糖尿病(type2 diabetes mellitus,T2DM) 从以胰岛素抵抗为主伴胰岛素进行性分泌不足,到以胰岛素进行性分泌不足为主伴胰岛素抵抗。

3. 其他特殊类型糖尿病 是在不同水平上(从环境因素到遗传因素或两者间的相互作用)病因学相对明确的一类高血糖状态。

(1) 胰岛 β 细胞功能的基因缺陷:①青年人中的成年发病型糖尿病(maturity-onset diabetes mellitus of the young,MODY);②线粒体基因突变糖尿病;③其他。

(2) 胰岛素作用的基因缺陷:A 型胰岛素抵抗、妖精貌综合征、Rabson-Mendenhall 综合征、脂肪萎缩型糖尿病等。

(3) 胰腺外分泌疾病:胰腺炎、创伤/胰腺切除术、胰腺肿瘤、胰腺囊性纤维化病、血色病、纤维钙化性胰腺病等。

(4) 内分泌疾病:肢端肥大症、库欣综合征、胰高血糖素瘤、嗜铬细胞瘤、甲状腺功能亢进症、生长抑素瘤、醛固酮瘤及其他。

(5) 药物或化学品所致的糖尿病:Vacor(N-3 吡啶甲基 N-P 硝基苯尿素)、喷他脒、烟酸、糖皮质激素、甲状腺激素、二氮嗪、β 肾上腺素能激动剂、噻嗪类利尿剂、苯妥英钠、α-干扰素及其他。

(6) 感染:先天性风疹、巨细胞病毒感染及其他。

(7) 不常见的免疫介导性糖尿病:僵人(stiff-man)综合征、抗胰岛素受体抗体及其他。

（8）其他与糖尿病相关的遗传综合征：Down 综合征、Klinefelter 综合征、Turner 综合征、Wolfram 综合征、Friedreich 共济失调、Huntington 舞蹈病、Laurence-Moon-Biedel 综合征、强直性肌营养不良、卟啉病、Prader-Wili 综合征及其他。

4. 妊娠糖尿病（gestational diabetes mellitus, GDM） 指妊娠期间发生的不同程度的糖代谢异常。不包括孕前已诊断或已患糖尿病的患者，后者称为糖尿病合并妊娠。

糖尿病患者中 T2DM 最多见，占 90%~95%。T1DM 在亚洲较少见，但在某些国家和地区发病率较高；估计我国 T1DM 占糖尿病的比例小于 5%。

二、病理变化

1. 胰岛病变 不同类型、不同时期病变不同。1 型糖尿病早期为非特异性胰岛炎，继而胰岛 β 细胞颗粒脱失、空泡变性、继而坏死消失，致胰岛变小、数目减少，纤维组织增生、玻璃样变，胰岛及周围间质内淋巴细胞浸润。2 型糖尿病早期病变不明显，后期 β 细胞减少，常见胰岛淀粉样变性。

2. 血管系统病变 从毛细血管到大中动脉均有不同程度病变。①细小动脉玻璃样变：内皮细胞增生、基底膜增厚、血管壁玻璃样变性、增厚、血压升高；有的血管壁发生纤维素样变性和脂肪变性，血管壁通透性增强；有的可有血栓形成和管腔狭窄，引起相应组织器官缺血、功能障碍和病变。②大、中动脉发生动脉粥样硬化：糖尿病促进大、中动脉发生动脉粥样硬化致中层钙化，粥样硬化病变加重。临床上表现为主动脉、冠状动脉、下肢动脉、脑动脉和其他脏器动脉粥样硬化，引起冠心病、心肌梗死、脑萎缩、肢体坏疽等。③糖尿病性微血管病变：表现为毛细血管基底膜增厚，血管壁通透性增加，血浆蛋白外渗。血管系统病变是糖尿病性肾病、神经疾病、视网膜病的病变基础。

3. 肾脏病变

（1）肾小球病变：①结节性肾小球硬化，表现为肾小球系膜内结节状玻璃样物质沉积，随结节增大挤压毛细血管丛致管腔阻塞；②弥漫性肾小球硬化，表现为肾小球内有弥漫玻璃样物质沉积，导致肾小球毛细血管壁和系膜损害、肾小球基底膜增厚增宽，毛细血管腔变窄或完全闭塞，最终导致肾小球缺血和玻璃样变性。

（2）肾小管-间质损害：表现为肾小管上皮细胞呈现颗粒样和空泡样变性。晚期肾小管萎缩，肾间质纤维化、水肿和白细胞浸润。

（3）肾血管损害：①病变可累及所有肾血管，多数损害表现为动脉硬化，特别是入球和出球动脉硬化；②肾动脉及其主要分支的动脉粥样硬化比同龄的非糖尿病患者出现的更早更常见。肾盂肾炎，糖尿病患者比正常人更易患急性或慢性肾盂肾炎，严重时肾血管病变引起肾乳头缺血伴发感染导致肾乳头坏死。

4. 视网膜病变 ①非增生性视网膜病变：早期病变表现为视网膜微小动脉瘤和小静脉扩张，继而渗出、水肿、出血和微血栓形成。②增生性视网膜病变：视网膜血管病变引起局部缺氧，刺激纤维组织增生、新生血管形成，随病变加重易造成视力障碍或失明。

5. 神经系统病变 周围神经可因营养血管病变引起缺血性损伤，表现为对称性周围神经脱髓鞘和糖原沉积。

三、病理临床联系

糖尿病患者由于血糖升高,血糖超过肾阈值出现尿糖及高渗性利尿(多尿),引起水及电解质的丢失,进一步导致细胞内水分减少,故患者出现口渴和多饮。由于机体不能充分利用糖,加之血糖过高刺激胰岛素分泌,使患者产生饥饿和食欲亢进。蛋白质和脂肪合成代谢降低,分解代谢增强,患者进食增多,而体重却减轻。当胰岛素严重缺乏时,脂肪加速分解代谢,血中酮体蓄积超过正常水平,出现酮血症、酮尿症、酮症酸中毒。糖尿病性昏迷。脂代谢异常,导致广泛动脉粥样硬化,引起冠心病、脑血管意外、下肢坏疽和肾衰竭等严重并发症。周围神经的病变可引起肢体疼痛、麻木、感觉丧失、肌肉麻痹,甚至足下垂、腕下垂、胃肠和膀胱功能障碍。多饮、多食、多尿、体重减轻是糖尿病的主要临床表现,冠心病、脑血管意外和肾衰竭是糖尿病常见的并发症。

课件:糖尿病足

图片:糖尿病的危害

思考题

1. 运用毒性弥漫性甲状腺肿的病理学变化及病理临床联系的知识,思考如何针对甲亢患者进行临床护理及健康宣教?
2. 运用糖尿病的病理学变化及病理临床联系的知识,思考如何针对糖尿病患者进行临床护理及健康宣教?

课件

自测题

(李 江 宋祥和)

第十八章 传染病与寄生虫病

　　传染病及寄生虫病是由病原微生物及寄生虫通过一定传播途径侵入易感人群的个体所
引起的一组传染性疾病。在一定条件下能在人群中引起局部或广泛流行。传染病及寄生虫
病的传播流行应具备传染源、传播途径和易感人群 3 个基本环节。传染病及寄生虫病曾在
世界各地流行,严重威胁着人类的健康。近年来由于基因诊断技术和有效抗生素的应用,传
染病及寄生虫病在诊断和治疗方面都取得了很大进展,传染病及寄生虫病的发病率和死亡
率均已明显下降。有些传染病及寄生虫病已经消灭或接近消灭,而一些原已得到控制的疾
病,由于种种原因又死灰复燃,其发生率上升或有上升趋势,如梅毒、淋病、结核病等,并出现
一些新的传染病如艾滋病、人感染禽流感、埃博拉出血热等。因此传染病及寄生虫病的防治
工作任重道远。不同传染病及寄生虫病的病理改变虽不相同,但基本病变的性质都属于炎
症范畴。本章主要介绍结核病、细菌性痢疾、伤寒、流行性脑脊髓膜炎、流行性乙型脑炎、流
行性出血热、手足口病、人感染禽流感、性传播疾病和血吸虫病。

第一节　结　核　病

一、概述

　　结核病(tuberculosis)是由结核分枝杆菌引起的常见慢性传染病。形成结核性肉芽肿
(结核结节)是结核病的病理特征和重要诊断依据。全身各器官均可发病,以肺结核病最
常见。

　　(一)病因和发病机制
　　结核病的病原菌是结核分枝杆菌,主要是人型结核分枝杆菌,少数是牛型。结核病以呼
吸道传播为主,吸入带结核分枝杆菌的微滴可以造成肺部感染;其次食入带菌的食物可经消

化道感染。病菌经皮肤、黏膜伤口感染者极少见。

机体的免疫反应和超敏反应始终贯穿结核病的全过程。人对结核分枝杆菌的自然免疫力较弱,对结核分枝杆菌的免疫力主要是感染后的获得性免疫。结核病的免疫反应以细胞免疫为主。机体对结核分枝杆菌产生特异性的细胞免疫一般需 30~50d 时间。当 T 淋巴细胞受到结核分枝菌抗原刺激后可转化为致敏的淋巴细胞。当再次遇到结核分枝杆菌时,致敏的淋巴细胞释放出各种淋巴因子,使巨噬细胞移向结核分枝杆菌,聚集在细菌周围,吞噬和杀灭细菌。具体的形态学表现为结核结节的形成。结核病发生的超敏反应属于Ⅳ型(迟发性)变态反应。

在结核病的诊断方面,基因诊断是近年来结核病快速诊断的一项重大突破,能特异、敏感、快速地检测和鉴定结核分枝杆菌的遗传物质——核酸。目前用于基因诊断的方法有基因探针技术、染色体指纹技术和聚合酶链式反应(polymerase chain reaction,PCR)技术。

(二)结核病的基本病理变化

结核病的基本病理变化属于炎症,具有炎症的变质、渗出和增生三方面的变化。

1. 渗出性病变　渗出性的病变好发于肺、浆膜、滑膜和脑膜等处。早期或机体抵抗力低下、菌量多、毒力强或超敏反应较强时,主要表现为浆液性或浆液纤维素性炎。早期局部有中性粒细胞浸润,继而被巨噬细胞所取代。在渗出液和巨噬细胞中可查见结核分枝杆菌。渗出物可被完全吸收,或转变为增生为主的病变;当变态反应剧烈时,大片渗出性病变迅速坏死,转为变质为主的病变。

2. 增生性病变　当人体免疫反应较强、细菌量少、毒力较低时,则产生以增生为主的病变。增生性的病变以形成具有诊断价值的结核结节为特征。结核结节是在细胞免疫的基础上形成的,由上皮样细胞,朗格汉斯巨细胞加上外周局部集聚的淋巴细胞和少量反应性增生的成纤维细胞构成。典型的结节中央有干酪样坏死。吞噬有结核分枝杆菌的巨噬细胞体积增大逐渐转变为上皮样细胞。上皮样细胞呈梭形或多角形,胞质丰富,染色淡、伊红色,境界不清。核呈圆或卵圆形,染色质甚少,甚至可呈空泡状,核内有 1~2 个核仁。朗格汉斯巨细胞为一种多核巨细胞,直径可达 300μm,胞质丰富。其胞质突起常和上皮样细胞的胞质突起相连接,核与上皮样细胞核相似。核的数目由十几个到几十个不等,甚至超过百个。核排列在胞质周围呈花环状、马蹄形或密集胞体一端。

单个结核结节非常小,直径约 0.1mm,肉眼和 X 线片不易看见。三四个结节融合成较大结节时才能见到。这种融合结节境界分明,约粟粒大小,呈灰白半透明状。有干酪样坏死时略显微黄,可微隆起于器官表面。

视频:结核结节

3. 变质性病变　在结核分枝杆菌数量多、毒力强,机体抵抗力低或超敏反应强烈时,上述以渗出性或以增生性的病变均可继发干酪样坏死。

结核坏死灶由于含脂质较多呈淡黄色、均匀细腻,质地较实,状似奶酪,故称干酪样坏死(caseous necrosis)。镜下观,为红染无结构的颗粒状物。干酪样坏死对结核病的病理诊断具有一定的意义。新鲜的干酪样坏死灶内含有结核分枝杆菌,一旦坏死物液化,则菌量大增。坏死物液化有利于坏死物排出而病变消除,但却成为细菌播散的来源,也是造成恶化的原因。

渗出、坏死和增生 3 种变化常同时存在而以某一种改变为主,而且可互相转化。

(三)结核病基本病理变化的转化规律

结核病的发展和结局取决于机体抵抗力和结核分枝杆菌致病力之间的矛盾关系。当机体抵抗力增强时,结核分枝杆菌被抑制,杀灭,病变转向愈合;反之,则转向恶化。

1. 吸收、消散　为渗出性病变的主要愈合方式,渗出物经淋巴管、微静脉吸收而使病灶缩小或消散。X线检查可见边缘模糊、密度不匀、呈云絮状的渗出性病变的阴影逐渐缩小或被分割成小片状,以至完全消失,临床上称为吸收好转期。

2. 纤维化、钙化　增生性病变和小范围的干酪样坏死灶,可逐渐纤维化,最后形成瘢痕而愈合,较大的干酪样坏死灶难以全部纤维化,则由其周边纤维组织增生将坏死物包裹,继而坏死物逐渐干燥浓缩,并有钙盐沉着。钙化的结核灶内常有少量结核分枝杆菌残留,此病变临床虽属痊愈,但当机体抵抗力降低时仍可复发进展。X线检查,可见纤维化病灶呈边缘清楚,密度增高的条索状阴影;钙化灶为密度甚高,边缘清晰的阴影。临床称为硬结钙化期。

3. 浸润进展　疾病恶化时,病灶周围出现渗出性病变,范围不断扩大,并继发干酪样坏死。X线检查,原病灶周围出现絮状阴影,边缘模糊,临床上称为浸润进展期。

4. 溶解播散　病情恶化时,干酪样坏死物可发生液化,形成的半流体物质可经体内的自然管道(如支气管、输尿管等)排出,致局部形成空洞。空洞内液化的干酪样坏死物中含有大量的结核分枝杆菌,可通过自然管道播散到身体其他部位,形成新的结核病灶。X线检查,可见病灶阴影密度深浅不一,出现透亮区及大小不等的新播散病灶阴影。液化灶内结核分枝杆菌也可通过淋巴管和血道播散到全身。

二、肺结核病

结核分枝杆菌主要由呼吸道侵入人体,肺是发生结核病最多见的部位。由于机体对初次感染和再次感染结核分枝杆菌的反应性不同,因而肺部病变的发生、发展也不相同,故将肺结核分为原发性和继发性肺结核两大类。

(一)原发性肺结核病

原发性肺结核病是指机体第一次感染结核分枝杆菌所引起的肺结核病。多见于儿童,少见于成人,故又称儿童型肺结核病。原发性肺结核病的病理特征是形成肺原发综合征(图18-1)。结核分枝杆菌随空气吸入而到达通气良好的支气管系统的末端,所以病变常出现于肺叶的边缘区,一般只有1个,以右肺上叶下部、下叶上部为多见,称原发病灶。病灶开始为渗出性,接着中央部位发生干酪样坏死。原发病灶呈圆形,直径多在1cm左右,色灰黄,由于是初次感染,机体缺乏对结核分枝杆菌的特异性免疫力,故病变很快由渗出变为变质,细菌得到繁殖,并迅速侵入局部淋巴管引流至肺门或纵隔淋巴结,引起结核性淋巴管炎和淋巴结炎,后者表现淋巴结肿大和干酪样坏死。肺的上述原发病灶、肺门淋巴结干酪样坏死加上引流淋巴管炎三者合称

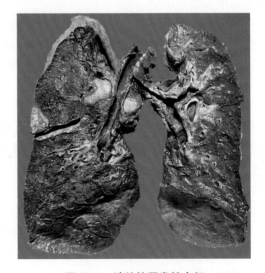

图 18-1　肺结核原发综合征

为原发综合征,为原发性肺结核病的病理形态特征。X线检查时显示哑铃状病灶阴影。

原发性肺结核病多无明显症状,少数感染者可出现低热、盗汗、食欲减退、消瘦等全身症状,而少有呼吸道症状,患者结核菌素试验阳性。原发综合征形成后,虽在最初几周内有细菌通过血道或淋巴道播散到全身其他器官,但由于细胞免疫的建立,多数病例不再发展,病灶进行性纤维化和钙化。有时肺门淋巴结病变继续发展,形成支气管淋巴结结核。少数营养不良或同时患有其他传染病的患者,病灶扩大、干酪样坏死和空洞形成,有的甚至肺内播散形成粟粒性肺结核病或全身播散形成全身粟粒性结核病。这种改变也可见于继发性肺结核病。

 临床应用

肺结核咯血护理

咯血护理:①护士应沉着冷静,协助患者取患侧卧位、吸氧、保持呼吸道通畅,轻拍背部以利血块排出;同时告知患者咯血时不要因恐惧而屏气,否则易诱发喉头痉挛,导致血液流出不畅而形成血块,引起呼吸道阻塞。②告知患者咯血后绝对卧床休息的重要性,消除紧张情绪,往往能使小量咯血自行停止。咯血时禁食、禁水,咯血后可用温盐水或开水漱口,清洁口腔,适量饮水,以保持呼吸道湿润,降低呼吸道感染概率。

(二)继发性肺结核病

继发性肺结核病是指机体再次感染结核分枝杆菌所引起的肺结核病,因主要见于成年人故又称成人型肺结核病。其感染来源有两种:一是内源性感染,即细菌从体内原有病灶(原发性肺结核或肺外结核)经血行播散至肺尖,形成潜伏性病灶,当机体抵抗力下降时,病灶活动而成继发性肺结核病;二是外源性感染,即细菌由外界再次侵入肺内而发病,但较少见。

继发性肺结核病的病理变化和临床表现都比较复杂。根据其病变特点和临床经过可分以下几种类型:

1. 局灶型肺结核   是继发性肺结核病的早期病变。病灶常定位于肺尖下2~4cm处,直径大小0.5~1cm。病灶境界清楚,有纤维包裹。镜下观,病变以增生为主,中央为干酪样坏死。患者常无自觉症状,多在体检时发现。属非活动性结核病。X线片示肺尖部有单个或多个结节状病灶。

2. 浸润型肺结核   多由局灶型肺结核发展而来,是临床上最常见的活动性、继发性肺结核。病变以渗出为主,中央有干酪样坏死,病灶周围有炎症包绕(图18-2)。X线片示锁骨下可见边缘模糊的云絮状阴影。患者常有低热、疲乏、盗汗、咳嗽和咯血等症状。如及早发现,合理治疗,渗出性病变可吸收;增生、坏死性病变,可通过纤维化、钙化而愈合。如病变继续发展,干酪样坏死扩大(浸润发展),坏死物液化后经支气管排出,局部形成空洞,洞壁坏死层内含大量结核分枝杆菌,经支气管播散,可引起干酪性肺炎(溶解播散)。急性空洞一般易愈合。经适当治疗后,洞壁肉芽组织增生,洞腔逐渐缩小、闭合,最后形成瘢痕组织而愈合;也可通过空洞塌陷,形成条索状瘢痕而愈合。如果急性空洞经久不愈,则可发展为慢性纤维空洞性肺结核。

3. 慢性纤维空洞性肺结核   该型肺结核病病变有以下特点:①肺内有一个或多个厚壁空洞。厚壁空洞多位于肺上叶,大小不一,形状不规则(图18-3)。壁厚可达1cm以上。

光镜下观,洞壁内层为干酪样坏死物,其中有大量结核分枝杆菌;中层为结核性肉芽组织;外层为纤维结缔组织。②同侧或对侧肺组织,特别是肺小叶可见由支气管播散引起的很多新旧不一、大小不等,病变类型不同的病灶。病变愈往下愈新鲜。③后期肺组织严重破坏,广泛纤维化、胸膜增厚并与胸壁粘连,使肺体积缩小、变形,严重影响肺功能,甚至使肺功能丧失。空洞与支气管相通,成为结核病的传染源,又有开放性肺结核之称。如空洞壁的干酪样坏死侵蚀较大血管,可引起大咯血,患者可因吸入大量血液而窒息死亡。空洞突破胸膜可引起气胸或脓气胸。经常排出含菌痰液可引起喉结核。咽下含菌痰液可引起肠结核。后期由于肺动脉高压产生肺源性心脏病。广泛采用多药联合抗结核治疗及增加抵抗力,较小的空洞一般可机化、收缩而闭塞。体积较大的空洞,内壁坏死组织脱落,肉芽组织逐渐变成纤维瘢痕组织,由支气管上皮覆盖,此时,空洞虽仍然存在,但已无菌,实已愈合故称开放性愈合。

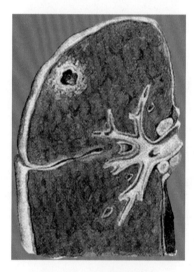

图 18-2 浸润性肺结核

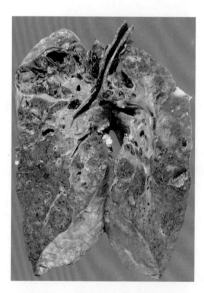

图 18-3 慢性纤维空洞型肺结核

4. 干酪性肺炎 此型结核病病情危重,病变可由浸润型肺结核恶化进展而来,也可由急、慢性空洞内的细菌经支气管播散所致。根据病灶范围的大小分小叶性和大叶性干酪性肺炎(图 18-4)。

5. 结核球 又称结核瘤。结核球是指直径 2~5cm,有纤维包裹的孤立球形境界分明的干酪样坏死病灶。多为单个,也可多个,常位于肺上叶。X 线片上有时很难与周围型肺癌相鉴别。结核球可来自:①浸润型肺结核的干酪样坏死灶纤维包裹。②结核空洞引流支气管阻塞,空洞由干酪样坏死物填充。③多个干酪样坏死病灶融合并纤维包裹(图 18-5)。结核球由于其纤维包膜的存在,抗结核药物不易发挥作用,且有恶化进展的可能。X 线片上有时需与肺癌鉴别,因此临床上多采取手术切除。

6. 结核性胸膜炎 结核性胸膜炎有干性和湿性两种,以湿性为常见。

(1)湿性结核性胸膜炎:又称渗出性结核性胸膜炎。病变主要为浆液纤维素性炎,可引起血性胸腔积液。一般经适当治疗可吸收,如渗出物中纤维素较多,不易吸收,则可因机化而使胸膜增厚粘连。

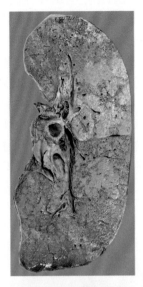

图 18-4　干酪性肺炎

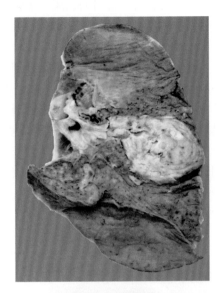

图 18-5　结核球

（2）干性结核性胸膜炎：又称增生性结核性胸膜炎，很少伴有胸腔积液。病变多为局限性，常发生于肺尖，以增生性改变为主，一般通过纤维化而愈合。病变是由肺膜下结核病灶直接蔓延到胸膜所致。

原发性肺结核与继发性肺结核的区别，见表 18-1。

表 18-1　原发性肺结核病和继发性肺结核病的主要区别

区别点	原发性肺结核病	继发性肺结核病
结核分枝杆菌感染	初次	再次
发病人群	儿童	成人
对结核分枝杆菌的免疫力或过敏性	先无，病程中发生	有
病理特征	肺原发综合征	病变多样，新旧病灶并存，根据病变特点分为多种类型
起始病灶	上叶下部、下叶上部靠近胸膜处	肺尖部
主要播散途径	多为淋巴道或血道	多为支气管
病程	短、大多自愈	长，波动性，需治疗

三、肺外器官结核病

（一）肠结核病

肠结核病分原发性和继发性两型。原发少见，常发生于小儿。一般由饮用带有结核分枝杆菌的牛奶或乳制品而感染。可形成与原发肺结核时原发综合征相似的肠原发综合征（肠的原发性结核性溃疡、结核性淋巴管炎和肠系膜淋巴结结核）。绝大多数肠结核继发于活动性空洞型肺结核病，因反复咽下含结核分枝杆菌的痰液所引起。肠结核病大多（约85%）发生于回盲部，依其病变特点不同分两型。

1. 溃疡型 此型多见。结核分枝杆菌侵入肠壁淋巴组织,形成结核结节,结节逐渐融合并发生干酪样坏死,破溃后形成溃疡。肠壁淋巴管环肠管行走,病变沿淋巴管扩散,因此典型的肠结核溃疡多呈环形,其长轴与肠腔长轴垂直。溃疡边缘参差不齐,一般较浅,底部有干酪样坏死物,其下为结核性肉芽组织。溃疡愈合后由于瘢痕形成和纤维收缩而致肠腔狭窄。肠浆膜面可形成结核性淋巴管炎,后期纤维化可致粘连,临床上可有腹痛、腹泻、营养障碍和结核中毒症状。

2. 增生型 较少见。以肠壁大量结核性肉芽组织形成和纤维组织增生为其病变特征。肠壁高度肥厚、肠腔狭窄。黏膜面可有浅溃疡或息肉形成。临床上表现为慢性不完全低位肠梗阻。右下腹可触及肿块,故需与肠癌相鉴别。

（二）结核性腹膜炎

根据病理特征将结核性腹膜炎分为干性和湿性两型,以混合型多见。共同点为腹膜上密布无数结核结节。湿性结核性腹膜炎以大量结核性渗出引起腹水为特征。干性结核性腹膜炎可因大量纤维素性渗出物机化而引起腹腔脏器的广泛粘连。

（三）结核性脑膜炎

结核性脑膜炎多见于儿童,主要由于结核分枝杆菌经血道播散所致。在儿童往往是肺原发综合征血行播散的结果,故常为全身粟粒性结核病的一部分。部分病例也可由于脑实质内的结核球液化溃破,大量结核分枝杆菌进入蛛网膜下隙所致。病变以脑底最明显。病变部位蛛网膜下隙内有多量灰黄色混浊的胶冻样渗出物积聚,病变严重者可累及脑皮质而引起脑膜脑炎。病程较长者则可发生闭塞性血管内膜炎,从而引起多发性脑软化。治疗不适当可引起脑积水。

（四）泌尿生殖系统结核病

1. 肾结核病 最常见于20~40岁男性。多为单侧性。结核分枝杆菌来自肺结核病的血道播散。病变大多起始于肾皮髓质交界处或肾锥体乳头。最初为局灶性结核病变,继而发生干酪样坏死。然后破坏肾乳头而破入肾盂成为结核性空洞。以后由于病变的继续扩大,形成多个空洞,最后可使肾仅剩一空壳,肾功能丧失。干酪样坏死物随尿下行,常使输尿管和膀胱感染。输尿管黏膜可发生溃疡和结核性肉芽肿形成,使管壁增厚、管腔狭窄,甚至阻塞,而引起肾盂积水或积脓。膀胱结核,以膀胱三角区最先受累,形成溃疡,以后可累及整个膀胱。肌壁受累后膀胱壁纤维化和肌层破坏,致膀胱容积缩小。膀胱溃疡和纤维组织增生如影响到对侧的输尿管口,可使输尿管口狭窄或失去正常的括约肌功能,造成对侧健肾引流不畅,最后可引起肾盂积水而损害肾功能。

2. 生殖系统结核病 男性生殖系统结核病与泌尿系统结核病有密切关系,结核分枝杆菌可感染前列腺和精囊,并可蔓延至输精管、附睾等处。附睾结核是男性不育的重要原因之一。女性生殖系统结核多由血道或淋巴道播散而来,也可由邻近器官的结核病蔓延而来。以输卵管结核最多见,为女性不孕的原因之一,其次是子宫内膜和卵巢结核。

（五）骨与关节结核病

骨、关节结核多见于儿童和青少年,多由血源播散所致。

1. 骨结核 骨结核多侵犯脊椎骨、指骨及长骨骨骺(股骨下端和胫骨上端)等处。病变常由骨松质内的小结核病灶开始,以后可发展为干酪样坏死型或增生型。

干酪样坏死型可见明显干酪样坏死和死骨形成。病变常累及周围软组织,引起干酪样坏死和结核性肉芽组织形成。坏死物液化后在骨旁形成结核性"脓肿",由于局部并无红、热、痛,故称冷脓肿。病变穿破皮肤可形成经久不愈的窦道。增生型少见,主要形成结核性肉芽组织,病灶内骨小梁渐被侵蚀、吸收和消失,但无明显的干酪样坏死和死骨形成。

脊椎结核是骨结核中最常见者,多见于第10胸椎至第2腰椎。病变起自椎体,常发生干酪样坏死,以后破坏椎间盘和邻近椎体。由于病变椎体不能负重而发生塌陷,引起脊椎后突畸形,可压迫脊髓引起截瘫。如病变穿破骨皮质可在脊柱两侧形成冷脓肿,或沿筋膜间隙坏死物下流,在远隔部位形成冷脓肿(图18-6)。

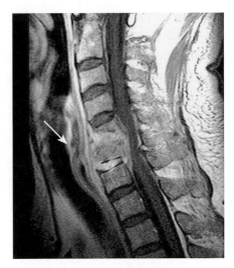

图18-6　骨结核

2. 关节结核　以髋、膝、踝、肘等关节结核多见,多继发于骨结核。病变通常开始于骨骺或干骺端,发生干酪样坏死。当病变发展侵入关节软骨和滑膜时则成为关节结核。关节结核痊愈时,关节腔常被大量纤维组织充填,造成关节强直,失去运动功能。

(六)淋巴结结核病

淋巴结结核病多见于儿童和青年。以颈部、支气管和肠系膜淋巴结,尤以颈部淋巴结结核最为常见。结核分枝杆菌可来自肺门淋巴结结核的播散,亦可来自口腔、咽喉部结核感染灶。淋巴结常成群受累,有结核结节形成和干酪样坏死。淋巴结逐渐肿大,最初各淋巴结尚能分离,当炎症累及淋巴结周围组织时,则淋巴结彼此粘连,形成较大的包块。颈淋巴结结核干酪样坏死物质液化后可穿破皮肤,形成多数经久不愈的窦道。

 知 识 窗

世界防治结核病日

1982年3月24日,在罗伯特·科霍发现结核菌100周年活动上,国际防痨协会会员在非洲马里共和国防痨协会上提议设立世界防治结核病日。之后,国际防痨和肺病协会以及世界卫生组织就开始举办各种纪念活动。

1995年底世界卫生组织(WHO)将每年3月24日作为世界防治结核病日(World Tuberculosis Day),旨在全球范围内动员各级政府和公众为控制结核病而努力。

第二节　细菌性痢疾

细菌性痢疾(bacillary dysentery)简称菌痢,是痢疾杆菌引起的一种肠道假膜性炎。病变常局限于肠,好发于结肠。临床上主要表现为腹痛、腹泻、里急后重、黏液脓血便,夏秋季多见。儿童发病率高。

一、病因与发病机制

痢疾杆菌是革兰氏染色阴性短杆菌。根据抗原结构和生化反应分四群:福氏志贺菌、宋氏志贺菌、鲍氏志贺菌和志贺菌。所有痢疾杆菌均能形成内毒素,志贺菌还能产生外毒素。

患者和带菌者是本病的传染源。细菌从粪便中排出后,可直接或通过苍蝇等媒介间接污染食物、饮水、食具、日常生活用具和手等,再经口传染给健康人。食物和饮水的污染有时可引起菌痢的暴发流行。经口进入消化道的细菌在抵抗力较强的健康人中可被胃酸大部分杀灭,少量未被杀灭的病菌进入肠道,亦可通过正常肠道菌群的拮抗作用将其排斥。痢疾杆菌侵入肠黏膜上皮细胞后,先在上皮细胞内繁殖,然后侵入黏膜固有层,并在该处进一步繁殖,在其产生的毒素作用下,迅速引起炎性反应,引起肠上皮细胞坏死,形成溃疡。菌体内毒素吸收入血,引起全身毒血症。

二、病理变化与病理临床联系

菌痢病变主要发生于大肠,尤以乙状结肠和直肠为重。病变严重者,整个结肠甚至回肠下段也可受累。根据肠道炎症特征、全身变化和临床经过的不同,菌痢分三种。

1. 急性细菌性痢疾　镜下观,病变初期为卡他性炎,表现为黏膜黏液分泌亢进,充血、水肿、点状出血、中性粒细胞及巨噬细胞浸润。病变进一步发展形成特征性的假膜性炎。假膜由大量渗出的纤维素与坏死组织、中性粒细胞、红细胞和细菌组成(图 18-7)。肉眼观,初期上皮坏死脱落后形成表浅糜烂,病变发展,假膜首先出现于黏膜皱襞的顶部,呈糠皮状,病变扩展可融合成片。假膜一般呈灰白色,如出血严重或被胆色素浸染时,则可分别呈暗红色或灰绿色。发病后 1 周左右,在中性粒细胞破坏释放的蛋白溶解酶作用下,纤维素和坏死组织发生溶解液化,假膜成片脱落,形成大小不等、形状不一的溃

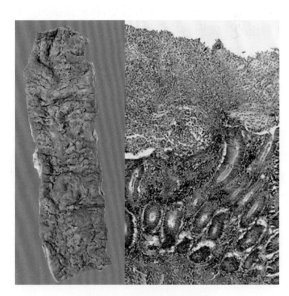

图 18-7　急性细菌性痢疾

疡。溃疡多数浅表,愈合后无明显瘢痕形成,很少引起肠腔狭窄。

临床上由于毒血症可出现发热、头痛、乏力、食欲减退等全身症状和白细胞增多;病变肠管蠕动亢进和痉挛,引起阵发性腹痛、腹泻等症状;炎症刺激直肠壁内的神经末梢及肛门括约肌,导致里急后重和排便次数频繁。随着肠炎症的变化,最初为稀便混有黏液,待肠内容物排尽后即转为黏液脓血便,偶尔排出片状假膜。每天排便 10~20 次或更多,但因量少,故脱水不明显。严重病例,大便次数频繁乃至失禁,并常伴有呕吐,可引起明显脱水、酸中毒和电解质紊乱、血压下降,甚至发生休克。自然病程 1~2 周,经适当治疗大多痊愈,少数转为慢性菌痢。

2. 中毒性细菌性痢疾　起病急,肠病变和症状常不明显,但有严重的全身中毒症状。发病后数小时即可出现中毒性休克或呼吸衰竭。本型多见于 2~7 岁儿童,常由毒力较低的福氏志贺菌或宋氏志贺菌引起。肠病变一般为卡他性肠炎改变。有时肠壁集合淋巴小结和孤立淋巴小结滤泡增生肿大,而呈滤泡性肠炎的变化。

3. 慢性细菌性痢疾　病程超过两个月以上者称为慢性菌痢。多由急性菌痢转变而来，其中从福氏志贺菌感染转为慢性者为多。随着患者全身及局部抵抗力的波动，肠道病变此起彼伏，原有病损尚未完全愈合，而新的病损又可发生，出现新旧混杂，此时，可能是由于肠壁神经装置受损，使再生修复过程障碍而有慢性溃疡形成。此种慢性溃疡边缘不规则，边缘黏膜常过度增生而形成息肉。溃疡多深达肌层，底部高低不平，有肉芽组织和瘢痕形成。肠壁反复受损，纤维组织大量增生，导致肠壁增厚，严重者可造成肠腔狭窄。

临床上可出现不同程度的肠道症状，如腹痛、腹胀、腹泻或便秘与腹泻交替出现，经常带有黏液或少量脓血。急性发作时可出现急性细菌性痢疾的症状。少数慢性细菌性痢疾患者可无明显症状和体征，但大便培养持续阳性，成为慢性带菌者，常为传播菌痢的传染源。

第三节　伤　寒

伤寒(typhoid fever)是由伤寒杆菌引起的一种急性传染病。病变特点是全身单核吞噬细胞系统的巨噬细胞反应性增生，尤以回肠淋巴组织的改变最为明显。临床上主要表现为持续高热、神志淡漠、相对缓脉、脾大、皮肤玫瑰疹及血中白细胞减少等。

一、病因与发病机制

伤寒杆菌属沙门氏菌属，革兰氏染色阴性，菌体"O"抗原、鞭毛"H"抗原和表面(Vi)抗原能使人体产生相应的抗体。由于"O"及"H"抗原的抗原性较强，故可用于血清凝集试验(肥达反应)，测定血清中的"O"及"H"抗体的效价辅助临床诊断。菌体裂解释放强烈的内毒素，是伤寒杆菌致病的主要因素。患者和带菌者是本病的传染源。病菌随粪便和尿排出体外，通过污染饮水和食物，经口感染。苍蝇在本病的传播上起媒介作用。细菌随污染的饮水或食物进入消化道后大部分在胃内被杀灭，穿过小肠黏膜上皮细胞的细菌侵入肠壁淋巴组织，特别是回肠下段的集合淋巴小结和孤立淋巴小结，并沿淋巴管至肠系膜淋巴结。在这些淋巴组织内，伤寒杆菌一方面被巨噬细胞吞噬，并在其中生长繁殖；另一方面经胸导管入血，引起菌血症。血液中的病菌很快被全身单核吞噬细胞系统如肝、脾、骨髓和淋巴结中的巨噬细胞吞噬，并进一步在其中大量繁殖。在这一段时间内，虽然有单核吞噬细胞系统的增生反应，但临床上无明显症状，称为潜伏期，一般10d左右。此后，在全身单核吞噬细胞系统内繁殖的病菌及其内毒素再次大量入血，并随之散布至全身各脏器和皮肤等处，引起败血症和毒血症，呈现全身中毒性症状和病理改变。发病后的2~3周，大量病菌随胆汁再度进入小肠，再次侵入肠道淋巴组织，使原已致敏的肠壁淋巴组织发生强烈过敏反应，导致坏死、脱落和溃疡形成。

伤寒杆菌在自然界中的生活力较强，在水中可存活2~3周，在粪便中能维持1~2个月，在牛奶中不仅能生存，且可繁殖。耐低温，在冷冻环境中可存活数月，但对光、热、干燥及消毒剂的抵抗能力较弱，日光直射数小时即死，加热至60℃后30min或煮沸后立即死亡，消毒饮水余氯可迅速致死。

二、病理变化与病理临床联系

伤寒主要累及全身单核吞噬细胞系统，病变主要累及肠道淋巴组织、肠系膜淋巴结、肝、脾和骨髓等处。此外，在病菌及内毒素作用下全身许多器官也可受累。伤寒属急性增生性炎症,主要是巨噬细胞的增生。巨噬细胞吞噬能力十分活跃,胞质中常吞噬有伤寒杆菌、受损的淋巴细胞、红细胞及坏死细胞碎屑,在病理诊断上具有一定的意义,故常称这种细胞为伤寒细胞。伤寒细胞常聚集成团,形成小结节,称伤寒肉芽肿或伤寒小结,是伤寒的特征性病变(图18-8)。

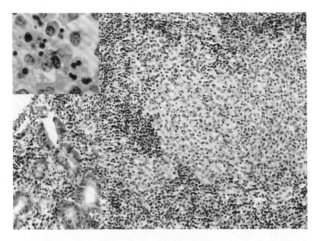

图18-8 伤寒肉芽肿

1. 肠道病变　以回肠下段的集合和孤立淋巴小结病变最常见和明显。肠道病变(图18-9)按病变自然发展过程分4期,每期约1周。

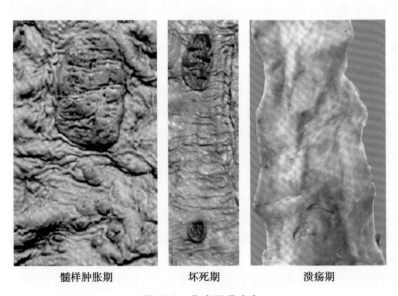

髓样肿胀期　　坏死期　　溃疡期

图18-9 伤寒肠道病变

(1) 髓样肿胀期:起病第1周,回肠下段淋巴组织明显肿胀凸出于黏膜表面,灰红,质软。以集合淋巴小结肿胀最为突出,表面形似脑回样隆起。肠黏膜有充血、水肿、黏液分泌增多等变化。

(2) 坏死期:从发病的第2周开始进入坏死期,肿胀的淋巴组织在中心部发生多数灶性坏死,并逐步融合扩大,累及黏膜表层。坏死组织失去正常光泽,色灰白或被胆汁染成黄绿色。

(3) 溃疡期:一般发生于发病后的第3周。坏死组织逐渐崩解脱落,形成溃疡。溃疡边缘稍隆起,底部高低不平。溃疡一般深及黏膜下层,坏死严重者可深达肌层及浆膜层,甚至穿孔,如侵及小动脉,可引起严重出血。溃疡椭圆形、边缘稍隆起,溃疡的长轴与肠的长轴平行。

(4) 愈合期:相当于发病后的第4周。溃疡面坏死组织完全脱落干净并长出肉芽组织将溃疡填平,然后由溃疡边缘的上皮再生覆盖而告愈合。由于溃疡的长轴与肠的长轴平行,愈合后一般不引起肠腔狭窄。

由于上述肠道病变,临床上有食欲减退、腹部不适、腹胀、便秘或腹泻及右下腹轻压痛。粪便细菌培养在病程第2周起阳性率逐渐增高,在第3~5周阳性率最高可达85%。临床上由于早期应用有效抗生素如氯霉素,以上4期典型病变不常见。

2. 其他单核吞噬细胞系统的病变   肠系膜淋巴结、肝、脾及骨髓内也有巨噬细胞增生、伤寒肉芽肿形成。由于骨髓中的巨噬细胞摄取病菌较多,存在时间较长,故骨髓培养阳性率可高达90%,较血培养为高。

3. 其他脏器的病变

(1) 胆囊:伤寒杆菌易在胆汁中大量繁殖,但大多数患者胆囊无明显病变或仅有轻度炎症。患者临床痊愈后,细菌仍可在胆汁中生存,并通过胆汁由肠道排出,在一定时期内仍是带菌者,有的患者甚至可成为慢性带菌者或终身带菌者。

(2) 心肌:心肌纤维有较重的细胞变性。重症患者可出现中毒性心肌炎。毒素对心肌的影响或毒素导致的迷走神经兴奋性增高,是临床上出现特征性重脉或相对缓脉的原因。

(3) 肾:肾小管上皮可发生细胞变性。近年来通过肾活检免疫荧光检查发现也可引起免疫复合物性肾炎,但这种肾的病变可迅速消退。

(4) 皮肤:部分患者在病程第7~13d,皮肤出现淡红色小斑丘疹,称玫瑰疹,以胸、腹及背部为多,一般在2~4d内消失。在皮疹中可查见伤寒杆菌。

(5) 肌肉:膈肌、腹直肌和股内收肌常发生凝固性坏死(亦称蜡样变性),临床出现肌痛和皮肤感觉过敏。

三、结局和并发症

1. 肠出血和肠穿孔   多发生于溃疡期。出血严重者可引起出血性休克。肠穿孔是伤寒最严重的并发症,穿孔多为1个,有时也可多个,且发生在肠胀气和腹泻的情况下,穿孔后常引起弥漫性腹膜炎。

2. 支气管肺炎   好发于小儿,常因抵抗力下降,继发肺炎球菌或其他呼吸道细菌感染所致,极少病例也可由伤寒杆菌直接引起。

3. 其他   伤寒杆菌可借血道感染其他器官,如骨髓、脑膜、肾(肾实质及肾盂)、关节,但皆少见。胆囊的感染常见且重要,因胆囊慢性感染将长期排出伤寒菌,成为本病的传染源。

在无并发症的情况下,一般4~5周就可痊愈,病后可获得较强的免疫力。败血症、肠出血和肠穿孔是本病重要的死亡原因。自从使用抗生素治疗伤寒以来,病程显著缩短,临床症状也大为减轻,典型的伤寒肠道各期的病变及全身病变已属少见,但复发率却有一定的增加。

第四节 流行性脑脊髓膜炎

流行性脑脊髓膜炎(epidemic cerebrospinal meningitis)简称流脑,是由脑膜炎双球菌引起的脑脊髓膜的化脓性炎症。本病多见于冬春季节,出生后 6 个月至 2 岁的婴幼儿发病率最高。

一、病因与发病机制

脑膜炎双球菌可存在正常人的鼻咽部黏膜,成为带菌者。患者或带菌者鼻咽部分泌物的细菌通过咳嗽、喷嚏等,由飞沫经呼吸道侵入,但大多数人不发病,或仅有轻度局部卡他性炎,当机体抗病能力低下或菌量多、毒性大,则细菌在局部大量繁殖,同时产生内毒素引起短期菌血症或败血症,少数患者通过血-脑屏障进入脑膜产生病变。

二、病理变化

根据病情的进展,可分为 3 期。

1. 上呼吸道感染期 细菌在鼻咽部黏膜繁殖,经 2~4d 潜伏期后,表现上呼吸道感染症状,主要为黏膜充血、水肿、少量中性粒细胞浸润,因而见黏膜水肿,分泌物增多。

2. 败血症期 上呼吸道感染期经 1~2d,一部分患者进入此期。大部分患者的皮肤、黏膜出现瘀点和瘀斑,此乃细菌栓塞在小血管和内毒素对管壁损害所致的出血灶。此期血培养可阳性;出血处刮片也常可找到细菌。因内毒素的作用,瘀点有高热、头痛、呕吐,中性粒细胞增高等表现。

3. 脑膜炎症期 此期的特征性病变是脑脊髓膜的化脓性炎症。炎症累及软脑膜和蛛网膜的各部分,尤以脑顶部(额叶、顶叶)和脑底积脓最多,可见脑膜充血,大量中性粒细胞、浆液、纤维素渗出在蛛网膜下隙形成脓液。以上病变也可出现在脊髓的蛛网膜下隙,严重病例邻近脑膜的脑实质也可出现炎症,使神经细胞变性,称脑膜脑炎。

少数小儿起病急,突然寒战、高热、中毒症状严重,出现周围循环衰竭,血压下降皮肤黏膜大片出血,同时肾上腺广泛出血,急性肾上腺皮质功能衰竭,产生华佛综合征。目前认为这是由于脑膜炎双球菌感染严重,内毒素大量入血,引起中毒性休克和弥散性血管内凝血的结果。患儿脑脊髓膜的病变轻微,故脑脊液常不混浊,多无脑膜刺激症状。具有上述病变特点时,又称暴发型流行性脑脊髓膜炎。

三、病理临床联系

1. 脑膜刺激症状 表现为颈项强直和屈髋伸膝征(Kernig 征)阳性。颈项强直是由于炎症使颈神经根周围的脑脊膜充血、水肿,当其通过椎间孔时受压,使所支配的肌肉在收缩时牵引受压的神经根而产生疼痛,于是颈部肌肉便产生保护性痉挛,颈部呈强直状态。如果婴幼儿的腰背肌肉产生保护性痉挛,可引起"角弓反张"体征。若腰骶部肌肉的保护性痉挛,在屈髋伸膝试验时,则因坐骨神经牵引神经根而发生疼痛。

2. 颅内压升高症状 由于脑膜血管充血,蛛网膜下隙脓性渗出物积聚,蛛网膜颗粒因脓液将其阻塞,使脑脊液重吸收障碍,导致颅内压明显升高。患者有剧烈头痛,喷射性呕吐,婴幼儿前囟饱满,视神经盘水肿等症状与体征。

3. 脑脊液改变 如压力增高、混浊或呈脓性。脑脊液实验室检查有细胞数增加,蛋白含量增多,糖及氯化物减少(被细菌所消耗),培养及涂片可找到病原菌。

四、结局和并发症

目前由于有效药物的广泛使用,本病急性期多数能痊愈。少数转为慢性,此时由于蛛网膜下隙的渗出物不能被吸收,发生机化而脑膜粘连,影响脑脊液循环,甚至引起脑积水;炎症损害脑神经时能引起失明、耳聋、面神经麻痹等后遗症。

第五节 流行性乙型脑炎

流行性乙型脑炎(epidemic encephalitis B)是由乙型脑炎病毒感染引起的急性病毒性脑脊髓炎,简称乙脑。临床上有高热、头痛、呕吐、抽搐、嗜睡、谵妄、昏迷等症状。流行季节多在蚊虫孳生旺盛的七、八、九月。发病率儿童比成人高,特别好发于10岁以下儿童。因本病与冬季发生的甲型脑炎(昏睡性脑炎)不同,故称为乙型脑炎。

一、病因与发病机制

本病的病原体是嗜神经性乙型脑炎病毒。传染源为乙脑患者和中间宿主家畜、家禽(如猪、马、牛、羊、鸡、鸭等)。库蚊、伊蚊和按蚊为传播媒介。当蚊虫叮咬患者或染有乙脑病毒的家畜、家禽时,病毒被吸入蚊体,经过一定时间,如再叮咬健康人,病毒即随蚊虫的唾液通过皮肤进入人体,致使病毒在血管内皮细胞和全身单核巨噬细胞系统中繁殖,然后入血。此时,若人体抵抗力强,病毒在体内被消灭而不发病,称为隐性感染。若机体血-脑屏障功能降低或病毒数量多、毒力强,不能被消灭时,则病毒可通过血-脑屏障,侵入中枢神经系统,在神经细胞内生长繁殖引起病变。乙型脑炎病毒属于有膜病毒,受感染的神经细胞表面有膜抗原存在,机体针对抗原所产生的体液免疫和细胞免疫反应,是引起神经组织损伤和炎症病变发生的基础。隐性感染与患过本病的人,体内可产生特异抗体而获得免疫。

二、病理变化

主要病变在脑脊髓实质,脑脊髓膜病变轻微。病变分布十分广泛,但主要在大脑,以大脑皮质、基底核、间脑、中脑最为严重,小脑、延髓及脑桥次之,脊髓病变最轻,且常限于颈段脊髓。

肉眼观,软脑膜血管扩张充血,脑实质充血、水肿,严重者可有点状出血及粟粒大小、灰白色半透明状坏死灶(软化灶)。软化灶可以散在或聚集成群,多见于大脑皮质(顶叶)、丘脑等处。

镜下观,主要病变为脑脊髓实质的急性变质性炎症,常见以下几种改变:①脑血管改变。脑实质血管高度扩张、充血,有时可见小出血灶;血管周围间隙增宽,有浆液积聚;以淋巴细胞为主的炎细胞常围绕血管呈袖套状浸润,称为淋巴细胞套。②神经细胞变性、坏死。轻者神经细胞肿胀,尼氏体消失,胞质内出现空泡,核偏位等;重者神经细胞变小,胞质浓染,核固缩、破碎或溶解消失。在变性坏死的神经细胞周围,常有增生的少突胶质细胞围绕,称神经细胞卫星现象;小胶质细胞及中性粒细胞侵入变性坏死的神经细胞内,称为噬神经细胞现象。③软化灶形成。病变严重时,神经组织(包括神经细胞及其轴突、髓鞘、胶质细胞和胶质纤维)发生局灶性坏死液化,形成质地疏松、染色较淡的筛网状病灶,称为软化灶。软化灶可被吸收,由增生的胶质细胞所取代而形成胶质瘢痕;较大的软化灶常由增生的胶质细胞包绕,形成小囊肿。④胶质细胞增生。主要是小胶质细胞呈弥漫性或局灶性增生。增生的胶质细胞可聚集成群,形成结节,称胶质细胞结节,常位于小血管旁或变性坏死的神经细胞附近。

此外,脑膜可有轻度炎症反应,如血管扩张充血,蛛网膜下隙有浆液及少量的淋巴细胞、单核细胞渗出。

三、病理临床联系

本病早期有高热、全身不适等症状,是由病毒血症所致。由于脑实质炎症和神经细胞广泛变性、坏死,患者出现嗜睡、昏迷。当脑内运动神经细胞受损严重时,可出现肌张力增强,腱反射亢进,抽搐、痉挛等上运动神经元损害的表现。当脊髓前角运动神经细胞受损严重时,则出现肌张力降低,腱反射减弱或消失,甚至发生弛缓性瘫痪等下肢运动神经元损害的表现。脑桥和延髓的运动神经细胞受损严重时,出现延髓性麻痹,患者吞咽、说话困难,甚至发生呼吸、循环衰竭。由于脑实质血管高度扩张充血,血管壁通透性增强,而发生脑组织水肿,颅内压升高,出现头痛、呕吐。脑水肿严重时可致脑疝形成,常见的有小脑扁桃体疝和海马沟回疝。小脑扁桃体疝时,由于延髓的呼吸和心血管中枢受挤压,可引起呼吸、循环衰竭,甚至死亡。由于脑膜可有轻度的炎症反应,故患者可出现轻度脑膜刺激症状。

多数患者经治疗后痊愈。少数病例因脑组织病变较重而恢复较慢。有的不能恢复而留有痴呆、语言障碍、肢体瘫痪等后遗症。病变严重者,有时可因呼吸、循环衰竭或并发小叶性肺炎而死亡。

第六节　流行性出血热

一、病因与发病机制

流行性出血热(epidemic hemorrhagic fever,EHF)是由汉坦病毒引起的一种自然疫源性急性传染病。鼠类为主要传染源。宿主动物的含病毒排泄物经呼吸道、消化道、破损皮肤进入人体或虫媒传播。也可母婴垂直传播。发病机制还未完全阐明。目前多数研究提示,汉坦病毒感染细胞引起细胞结构和功能损害,同时病毒感染诱发免疫应答释放各种淋巴因子,既有清除病毒保护机体的作用,又可导致组织损伤。汉坦病毒感染能引起多器官损害。

二、病理变化与病理临床联系

本病的基本病变是全身小血管(包括小动脉、小静脉和毛细血管)的广泛损害所致的出血性炎。受损害器官、组织病变程度虽有不同,但均以心、肾、脑垂体和肾上腺的病变最为突出,其主要病理变化如下。

(一)血管及心脏病变

全身小血管高度充血、出血和水肿。血管的病变使管壁通透性增加,血浆大量渗出,组织水肿并引起出血。出血可见于皮肤、睑结膜、浆膜和各内脏器官,轻者呈点片状,重者呈弥漫性大片出血。心脏特征性的病变表现为右心房和右心室的心内膜下大片状出血,严重的出血可达整个肌层和心外膜。出血往往终止于三尖瓣根部的纤维环,与右心室形成明显分界。镜下观,心肌细胞变性,偶伴有小灶性坏死,间质明显充血、水肿和出血。

(二)肾脏病变

肾周脂肪囊内有严重的胶冻状水肿、出血和坏死。肾表面充血和点状出血。肾切面以髓质病变最为突出,表现为极度充血和出血,呈暗紫红色,在锥体部与皮质交界处最明显。在锥体中部有时可见灰白色贫血性梗死区。肾盂黏膜亦可见广泛充血、出血点或出血斑。上述肾脏病变,特别是肾髓质的病变,被称为"出血热肾"具有诊断价值。

(三)垂体病变

几乎所有病例均出现垂体肿大,尤以前叶最显著。垂体充血、出血,组织缺氧而发生块状坏死,严重者出血和大片状坏死同时存在。

(四)其他组织及器官病变

全身其他脏器如皮肤黏膜、胃肠道、蛛网膜下隙、肾上腺、肝、肺等均可有不同程度的出血或灶性坏死。

本病临床表现复杂多变,基本症状是发热、出血和肾功能损害。典型病例分五期,即发热期、低血压休克期、少尿期、多尿期、和恢复期。其中发热、出血、休克、急性肾衰竭、肺和脑水肿及继发感染是本病最突出表现,也是患者的主要死亡原因。约 2/3 以上的患者病情较轻,仅有轻度的中毒症状,肾脏损伤较轻,病程较短。重型或危重型患者可多期重叠,病情重,病程长,并发症多,预后差,死亡率较高。3%~5%的患者可因休克、急性肾衰竭、大出血、肺水肿、脑水肿、心功能衰竭及合并感染而致死亡。

 临床应用

流行性出血热并发症的护理

患者若有鼻出血、咯血、呕血、便血,或有烦躁不安、面色苍白、血压下降、脉搏增快等休克的表现,根据出血部位的不同给予相应的护理,并按医嘱给予止血药。如有心力衰竭、肺水肿及急性呼吸窘迫综合征,应给予减慢输液速度或停止补液,卧位,吸氧,保持呼吸道通畅;如有脑水肿发生抽搐等中枢神经系统并发症时,要注意避免跌伤或碰伤,使其侧卧,避免呕吐物及分泌物吸入肺内。

第七节　手 足 口 病

手足口病(hand-foot-mouth disease,HFMD)是由肠道病毒引起的传染病,多发生于 5 岁以下儿童,表现口痛、厌食、低热、手、足、口腔等部位出现小疱疹或小溃疡,多数患儿 1 周左右自愈,少数患儿可引起心肌炎、肺水肿、无菌性脑膜脑炎等并发症。每年 5—7 月是手足口病的发病高峰期。

一、病因及发病机制

手足口病的肠道病毒有 20 多种(型),柯萨奇病毒 A 组的 16、4、5、9、10 型,B 组的 2、5

型较为常见,其中柯萨奇病毒 A 组的 16(Cox A16)和肠道病毒 71 型(EV 71)最为常见。手足口病患者、隐性感染者和无症状带毒者为本病传染源。感染途径包括消化道、呼吸道及接触传播。

二、病理变化

口腔溃疡性损伤和皮肤斑丘疹为手足口病的特征性病变(图 18-10)。镜下观,斑丘疹可见表皮内水疱,水疱内有中性粒细胞、嗜酸性粒细胞碎片,水疱周围上皮有细胞间和细胞内水肿,水疱下真皮有各种炎性细胞混合型浸润。上皮细胞内有嗜酸性包涵体。

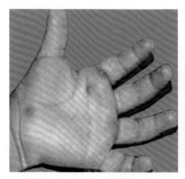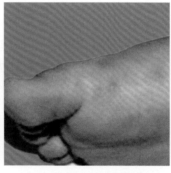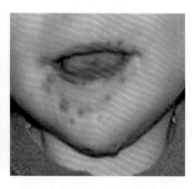

图 18-10　手足口病

脑膜脑炎表现为淋巴细胞性软脑膜炎,脑灰质和白质血管周围淋巴细胞、浆细胞浸润,局灶性出血和神经细胞坏死以及胶质细胞反应性形增生。心肌炎表现为局灶性心肌细胞坏死,间质偶见淋巴细胞和浆细胞浸润。肺炎表现为间质淋巴细胞弥漫性浸润、肺泡损伤、肺泡内出血和透明膜形成,可见肺泡上皮细胞脱落和增生,有片状肺不张。

三、病理临床联系

手足口病主要发生在 5 岁以下的儿童,潜伏期:多为 2~10d,平均 3~5d。

急性起病,发热、口痛、厌食、口腔黏膜出现散在疱疹或溃疡,位于舌、颊黏膜及硬腭等处为多,也可波及软腭,牙龈、扁桃体和咽部。手、足、臀部、臂部、腿部出现斑丘疹,后转为疱疹,疱疹周围可有炎性红晕,疱内液体较少。部分病例仅表现为皮疹或疱疹性咽峡炎。少数重症病例神经系统表现为精神差、嗜睡、易惊、头痛、呕吐、谵妄甚至昏迷;肢体抖动、肌阵挛、眼球震颤、共济失调、眼球运动障碍;无力或急性弛缓性麻痹;惊厥。查体可见脑膜刺激征,腱反射减弱或消失,巴氏征阳性。呼吸浅促、呼吸困难或节律改变,口唇发绀,咳嗽,咳白色、粉红色或血性泡沫样痰液;肺部可闻及湿啰音或痰鸣音。循环系统表现面色苍灰、皮肤花纹、四肢发凉,指(趾)发绀;出冷汗;毛细血管再充盈时间延长。心率增快或减慢,脉搏浅速或减弱甚至消失;血压升高或下降。

四、结局

多数患者在 1 周内痊愈,预后良好。少数重症病例(尤其是小于 3 岁者)病情进展迅速,在发病 1~5d 出现脑膜炎、脑炎(以脑干脑炎最为凶险)、脑脊髓炎、肺水肿、循环障碍等,极少数病例病情危重,可致死亡,存活病例可留有后遗症。

第八节　人感染禽流感

人感染禽流感(human avian influenza),是由禽流感病毒即甲型流感病毒引起的人类急性呼吸道传染病。甲型流感病毒绝大多数在禽中并不引起鸡瘟,呈静默感染或健康携带状态,这些携带病毒的禽类成为人感染禽流感的传染源。

一、病因及发病机制

根据禽流感病毒对鸡和火鸡的致病性的不同,分为高、中、低/非致病性 3 级。禽流感病毒一般感染禽类,当病毒在复制过程中发生基因重配,获得感染人的能力,造成人感染禽流感疾病的发生。能直接感染人的禽流感病毒亚型有 H5N1、H7N1、H7N2、H7N3、H7N7、H9N2 和 H7N9 亚型。病例以老年人居多,男性多于女性。

二、病理变化

白细胞水平均低于正常值,淋巴细胞水平不高甚或降低。如果血小板水平降低,应结合凝血分析、纤维蛋白原水平等结果综合鉴别是否因重症感染导致弥散性血管内凝血的情况。血生化检查多有肌酸激酶、乳酸脱氢酶、天门冬氨酸氨基转移酶、丙氨酸氨基转移酶升高,C 反应蛋白升高,肌红蛋白可升高。发生肺炎的患者影像学检查肺内出现片状阴影。病变进展迅速的重症患者,呈双肺多发性毛玻璃影及肺实变影像,可合并少量胸腔积液。发生 ARDS 时,病变分布广泛。

人感染禽流感患者除了禽流感病毒感染之外,往往在早期即合并或继发细菌感染,在较长时间或较大剂量使用抗菌药物和不适当使用糖皮质激素之后,也可合并真菌感染,因此,临床上应多次进行痰培养、呼吸道吸取物培养,检查细菌和/或真菌的类型,及其敏感或耐药类型,以便临床合理选择抗生素,指导临床治疗。

三、病理临床联系

人感染 H7N9 和 H5N1 禽流感病例,潜伏期一般在 7d 以内。

患者发病初期表现为流感样症状,包括发热、咳嗽,可伴有头痛、肌肉酸痛和全身不适,也可见流涕、鼻塞、咽痛等。肺部病变较重或病情发展迅速的部分患者,出现胸闷和呼吸困难等症状。呼吸系统症状出现较早,一般在发病后 1 周内出现,持续时间较长,部分患者在经过治疗 1 个月后仍有较为严重的咳嗽、咳痰。在疾病初期有胸闷、气短以及呼吸困难的患者,肺内病变进展迅速,将会迅速发展为严重缺氧状态和呼吸衰竭。病情发展迅速的重症患者,多在 5~7d 出现重症肺炎,体温大多持续在 39℃ 以上,呼吸困难,可伴有咯血痰;可快速进展为急性呼吸窘迫综合征、脓毒症、感染性休克,部分患者可出现纵隔气肿、胸腔积液等。有相当比例的重症患者同时合并其他多个系统或器官的损伤或衰竭,如心肌损伤导致心力衰竭,个别患者也表现有消化道出血和应急性溃疡等消化系统症状,也有的重症患者发生昏迷和意识障碍。

第九节　性传播疾病

一、淋病

淋病(gonorrhea)是由淋病奈瑟球菌引起的泌尿生殖器官的化脓性炎,多经过性接触,少数由污染的衣物接触感染。患淋病的产妇,当胎儿经产道娩出时可被感染而患淋病奈瑟球菌性眼炎。淋病基本病变为化脓性炎,有急、慢性之分。急性淋病,男性病变始于前尿道,而后逆行蔓延至后尿道和尿道旁腺体,也可波及前列腺、精囊和附睾,睾丸极少受累;在女性病变常见于尿道、前庭大腺和宫颈管,外阴和阴道也可受累,炎症上行可波及子宫内膜、输卵管和卵巢。

二、尖锐湿疣

尖锐湿疣(condyloma acuminatum)是由人乳头瘤病毒(human papilloma virus,HPV)感染所致的以肛门生殖器部位增生性损害为主要表现的性传播疾病。大多发生于18~50岁的中青年人。潜伏期长短不一,平均为3个月。此病较为常见,主要通过性接触传播。

1. 病因和发病机制　HPV有不同的亚型。最常引起尖锐湿疣的HPV有HPV-6型、HPV-11型、HPV-16型、HPV-18型等。传播方式有性接触传染、间接接触传染和母婴传播。性接触传染为最主要的传播途径。少部分患者可因接触患者使用过的物品传播而发病,如内衣、内裤、浴巾、澡盆、马桶圈等。分娩过程中通过产道传播而发生婴儿的喉乳头瘤病等。

2. 病理变化、临床表现和结局　主要发生在性活跃的人群。典型的尖锐湿疣好发于生殖器和肛周部位,男性多见于包皮、系带、冠状沟、龟头、尿道口、阴茎体、肛周、直肠内和阴囊,女性多见于大小阴唇、后联合、前庭、阴蒂、宫颈和肛周。偶可见于阴部及肛周以外的部位,如腋窝、脐窝、口腔、乳房和趾间等。肉眼观,初起为细小淡红色丘疹,以后逐渐增大增多,单个或群集分布,湿润柔软,表面凹凸不平,呈乳头样、鸡冠状或菜花样突起。红色或污灰色。常出血,并伴有痒感、异物感、压迫感或疼痛。镜下观,表皮角质层增厚伴角化不全,棘层肥厚,呈乳头状瘤增生,基底层细胞增生。浅表棘层出现挖空细胞有助于诊断。挖空细胞核大居中,圆形、卵圆形或不规则形,染色深,可见双核或多核,核周空晕,空晕内显丝、带状胞质,胞核呈HPV-6/11原位杂交阳性。真皮层内毛细血管和淋巴管扩张,大量慢性淋巴细胞浸润。应用免疫组化或PCR技术等可分别检测HPV抗原和DNA,有助于本病的诊断。

一般预后良好,均可能复发。HPV-16、HPV-18型感染与生殖器癌的发生有密切的关系,如宫颈癌、阴茎癌等。

三、梅毒

梅毒(syphilis)是由苍白螺旋体引起的一种慢性传染病。基本病变为小动脉内膜炎、血管周围炎和梅毒肉芽肿,全身各组织器官均可侵犯。梅毒分后天和先天梅毒两种。

(一)病因及传播途径

本病病因为苍白螺旋体,主要通过性接触传染,个别也可通过接吻、喂奶或对患者检查和手术时不慎被传染,病原体经皮肤或黏膜侵入体内。偶尔也可通过输入被污染的血而传染。受感染孕妇体内的螺旋体可经胎盘引起胎儿先天梅毒。梅毒循环性免疫复合物沉积对梅毒小血管炎的产生起重要作用;迟发型超敏反应可引起慢性肉芽肿性炎。当机体持续有梅毒螺旋体感染时才有免疫力,免疫力的强弱是决定病变愈合。疾病潜隐抑或发展为晚期梅毒的条件。

梅毒基本病理变化:①小动脉内膜炎和血管周围炎在各期病变中均较突出。可见小动脉内膜增生,使管壁增厚或管腔闭塞;小血管周围有大量浆细胞。淋巴细胞和单核细胞浸润,最后瘢痕愈复。②慢性肉芽肿性炎见于第三期梅毒,外观呈灰白色结节状,大小不等,小者镜下方可辨认,大者直径可达10cm,质坚韧,有弹性似树胶故名树胶肿,又称梅毒瘤。镜下观,类似结核性肉芽肿结构。但树胶肿内干酪样坏死不彻底,坏死组织周围有大量淋巴细胞和浆细胞浸润,上皮样细胞和朗汉斯巨细胞少,并有小动脉内膜炎和血管周围炎,病灶内可查见梅毒螺旋体。树胶肿最后可被吸收、纤维化。但瘢痕收缩常引起器官变形。其病灶极少钙化。

(二)后天梅毒

后天梅毒病程可分3期:第一、二期为早期梅毒,第三期为晚期梅毒。早期梅毒传染性大,破坏性小;晚期梅毒传染性小,但破坏性大。

第一期梅毒:常发生于外生殖器(阴茎头、阴唇或宫颈),经10~90d潜伏期后,在螺旋体侵入的局部出现硬性下疳。病变初起微红,逐渐变为硬结,单个、圆形或椭圆形、边界清楚、无痛,硬结表面出现水疱,水疱破溃形成质极硬、底部洁净、边缘隆起的溃疡,称为硬性下疳。下疳镜下观,可见闭塞性动脉内膜炎和血管周围炎改变。下疳出现约一周后,局部淋巴结肿大,为非特异性炎症。下疳持续2~6周后由于产生免疫反应,病灶中螺旋体被杀灭而自愈。肿大的淋巴结也消退。此期若及时治疗,螺旋体可被彻底杀灭,病变停止而不向第二期发展。输血引起的梅毒,不出现硬性下疳。

第二期梅毒:一期自愈或治疗不彻底的患者,于感染后8~10周发生二期梅毒。此时潜伏在体内的螺旋体迅速繁殖,从局部淋巴结侵入血流产生螺旋体血症,出现全身性早期梅毒疹。发疹的2~3d有低热、头痛、肌和骨关节痛等中毒症状。梅毒疹呈对称性分布于全身皮肤和黏膜,常为斑疹、丘疹,口腔黏膜有红斑,外阴和肛门周围有扁平湿疣。梅毒疹病灶内常有大量螺旋体。梅毒疹镜下观,可见浆细胞、淋巴细胞浸润,小动脉内膜炎和血管周围炎改变。全身淋巴结肿大,为非特异性炎症。血清反应强阳性。少数患者可有脱发、亚急性脑膜炎、虹膜炎,骨膜炎、关节炎或肝炎,或因免疫复合物沉积于肾小球而继发膜性肾小球肾炎。早期梅毒疹经2~3个月后因免疫力增强可自行消退。但经隐伏3~12个月后也可再度复发称为二期复发梅毒疹,其破坏性较大。

第三期梅毒:一般于感染2年后即进入此期。出现皮肤、黏膜的结节型梅毒疹或梅毒瘤,两者皆为树胶肿病变,以面部和肢体多见,鼻和软腭的梅毒瘤破坏骨质可致硬腭和鼻中隔穿孔,在感染10~20年后,内脏常发生破坏性病变,常见心血管梅毒,其次为中枢神经梅毒,多数血清反应阳性,病原体不易查见。

1. **梅毒性主动脉炎**　螺旋体潜伏于主动脉壁内长达10~20年之久方才出现病变,故患者皆为中年人。病变起始于主动脉升部,扩展至主动脉弓及胸主动脉,隔以下腹主动脉不发生病变,此点与主动脉粥样硬化者不同。主动脉外膜先出现病变,继而累及中层和内膜。镜下观,可见主动脉外膜内滋养小动脉内膜炎及其周围炎;中层弹力纤维和平滑肌因滋养血管闭塞、缺血,出现灶状坏死,浆细胞和淋巴细胞灶状浸润,偶见小树胶肿,最后病灶由瘢痕取代;其相应部位的内膜纤维组织增生。肉眼观,由于中层瘢痕收缩和内膜纤维组织增生使内膜面呈现多数纵行下陷的微细皱纹,略似树皮状,这种特征性改变具有诊断意义。本病后果为:①主动脉瘤,因主动脉壁弹力纤维广泛破坏,管壁薄弱,加上血流冲击使管壁局部扩张膨出所致。主动脉瘤破裂可致猝死。②主动脉瓣关闭不全,因主动脉瓣环部弹力纤维破坏,使环部扩张,还因瓣膜纤维组织增生使瓣叶收缩以及瓣叶间分离所致。主动脉瓣关闭不全可导致左心衰竭。③冠状动脉口狭窄,多因主动脉根部瘢痕收缩和内膜增厚所致,冠状动脉血流因而减少,心肌供血不足,可发生心绞痛和心肌纤维化。

2. 中枢神经梅毒　早在梅毒感染初期,螺旋体即可侵入中枢神经系统,经数年或数十年潜伏期后出现症状。神经梅毒的特点是病变广泛,脑脊髓膜和脑脊髓实质及血管均可受累,表现为脑膜血管梅毒、麻痹性痴呆和脊髓痨(脊髓后束变性)等病型。

3. 其他器官病变　如肝、睾丸和骨等有树胶肿病变,肝呈结节状肿大,后期因瘢痕收缩使肝呈分叶状;睾丸肿大易误认为肿瘤;骨的树胶肿病变易致骨折。

(三)先天性梅毒

先天性梅毒是由孕妇血中的梅毒螺旋体经胎盘传给胎儿,胎龄 4 个月以上的胎儿即可出现病变。因抵抗力低,病情严重,常引起娩期流产或死产;新生儿死亡率也高。先天梅毒发生于胎儿、新生儿、婴儿和 2 岁以上的幼儿。患儿发育不良、智力低下,可有马鞍鼻,马刀胫、间质性角膜炎、神经性耳聋(病变侵犯听神经)和 Hutchinson 齿(因牙齿发育障碍,门牙切缘呈锯齿状凹陷)等体征。

四、艾滋病

获得性免疫缺陷综合征(acquired immunodeficiency syndrome, AIDS)即艾滋病。由人免疫缺陷病毒(human immunodeficiency virus, HIV)引起严重 $CD4^+$ 细胞免疫缺陷,继发严重的机会性感染和/或 Kaposi 肉瘤为特征的一种严重传染病。临床多有发热、无力、进行性消瘦、全身淋巴结肿大以及消化、呼吸、神经或血液等系统的症状和体征。

(一)病因及发病机制

本病病因为人类嗜 T 淋巴细胞病毒-3(human T-cell lymphotropic virus-3, HTLV-3)世界卫生组织定名为人类免疫缺陷病毒(HIV)。HIV 是一种 C 型逆转录病毒,分为 HIV-1 和 HIV-2 两个亚型。患者、病毒携带者为主要传染源,他们的血清中均可检出抗 HIV 抗体。本病主要通过性接触传染,其次为非性接触传染,如污染病毒的针具作注射、接受含病毒的血液或血制品、眼科操作接触含病毒的泪液,母体病毒经胎盘可感染胎儿。

HIV 进入人体可感染 T4 细胞使数量剧减,功能缺陷,成为本病发病的中心环节。由于依赖于 T4 细胞的所有免疫功能均衰退,因而使机体丧失对传染病和肿瘤的抵御能力,引起机会性感染和肿瘤的发生。

(二)病理变化

1. 免疫学异常　主要表现细胞免疫缺陷。①末梢血中淋巴细胞显著减少,T4/T8 比例倒置(比值<0.5 为本病特征)。②自然杀伤细胞(natural killer cell, NK)活力降低,血清中可检出抗 HIV 抗体,还有抗 EB 病毒抗体、抗巨细胞病毒抗体等。体液免疫尚正常。

2. 淋巴组织病变　本病前驱期出现全身淋巴结肿大。镜下观,可见淋巴滤泡生发中心增生扩大,淋巴细胞、浆细胞和组织细胞增多,小血管增生等;伴有发热、体重减轻、腹泻等全身非特异性症状;约80%患者血清可检出抗 HIV 抗体,大部分患者可停留在此阶段,并不发展为显性 AIDS。但约 1/3 患者可发展到显性 AIDS,此时淋巴结、脾、肠壁淋巴组织中的淋巴细胞明显减少,小血管增生。当并发感染或肿瘤时,淋巴组织内出现相应病变,使淋巴结又持续肿大。

3. 多发性机会性感染　患者极易并发对正常人不敏感的病原体感染为本病特点之一。常见为卡氏肺囊虫(50%患者),少数为巨细胞病毒、鸟型分枝杆菌和新型隐球菌等感染引起的广泛性肺炎;鼠弓浆虫和隐球菌性脑炎和脑膜炎以及巨细胞病毒引起的进行性多灶性白质脑病。HIV 也可直接引起脑病痴呆和脑膜炎。消化系统感染,常见为念珠菌性口腔炎及食管炎,隐孢子虫肠炎;还可并发细菌性痢疾、伤寒病、病毒性肝炎以及播散性结核病等。

4. 恶性肿瘤　常见 Kaposi 肉瘤。它是由血管内皮细胞和外皮细胞异常增生而形成的一种恶性肿瘤,病变多从足部皮肤开始,外观呈紫蓝或棕红色的多发性结节,然后可广泛累及其他部位。其次易并发恶性淋巴瘤。

（三）病理临床联系

发病以青壮年较多,发病年龄 80% 在 18~45 岁,即性生活较活跃的年龄段。AIDS 病程分 3 个阶段:①早期(急性期),感染病毒 3~6 周后,症状如同普通感冒、流感样,可有全身疲劳无力、食欲减退、发热等非特异性临床表现。②中期(无症状期),机体免疫功能与病毒之间处于相对抗衡阶段,某些患者此期可长达数年或持续停留在此期。病毒复制持续在较低水平,临床可无明显症状或出现全身淋巴结增大,伴发热、乏力、皮疹等。③后期(危险期),持续不规则发热、腹泻、体重下降,并出现神经系统症状,伴有明显的机会感染及恶性肿瘤。

（四）结局

本病预后差,病死率达 100%。暂无理想的治疗药物,主要采用逆转录酶抑制剂和蛋白酶抑制剂。因此,积极采取预防措施和健康教育,加强预防对防止该病的流行至关重要。

 知识窗

世界艾滋病日

艾滋病,1981 年 12 月 1 日在美国首次发现和确认。并号召全世界人民行动起来,团结一致共同对抗艾滋病。1988 年 1 月,世界卫生组织在伦敦召开了一个有 100 多个国家参加的"全球预防艾滋病"部长级高级会议,会上宣布每年的 12 月 1 日为"世界艾滋病日"。世界艾滋病日的标志是红丝带。建立世界艾滋病日旨在让人们都知道艾滋病在全球范围内是能够加以控制和预防的;防止艾滋病很重要的一条就是每个人都要对自己的行为负责;唤起人们对艾滋病病毒感染者的同情和理解;希望唤起全球人民共同行动起来支持这方面的工作。

第十节　血吸虫病

血吸虫病(schistosomiasis)是由血吸虫寄生于人体引起的地方性寄生虫病。2100 年前在我国已有血吸虫病的流行,主要流行于长江中下游 13 个省、市的广大地区。病变主要是在肝、肠形成血吸虫虫卵结节。临床上急性期以发热,荨麻疹,肝脏肿大伴压痛,血嗜酸性粒细胞增多为主要特征,慢性期以腹泻或痢疾样腹泻,肝脾肿大为主要表现,晚期则发展为肝纤维化。

一、病因及感染途径

寄生于人体的血吸虫主要有 3 种:埃及血吸虫、曼氏血吸虫和日本血吸虫。在我国只有日本血吸虫病流行,其生活史有虫卵、毛蚴、尾蚴、童虫及成虫等阶段。虫卵随患者或病畜粪便排入水中,孵化出毛蚴,侵入钉螺体内继续发育为尾蚴,尾蚴从螺体进入水中,最长可存活 3d;当人或牲畜与疫水接触,尾蚴由皮肤侵入发育成童虫,童虫随静脉或淋巴管进入血液循环,经右心、肺入体循环分布到全身。只有进入肠系膜静脉的童虫才能发育为成虫,并交配产卵。虫卵随门静脉血流入肝或逆流入肠壁发育为成熟虫卵,并可破坏肠黏膜进入肠腔,随粪便排出体外,重演上述生活周期(图 18-11)。传染源主要是排出血吸虫虫卵的患者和患病的哺乳类动物,如牛,钉螺是中间宿主。传播途径主要通过皮肤与疫水接触而感染,若饮用含有尾蚴的生水也可经口腔黏膜侵入机体。人群普遍易感。夏秋季因接触疫水机会多而多发。

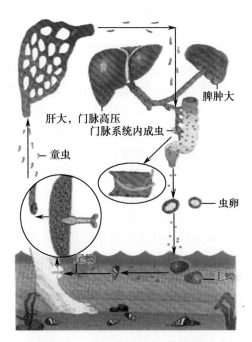

图 18-11 血吸虫生活史及病理变化

 知识窗

马王堆西汉女尸与血吸虫

1972 年湖南省长沙市东郊挖掘出一座汉朝墓葬,有人把它誉为汉民族的地下文化宝库,西方人称之为东方的"庞贝城",考古学家称之为"马王堆汉墓"。在墓葬中出土了一具西汉女尸,素有"东方睡美人"之称,距今有 2 100 多年之久。汉墓中除了出土了大量的绢、纱、绮、罗、锦等丝织物和绣品,各种光亮如新的漆器之外,医学家通过尸体解剖,在女尸身上发现了血吸虫卵,属于日本血吸虫。这一发现将血吸虫病的历史提早到 2 100 年前。

二、病理变化及发病机制

血吸虫的各个发育阶段，均可引起人体的病变，其机制除与虫体移行所造成的机械性损伤外，还与其代谢产物或虫体死亡后蛋白分解产物所致组织的超敏反应有关，尤以虫卵引起的病变最严重，危害最大。

（一）尾蚴及童虫引起的病变

1. 尾蚴引起的损害　尾蚴侵入皮肤后，引起局部的炎症，称为尾蚴性皮炎。它常表现为红色小丘疹，奇痒。镜下观，真皮层毛细血管扩张充血、出血及水肿，周围有中性粒细胞、嗜酸性粒细胞和单核细胞浸润。

2. 童虫引起的损害　童虫在体内移行引起轻度血管炎和血管周围炎，以肺组织受损最为明显，患者可出现发热、短暂咳嗽和痰中带血丝等症状。

（二）成虫引起的病变

成虫对机体的损害较轻，主要是其代谢产物使机体发生贫血、嗜酸性粒细胞增多、脾大、静脉内膜炎及静脉周围炎等。肝脾巨噬细胞增生，并吞噬有血吸虫成虫分解血红蛋白形成的黑褐色血吸虫色素，色素也见于成虫的肠道内。

（三）虫卵引起的病变

虫卵引起的病变最严重，基本病变是虫卵结节形成。按其病变发展过程分为：

1. 急性虫卵结节　肉眼观，灰黄色、粟粒至绿豆大的小结节。镜下观，结节中央有1~2个成熟虫卵，虫卵表面有时可见附有放射状嗜酸性的棒状体（已证实为抗原抗体复合物）。虫卵周围是一片无结构的坏死物质及大量嗜酸性粒细胞浸润。因其病变类似脓肿，故也称嗜酸性脓肿。随病变发展卵内毛蚴死亡，虫卵周围出现肉芽组织增生，嗜酸性粒细胞逐渐被巨噬细胞、淋巴细胞代替，并围绕结节呈放射状排列的类上皮细胞，构成晚期急性虫卵结节。

2. 慢性虫卵结节　急性虫卵结节经过10余天后，虫卵内毛蚴死亡，坏死物质逐渐被巨噬细胞清除，虫卵破裂或钙化，其周围出现由巨噬细胞转变而来的类上皮细胞和少量异物巨细胞，伴有淋巴细胞浸润，形态上似结核结节，故称假结核结节。最后结节发生纤维化，其中卵壳碎片及钙化死卵可长期残留。

视频：血吸虫虫卵引起的病变

三、主要脏器病理变化及病理临床联系

1. 结肠病变　常累及全部结肠，尤以乙状结肠和直肠最为显著，因血吸虫多寄生于肠系膜下静脉和痔上静脉所致。肉眼观，肠黏膜充血、水肿，虫卵堆积形成灰黄色细颗粒状扁平隆起的病灶，直径0.5~1.0cm。病灶中央发生坏死脱落，形成点状出血及浅表溃疡，虫卵脱落至肠腔，粪便虫卵检查呈阳性，临床出现腹痛、腹泻和脓血便等痢疾样症状。镜下观，虫卵沉着在黏膜及黏膜下层，形成急性虫卵结节。晚期肠道病变主要表现为肠壁纤维化，肠壁增厚变硬，或呈息肉状增生使肠腔狭窄，少数病例可并发管状或绒毛状腺瘤甚至腺癌。

2. 肝脏病变　虫卵随血流栓塞于汇管区门静脉末梢分支内，以肝左叶为甚。肉眼观，早期轻度肝大，切面见多少不等的散在灰白色粟粒大小的小结节；镜下观，汇管区有大量急性虫卵结节。肝细胞可因受压而萎缩变性或小灶状坏死。库普弗细胞增生和吞噬血吸虫色素。晚期则肝脏缩小，变硬，导致血吸虫性肝硬化。切面可见沿门静脉分支增生的结缔组织呈树枝状分布，故称之为干线型或管道型肝硬化。镜下观，门管区内大量虫卵沉积所致的虫

卵结节形成,小叶间结缔组织增生,但肝小叶未遭受严重破坏,不形成明显假小叶。由于虫卵在门静脉分支内的栓塞以及继发的静脉内膜炎、静脉内血栓形成和血栓机化,均可致窦前性门脉高压,临床上常出现巨脾、腹水、食管静脉曲张等症状。

3. 脾脏病变　早期脾大不明显,主要由于成虫的代谢产物引起的单核巨噬细胞增生所致。晚期主要由门静脉高压引起的重度慢性脾淤血,可形成巨脾,重量可达4 000g以上。肉眼观,脾质地坚韧,包膜增厚,切面暗红色,常见棕黄色的含铁小结。镜下观,窦壁纤维结缔组织和窦内网状细胞增生,使肿大脾脏的质地变得十分坚硬。单核巨噬细胞内可见血吸虫色素沉着,临床上可出现贫血、白细胞和血小板减少等脾功能亢进症状。

4. 其他器官病变　血吸虫卵可以通过门-腔静脉吻合支进入肺脏,引起肺脏虫卵结节。虫卵还可进入肺静脉,由动脉血带入脑内,形成脑内虫卵结节,引起脑炎,癫痫发作及占位性症状。

 临床应用

血吸虫病预防

　　血吸虫病重在预防,护士在临床工作中,需要对患者及相关人群进行健康宣教,嘱咐其不在有钉螺分布的湖水、河塘、水渠里游泳、戏水;如果因生产生活需要不可避免接触疫水者,可在接触疫水前涂抹防护油膏,预防血吸虫感染;一旦接触疫水,要及时到当地血防部门进行必要的检查和早期治疗。

 思考题

1. 运用传染病与寄生虫病的病理知识分析讨论:如何避免今后临床护理工作中因护理和操作不当,影响传染病与寄生虫病患者疾病的及时有效控制? 如何避免疾病的传播?

2. 如何运用传染病与寄生虫病的病理知识于护理临床实践中,正确指导、护理和关爱患者?

课件

自测题

（王　莉）

实 验 指 导

实验一　病理与病理生理学实验总论

【实验学时】

0.5 学时。

【实验概论】

病理与病理生理学是一门实践性较强的课程,实验课是教学的重要组成部分,其研究材料主要来自患病的人体(人体病理材料)和实验动物、组织培养等。人体病理材料是通过尸体解剖和手术方法取材,动物实验是在动物身上复制某些人类疾病的模型。病案讨论以及录像和多媒体等也是实验常用的素材和方法,在实验过程中可根据实验时间安排等具体情况对实验内容和方法进行选择。

【实验整体目的和任务】

《病理与病理生理学》实验目的除验证理论课所讲授的部分理论外,更主要的是进一步加深理解和巩固课堂所讲授的内容,对理论课所学的内容有更深刻的认识,从而达到真正的理解,为今后临床护理专业课程的学习打下基础。因此通过实验课要使学生达到:能熟练使用显微镜,掌握切片标本的观察方法;观察病理标本时一定掌握疾病的形态特征;初步掌握描述病变特征的技能。

【实验课要求】

1. 遵守学习纪律,准时到达实验室;自觉遵守实验室规则,保证实验教学秩序;实验室内各种教学设施不能随便调整;未经允许不得使用教师专用设备;实验室内应保持肃静,不得高声谈笑。

2. 实验前复习与实验有关的相关学科知识,如组织学、生理学等;预习实验内容、方法、要求和目的。以严肃认真的科学作风、实事求是的科学态度主动投入到实验教学中。实验操作要规范,观察要仔细,要积极思考。

3. 课前检查显微镜,并认真填写显微镜登记卡,如有问题应与老师联系;正确操作显微镜,不能随意拆卸;实验标本都取之于典型病例,寻找困难,必须爱护实验标本。观察大体标本时,绝对禁止倾斜和震摇标本瓶。实验结束时,须注意检查切片标本,切勿遗忘在显微镜载物台上或夹在书本里。标本和切片如有损坏应如实报告并按价酌情赔偿。

4. 实验报告要按所观看标本和切片如实简要描述其病变特征。

5. 实验完毕应整理实验物品,放回原处;清理桌面。值日同学打扫实验室,并检查水、电、门窗是否关好。

【观看标本的方法】

1. 切片标本　病理组织学切片一般都用 H-E 染色(即苏木精-伊红染色),细胞质染成淡红色,细胞核染成紫蓝色。在镜检前,应首先肉眼观察切片的大致情况,根据实验指导的有关要求,大致找到病变部位后镜检。镜检应先低后高倍,用低倍镜粗看一遍,确认是什么脏器或组织,找到病变部位,观察形态变化以及与周围组织的关系,然后换用高倍镜仔细观察某一部位组织的形态变化,并可低、高倍随时交换使用。疾病是一个不断发展的过程,不能用静止的片面的观点去考虑我们所看到的大体标本或组织切片。因为它们仅反映了疾病过程中某个阶段的变化,所以我们应以运动的、全面的观点,在观察形态变化的时候,还应联系到功能与代谢上的改变和可能出现的临床表现。这样不仅有助于我们建立疾病的整体概念,更有利于病理与病理生理学基础知识与临床护理工作的有机结合和在护理工作中的具体应用。

2. 大体标本　一般均固定于 10% 福尔马林溶液中保存,固定后标本颜色均有改变,呈灰白色,含血量多的地方往往呈黑色。观察时,首先应确认该标本是何脏器或组织,然后从表面及切面逐一观察,应注意标本的体积、外形、切面、色泽、质地及重量。如为空腔脏器,还要注意腔的大小、壁的厚薄等,然后找出病变部分观察病变位置、分布、大小、形态、颜色、质地以及与周围组织的关系,并进一步考虑形态改变是如何发生的,从而达到从认识病变,到理解病变、掌握病变。

3. 动物实验　选用适宜的动物可以复制某些人类疾病的模型,有计划有目的地进行观察和研究,可以了解该疾病或某一病理过程的发生发展经过等。应该注意的是动物与人类机体之间存在种族差异,不能将动物实验的结果直接套用于人类。

(丁凤云)

实验二　组织的损伤、修复与适应

【实验学时】

1.5 学时。

【实验目的与要求】

1. 初步识别几种常见的组织损伤与修复的大体形态及显微镜下结构特点。

2. 熟悉各类变性、坏死以及肉芽组织的大体及显微镜下病变特。

【实验内容】

1. 识别大体标本

(1) 肾细胞肿胀:肾体积增大,重量增加,包膜紧张,切面膨出,边缘外翻,混浊无光泽,似开水烫过一样。

(2) 肝脂肪变性:肝体积增大,重量增加,表面光滑、淡黄色、质软、有油腻感。

(3) 干酪样坏死(肾结核标本):肾体积增大,重量增加,切面见空洞形成,空洞壁残留有较多的黄白色、质地松脆之坏死物,状如干酪(或似烤黄的豆渣)。

(4) 阿米巴肝脓肿:肝大,肝左、右两叶可见两个大小不等的脓腔,以右叶为甚,脓腔内壁呈破絮状。

(5) 足干性坏疽:坏死区干燥皱缩,呈黑色,与周围正常组织分界清。

（6）坏疽性阑尾炎（湿性坏疽）：阑尾肿胀，浆膜面失去光泽，部分呈墨绿色，与周围组织分界不清。

（7）肾盂积水：肾脏肿大，切面见肾盂肾盏高度扩张，肾实质受压萎缩（变薄）。

（8）结核球：肺尖病灶直径约 2.4cm，分界清，周围有纤维包裹。病灶内为干酪样坏死物。

（9）输尿管结石合并肾盂积水：输尿管内见约豌豆大的结石嵌顿，肾盂显著扩张，肾实质萎缩变薄。

（10）睾丸鞘膜积水：睾丸鞘膜壁增厚，中间 0.1~0.4cm 呈灰白色半透明的玻璃样变性物，睾丸积水萎缩。

（11）肾结核：肾切面有白果样大的干酪样坏死灶、多个空洞。

（12）胃溃疡：胃小弯部有约 1cm×1.5cm 大小的溃疡，周围黏膜皱襞消失。

（13）前列腺肥大：前列腺约小橘子大小（正常成人前列腺如栗子大小）。

2. 观察病理切片

（1）肝脂肪变性（脂肪沉积）：低变镜观察，肝细胞胞质内出现脂肪滴空泡（脂肪在制片时被溶去，留下空泡）。高倍镜观察，肝细胞胞质内有空泡，核被挤向边缘。

（2）肉芽组织：镜下观，肉芽组织主要由新生的毛细血管、成纤维细胞以及多少不等的炎细胞组成。

【实验报告】

1. 何谓坏死与坏疽？坏死与坏疽在概念上、形态上有何区别？

2. 脂肪变性在何种情况下发生？肝脏脂肪变性对机体可发生哪些影响？其后果如何？请描述肝脏脂肪变性的病变特点。

3. 玻璃样变性有几种类型？哪种类型的玻璃样变性对机体影响最大？为什么？

4. 描述肉芽组织的大体及显微镜下病变特点。说出肉芽组织在损伤修复中的病理学意义。

5. 创伤愈合分几种类型？各型特点如何？

（丁凤云）

实验三　局部血液循环障碍

【实验学时】

2 学时。

【实验目的与要求】

1. 初步识别淤血、血栓形成、栓塞、梗死几种常见病变的大体形态及显微镜下结构特点。

2. 理解肝、肺淤血的病理变化；血栓形成的原因、结局及对机体的影响；栓子运行途径；栓塞的常见类型与后果；梗死的原因、类型、病变、常见器官梗死的后果。

【实验内容】

1. 识别大体标本

（1）槟榔肝（慢性肝淤血）：肝脏切面红黄相间，似槟榔的切面，这是肝脏发生淤血和脂肪变性的病理变化。

（2）机化血栓：卵巢切面见上方数个小静脉内橘黄色机化血栓，橘黄色系血栓内红细胞崩解所致。

（3）肺动脉血栓栓塞：右心室腔至肺动脉主干内有一大小为 8.7cm×1.6cm 的灰白色与紫红色相间的血栓栓塞。

（4）脑空气栓塞：脑组织表面小动脉血管有血流间断现象,新鲜标本为血管内空气栓子。

（5）脾贫血性梗死：从脾脏表面及切片观察有苍白色坏死灶。其基本上为锥形坏死灶,尖端向脾门。

（6）肠套叠伴回肠出血性梗死：幼儿的部分回肠套入盲肠,致回肠梗死呈紫黑色。

2. 观察病理切片

（1）慢性肝淤血：肝细胞有脂肪变性,肝小叶间静脉、中央静脉和肝窦扩张充满红细胞。

（2）慢性肺淤血：慢性肺淤血镜下观,肺泡壁毛细血管扩张充血,肺泡壁变厚；肺泡腔内含有浆液及红细胞；肺内有心力衰竭细胞。

（3）混合血栓：崩溃的血小板构成小梁,小梁边缘有白色细胞附着,在小梁间为纤维蛋白（素）和红细胞。

（4）肾贫血性梗死（示教）：低倍镜观察,梗死部分呈楔形,底部朝向包膜,肾组织坏死,轮廓仍保存,梗死区与非梗死区交界处,有大量白细胞浸润,充血和出血现象。

【实验报告】

1. 请描述慢性肝淤血的大体及显微镜下病变特点。
2. 请描述慢性肺淤血的显微镜下病变特点及病理临床联系。
3. 栓子种类有哪些？都有哪些运行途径？栓塞后对机体可产生何种后果？
4. 描述梗死的类型、特征及临床意义。

（周颖婷　丁凤云）

实验四　炎　症

【实验学时】

2 学时。

【实验目的与要求】

1. 通过识别常见炎性疾病的病变的大体形态及显微镜下结构特点,进一步加深对炎症总论知识点的理解、掌握。

2. 理解炎症局部的基本病理变化；炎症的局部表现和全身反应；炎症的类型、病理变化特点以及炎症的结局。

【实验内容】

1. 识别大体标本

（1）绒毛心：心外膜表面有大量的纤维素性渗出物状如绒毛。

（2）结核性纤维素性胸膜炎伴胸膜肥厚：肺切面见绿豆大结核病变,胸膜脏层表面有纤维素性渗出物,部分胸膜脏层与壁层之间有粘连,局部胸膜增厚,肺下叶胸膜脏壁层之间有空腔,腔内原有黄色渗出液,已流失。

（3）急性细菌性痢疾：结肠黏膜表面可见由炎性渗出的纤维素等构成的一层粗糙的灰白色假膜。

（4）肝脓肿:肝脏弥漫性肿大,有多发性脓肿,腔内脓汁已流失,脓肿壁较厚,表面有被絮状液化坏死组织。

（5）化脓性脑膜炎:小儿大脑蛛网膜下隙与脑沟内见多量脓液构成积脓。

（6）急性蜂窝组织阑尾炎:阑尾肿胀粗大,表面见多量脓性渗出物。

（7）肠息肉:肠黏膜上约白果大小息肉形成。

2. 观察病理切片

（1）急性蜂窝性阑尾炎:阑尾腔内有脓性渗出物,各层均有大量中性粒细胞浸润,明显充血水肿,部分出血,部分已溃破。

（2）各种炎细胞:低倍镜观察,鼻息肉组织明显充血水肿;高倍镜观察,见到各种炎细胞——中性粒细胞、嗜酸性粒细胞、浆细胞、淋巴细胞等。

【实验报告】

1. 请描述肉芽肿与肉芽组织,窦道和瘘管,脓肿与蜂窝织炎的区别。

2. 请描述急性蜂窝性阑尾炎病变特点。

3. 请描述各种炎细胞的形态特点。

（丁凤云　李圆圆）

实验五　肿　瘤

【实验学时】

2 学时。

【实验目的与要求】

1. 熟悉肿瘤标本的观察方法。

2. 掌握肿瘤大体标本的病变特点。

3. 了解肿瘤病理切片的病变特点。

4. 学会运用本章知识,分析临床病例。

【实验内容】

1. 大体标本

（1）子宫平滑肌瘤:子宫肌层、黏膜下或浆膜下可见结节状肿瘤,边界清楚,切面实质性,灰白色,有编织状外观是该肿瘤的共同点。体积可大可小,数目可多可少。要根据具体标本,具体描述。

（2）卵巢浆液性乳头状瘤:肿瘤呈囊状,囊壁薄而光滑。囊壁内面局部区域上皮细胞乳头状增生,向腔面突起,乳头细小,多个相连呈簇状。

（3）脂肪瘤:肿瘤呈扁圆形,分叶状,有完整包膜,浅黄色,质地较软。

（4）卵巢畸胎瘤:肿瘤呈囊性,囊内最多见的是毛发、皮脂、角化上皮等。囊内有一实性结节,即头节,是畸胎瘤的实质成分,肉眼可见皮肤、毛发、脂肪、牙齿、甲状腺等不完整的器官样结构。

（5）乳腺癌:乳腺标本见乳头下陷,周围皮肤呈橘皮样外观,剖面见一灰白色不规则的肿块,肿瘤无包膜,呈树根状向黄色脂肪组织中浸润。

（6）溃疡型胃癌:胃窦部小弯侧黏膜见一巨大溃疡,溃疡较浅,形状不规则,边缘不整齐。溃疡表面粗糙不平,可见坏死组织,边缘黏膜隆起呈坝样,黏膜皱襞中断。

（7）结肠癌:结肠组织一段,黏膜上可见大小为 3cm×4cm 的灰白色肿块,表面凹凸不平,切面可见癌组织浸润性生长。

（8）脂肪肉瘤:肿瘤呈浅黄色,均质,细腻。部分有坏死,切面呈大小不等结节状。

2. 病理切片

（1）皮肤鳞状细胞癌:低倍镜观察,见大小不等的癌细胞团,呈片状或条索状排列,称为癌巢,向深层呈浸润性生长,实质与间质分界清楚。高倍镜观察,癌巢由分化较好的鳞状上皮癌细胞构成,癌巢中央有粉红色同心圆排列的角化珠,即癌珠,有的可见细胞间桥。

（2）腺癌:低倍镜观察,癌细胞呈腺样结构排列,管腔大小不等,排列紊乱(分化低者腺样结构消失),浸润到黏膜下层或肌层,腺样结构之间有多少不等的间质分隔。高倍镜观察,癌细胞呈柱状或立方状,大小不一,形态各异,核增大、不规则、染色深、核分裂象多见。细胞排列紊乱,层次增多。

（3）纤维肉瘤(示教):低倍镜观察,肉瘤细胞呈弥散分布,排列紊乱,无巢状结构,细胞多而胶原纤维少,间质中毛细血管丰富。高倍镜观察,肉瘤细胞多呈梭形,形态大小不一,核大不规则,染色深,核分裂象较多,可见病理性核分裂。

（4）原位癌(示教):低倍镜观察,鳞癌或腺癌癌细胞局限于上皮全层,排列紊乱,极性消失,但基膜保持完整。高倍镜观察,癌细胞具有恶性肿瘤细胞异型性的特征。

3. 临床病案讨论　老年女性,上腹部胀痛,不适 1 年多,近两个月食欲减退,体质消瘦,X 线检查,胃窦部有 4cm 充盈缺损区。思考:

（1）要确诊患者患的什么病,最可靠的检查手段是什么?

（2）如果诊断是胃癌,试分析可能出现的转移途径及部位。

【实验报告】

1. 描述大体标本子宫平滑肌瘤、脂肪瘤、溃疡型胃癌、皮肤鳞状细胞癌、脂肪肉瘤的病变特点。

2. 分组讨论临床病案,完成病例分析题。

（李圆圆）

实验六　呼吸系统疾病

【实验学时】

2 学时。

【实验目的与要求】

1. 掌握大叶性肺炎、小叶性肺炎的病理变化。

2. 掌握慢性支气管炎的病理变化。

3. 掌握肺癌的大体和组织学类型的病变特点。

【实验内容】

1. 大体标本

（1）肺气肿：肺显著膨胀，边缘钝圆，颜色变淡，组织柔软失去弹性；切面肺组织呈蜂窝状，可见肺大疱形成。肺表面及切面可见散在的黑色斑点，此乃炭末沉着。

（2）支气管扩张症：肺内的支气管呈圆柱状或囊状扩张，扩张的支气管、细支气管可直达胸膜下，其管径比正常时大 2~3 倍，管壁明显增厚，管腔内常见脓性渗出物。

（3）肺源性心脏病：心脏增大，外观呈球形，肺动脉圆锥显著膨隆，右心室壁明显增厚（肺动脉瓣下 2cm 处肌壁厚度大于 0.5cm），右心腔明显扩张，各瓣膜无明显异常。

（4）大叶性肺炎灰色肝样变期：病变肺叶（左肺下叶）增大，质实如肝，切面灰白色，呈颗粒状，肺表面有少量纤维蛋白渗出物。

（5）小叶性肺炎：肺切面见多发性、散在分布的灰黄色实变病灶，病灶范围约 $1cm^2$（相当于肺小叶范围），下叶部分区域病灶互相融合形成融合性小叶性肺炎。

（6）中央型肺癌：气管壁可弥漫增厚形成息肉状突向管腔，使气管腔狭窄或闭塞。肿瘤破坏气管壁向周围肺组织浸润、扩展，在肺门部形成包绕支气管的巨大肿块。

（7）周围型肺癌：肺段或其远端支气管，在靠近胸膜的肺周边部形成孤立的结节状或球形癌结节，与支气管的关系不明显。

2. 病理切片观察

（1）大叶性肺炎红色肝样变期：肺泡壁毛细血管显著扩张充血，肺泡腔内有大量纤维素渗出，这些纤维素彼此连接成网状，网眼中有大量红细胞（漏出），中性粒细胞和巨噬细胞较少。

（2）大叶性肺炎灰色肝样变期：肺泡壁变窄，肺泡壁毛细血管因受压呈缺血状态，肺泡腔内含大量纤维素性渗出物，其网眼中有大量中性粒细胞。相邻肺泡腔中的纤维素经肺泡间孔互相连接。

（3）小叶性肺炎：肺组织内呈现多发性、散在的渗出性病灶（每一病灶相当于一个肺小叶）。病灶中心为发炎的细支气管，管壁充血、水肿、多量中性粒细胞浸润，上皮细胞常有坏死、脱落，腔内充满脓性渗出物；周围所属肺泡腔内有大量中性粒细胞渗出，也可见少量单核细胞、纤维素、红细胞；病灶周围肺组织充血，并可见代偿性肺气肿。

（4）肺鳞状细胞癌（示教）：高分化者，癌巢中有角化珠形成，常可见到细胞间桥。

（5）肺腺癌（示教）：癌细胞沿肺泡壁、肺泡管壁，有时也沿细支气管壁呈单层或多层生长、扩展，形似腺样结构，常有乳头形成。

（6）肺小细胞癌（示教）：癌细胞小，常呈圆形或卵圆形，似淋巴细胞，但体积较大；也可呈梭形或燕麦形，胞质少，似裸核，癌细胞呈弥漫分布或呈片状、条索状排列，称燕麦细胞癌。

【实验报告】

1. 描述大、小叶性肺炎的病变特点。

2. 比较大、小叶性肺炎。

3. 解释慢性阻塞性肺疾病的概念、病因和发生机制，肺源性心脏病的概念、病因、发病机制、病理变化和临床病理联系，呼吸衰竭的概念、病因和发生机制、主要功能和代谢变化，肺癌的病因、病理变化和扩散途径。

（宋祥和　周颖婷）

实验七　心血管系统疾病

【实验学时】

2 学时。

【实验目的与要求】

1. 初步识别本单元常见疾病的大体标本和病理切片的病变特点

2. 理解风湿病病变及与临床表现的联系。

3. 理解高血压病各期病变特点及心、脑、肾 3 个器官的病变及临床表现。

4. 理解动脉粥样硬化症的基本病变,冠心病的类型、病变及其后果。

5. 理解亚急性和急性感染性心内膜炎的病变特点及临床表现。

6. 理解二尖瓣狭窄的病变及临床表现。

【实验内容】

1. 大体标本

(1) 风湿性心内膜炎:二尖瓣增厚,失去光泽,部分腱索增粗。在瓣膜闭锁缘上可见灰白色、针头大小、呈串珠状排列的赘生物。

(2) 亚急性风湿性心内膜炎:病变心脏体积明显增大,心腔肥厚扩张。主动脉半月瓣残缺不全,瓣膜上见灰黄色松软赘生物。

(3) 高血性心脏病:病变心脏体积增大,心室壁厚度大于 1.5cm,肉柱及乳头肌增粗,心室腔未明显扩张,呈向心性肥大。

(4) 主动脉粥样硬化(粥样斑块期):主动脉内膜面散在大小不等的黄色斑块,斑块表面可出现破溃,形成粥样溃疡。

(5) 脑出血:脑冠状切面显示内囊区有一出血灶,充满黑色血凝块。

(6) 原发性颗粒型固缩肾:肾体积缩小,质地变硬,表面呈分布均匀的细颗粒状,切面可见皮质变薄,皮髓质分界不清,并可见许多裂开的小血管,为动脉管壁变硬所致。

2. 病理切片

(1) 风湿性心肌炎:低倍镜下观,在心肌间质内可见散在分布的风湿小体,多位于小血管周围。高倍镜下观,风湿小体主要由增生的风湿细胞构成。该细胞的特点是细胞体积较大,胞质丰富,嗜碱性染色,单核或多核,核大,核呈卵圆形或椭圆形、空泡状,染色质多浓集在中央,纵切面上呈毛虫样,横切面呈枭眼状。风湿小体中可见少量淋巴细胞和单核细胞浸润,有时在中央可见纤维素样坏死。

(2) 病毒性心肌炎(示教):低倍镜下观,在心肌内可见散在分布的坏死病灶,间质水肿。高倍镜下观,病灶区心肌细胞变性、坏死,肌原纤维及核溶解消失呈空泡状,可见淋巴细胞、单核细胞浸润。

(3) 心内膜炎(示教):低倍镜下观,见心肌内膜面有疣状赘生物附着,内膜增厚纤维化,玻璃样变。高倍镜下观,疣状赘生物中见片状、颗粒状红染的血小板和细丝网状的纤维蛋白,可见较多的中性粒细胞、细菌菌落及少量坏死物。赘生物中大小不等的蓝染细颗粒状物质为菌落。

（4）原发性肾固缩（示教）：低倍镜下观，肾皮质内大部分肾小球萎缩、纤维化或玻璃样变，所属肾小管萎缩或消失。部分残存肾小球代偿性肥大，所属肾小管代偿性扩张，部分管腔可见蛋白管型。高倍镜下观，病变区的入球动脉管壁增厚，呈均质伊红色（玻璃样变），管腔变小。弓状动脉及小叶间动脉内膜增厚，纤维组织增生而呈洋葱皮样外观，管腔亦变窄。间质纤维组织增生，有少量淋巴细胞浸润。

（5）动脉粥样硬化（示教）：低倍镜下观，分清动脉壁的内、中、外膜3层结构；病变主要在内膜，病变处表面为胶原纤维增生并发生玻璃样变，深部为粥样坏死病灶，呈红染颗粒状，其中可见大量针形、菱形或不规则的裂隙，即为胆固醇结晶。在粥样病灶附近可见泡沫细胞。

3. 心血管系统疾病教学录像　内容包括动脉粥样硬化、高血压、风湿病及心脏瓣膜病。

4. 临床病案讨论　患者男性，79岁。既往有高血压病史、糖尿病史20年。4个月前出现间歇性胸闷，硝酸甘油含服效果不佳。患者因情绪激动引发胸痛，压榨性，有濒死感，硝酸甘油含服无效，大汗伴恶心、呕吐。体格检查：体温37℃，脉搏100次/min。心电图示ST段、$V_1 \sim V_5$升高。讨论：

（1）患者的临床诊断是何疾病？

（2）患者的病变发展过程是怎样的？

（3）患者可能出现哪些合并症？

【实验报告】

1. 描述风湿性心内膜炎、亚急性风湿性心内膜炎、高血性心脏病、主动脉粥样硬化、二尖瓣狭窄、脑出血、原发性颗粒型固缩肾大体标本。

2. 描述风湿性心肌炎、原发性肾固缩、动脉粥样硬化的镜下病变特点。

3. 分组讨论临床病案，完成病例分析题。

（周颖婷　宋祥和）

实验八　消化系统疾病

【实验学时】

2学时。

【实验目的与要求】

初步识别本单元常见疾病的大体标本和病理切片的病变特点。

【实验内容】

1. 大体标本

（1）胃溃疡：胃黏膜面有一椭圆形黏膜缺损，直径约2cm，边缘整齐，底部平坦，深达黏膜肌层，周围黏膜呈放射状排列。

（2）胃溃疡穿孔：手术切除的胃溃疡标本，可见溃疡底部有一不规则破裂口贯穿胃壁全层。

（3）急性重型肝炎：肝体积显著缩小，质地柔软，被膜皱缩，边缘变薄。切面上小叶结构消失，呈花纹状，暗红色为肝细胞崩解坏死后，残存肝窦明显扩张充血、出血所致，灰黄色为残存肝细胞所在。

（4）亚急性重型肝炎：光镜下观，可见新旧不等的大片肝细胞坏死（坏死面积≤50%）和桥型坏死、网状支架塌陷，有明显的汇管区集中现象，小叶周边出现团块状干细胞再生，小胆管增生，并常与增生的肝细胞移行，尤其是小叶周边增生的小胆管及小叶间胆管较为明显，残存肝细胞增生成团呈假小叶结构。

（5）门脉性肝硬化：肝脏体积明显缩小，质地变硬。表面不光滑，布满呈半球形隆起的小结节，大小一致，直径约0.3cm。切面见无数圆或卵圆形结节断面，结节之间有灰白色厚薄比较均匀的纤维间隔。

（6）坏死后性肝硬化：肝体积缩小，质硬，肝表面见粗大不等的结节，切面见结节被较宽的结缔组织围绕。

（7）淤血性脾肿大：由门静脉高压引起。脾脏体积显著增大，包膜略增厚。切面呈紫褐色。

（8）肝癌（结节型）：癌结节多个散在，圆形或椭圆形，大小不一，包膜下瘤结节向表面隆起致肝表面凹凸不平。

2. 病理切片

（1）门脉性肝硬化：肝脏正常结构破坏，增生的纤维组织形成纤维束将肝组织分隔成许多结节状结构，即假小叶。假小叶内不见中央静脉或中央静脉偏位，肝索排列紊乱，失去正常结构特点。肝细胞有脂肪变性、坏死、再生现象。结缔组织中可见小胆管增生及淋巴细胞、单核细胞浸润。

（2）急性普通型病毒性肝炎：低倍镜观察，肝索排列紊乱，肝窦受压变窄，并见胆汁淤积。高倍镜观察，肝细胞呈气球样变，细胞体积大而圆，胞质疏松、淡染，核位中央，其中可见散在的嗜酸性变，胞体缩小，胞质强嗜酸性。此外，在小叶内可见散在的点状坏死灶，其中有中性粒细胞，淋巴细胞浸润。汇管区纤维结缔组织增生及炎症细胞浸润。

（3）慢性浅表性胃炎（示教）：固有膜内腺体无减少。病变主要限于黏膜的上1/3，见淋巴细胞、浆细胞浸润，部分区域胃黏膜覆盖上皮脱落，固有膜充血，水肿。部分区域淋巴细胞增生，形成淋巴滤泡，有的延及黏膜下层。

（4）慢性萎缩性胃炎（示教）：低倍镜观察，胃体部黏膜明显变薄、平坦，固有膜内腺体明显减少且变小，甚至消失。部分区域腺体呈明显的肠上皮化生，可见较多杯状细胞，胃黏膜表面可见小肠绒毛状突起，近黏膜肌处腺体呈黏液腺化生，少数腺体黏液分泌亢进，腺体扩大呈囊状。部分腺体呈不典型增生，形状不规则，大小不等。高倍镜下观，腺上皮呈高柱状，单层或复层排列，胞质深染，核呈圆形或椭圆形，排列密集，可见核仁，核位置上移。壁细胞及主细胞数目明显减少。黏膜内血管扩张充血，可见大量淋巴细胞浸润。

（5）胃溃疡（示教）：病灶处黏膜层缺如。溃疡底部由4层组织构成：表层为少量渗出的纤维素、白细胞组成的渗出层，其下为红染的破碎组织组成的坏死层，深层依次为肉芽组织层及瘢痕组织层。胃壁肌层已不完整，而为瘢痕组织所分隔。

（6）急性重型肝炎（示教）：低倍镜观，肝细胞弥漫性大片坏死，肝小叶边缘残留少量肝细胞。高倍镜观,大片坏死肝细胞区域,肝窦明显扩张充血,出血,见淋巴细胞、单核巨噬细胞、中性粒细胞浸润。小叶周边仅见残存少数肝细胞变性、萎缩、淤胆,汇管区胆小管增生。

(7) 肝细胞癌(示教):低倍镜观察,癌组织形成不规则团块,邻近正常肝索受压紧密平行排列,肝细胞体积变小。高倍镜观察,癌细胞呈多角形,胞质红染,胞质较丰富,核大深染。癌细胞呈条索状或巢状排列,间隙为血窦。

【实验报告】

1. 描述胃溃疡的病变特点。

2. 描述门脉性肝硬化的病变特点。

3. 描述急性普通型病毒性肝炎病变特点及病理临床联系。

(周颖婷　丁凤云)

实验九　泌尿生殖系统疾病

【实验学时】

2学时。

【实验目的与要求】

1. 通过识别泌尿、生殖系统常见疾病病变大体形态及显微镜下结构特点,进一步加深对泌尿、生殖系统疾病知识点的理解、掌握。

2. 运用病理知识解释泌尿、生殖系统常见病的病变特征与临床表现的关系。

【实验内容】

1. 大体标本

(1) 急性感染后性肾小球肾炎:早期变化不明显。以后可有轻度或中度肿大,充血,包膜紧张,表面光滑,色较红,故称大红肾。若肾小球毛细血管破裂出血,肾表面及切面可见散在的小出血点如蚤咬状,称蚤咬肾。肾切面可见皮质由于炎性水肿而增宽,条纹模糊与髓质分界明显。

(2) 弥漫性硬化性肾小球肾炎:肾脏体积明显缩小,颜色苍白;质地坚实,硬度增加。表面呈弥漫的细颗粒状,颗粒大小比较一致,形成颗粒状固缩肾。切面因肾皮质萎缩变薄,纹理模糊不清。皮髓质分界不明显。肾盂周围脂肪组织增多。小动脉壁增厚,变硬,口哆开。

(3) 子宫颈癌:在子宫颈前、后唇近子宫颈外口处可见有灰白色肿物,肿物表面呈凸凹不平状。如肿物以外生性生长为主,其肿物突出表面,呈结节状或菜花状;如癌肿以内生性生长为主,其肿物多沿宫颈组织向内浸润生长,但表面常因癌组织坏死脱落而形成溃疡。

(4) 葡萄胎(水泡状胎块):大部或全部纤细分支的绒毛水肿,形成大量成串的半透明水泡,状似葡萄,水泡大小不一,小者肉眼勉强可见,大者直径可达1cm左右。

(5) 绒毛膜上皮癌:多位于子宫底之前、后壁,呈结节状突入宫腔,或向肌层发展并可穿破浆膜。偶见埋在宫壁内者。癌组织为灰黄色,与出血,坏死组织混在一起。肿物呈暗红色,质软脆,颇似血肿。

(6) 卵巢囊腺瘤(黏液性):黏液性囊腺瘤为卵巢囊腺瘤中最常见的一种。肿瘤体积大小不一,常为单侧,多房性,表面光滑,灰白色。切面见许多大小不等的囊腔,腔内充满灰白色半透明的黏液,囊壁内面光滑,一般不形成乳头。

(7) 卵巢囊腺瘤(浆液性):常为充满清亮浆液的囊肿,呈圆形或卵圆形,大小不一,小者直径仅数厘米,大者可达儿头大或更大,表面光滑,多为单房性,少数可为多房性。囊内壁光滑,或部分伴有乳头状突起。

(8) 卵巢囊腺癌:肿瘤组织多为囊性结构,其中也有实体性成分,实体性区域中可见坏死,出血。乳头较多,质地松脆,常向囊腔呈菜花状突出或向囊肿表面穿破,并浸润或接种到附近组织。

(9) 卵巢畸胎瘤:一般多为良性的,而且肿瘤也多为囊性的,表面常光滑,呈球状或略带结节状隆起。切面囊壁较厚,多为单房性,新鲜时囊内容物是淡黄色糊状,含脂肪等成分;肿瘤离体后,由于温度下降,其内容物可凝固为黄色牛油样物呈球状大小不等分布于囊内。此外,囊内常含有毛发,有时见小块骨、软骨或牙齿等。

2. 观察病理切片

(1) 急性感染性肾小球肾炎:病变为弥漫性,以肾小球病变为主。大部分肾小球体积增大,主要以肾小球的增生性变化为主,表现为肾小球内间质细胞和内皮细胞增生明显。多数肾小球毛细血管基底膜厚,结构模糊,染成粉红色似纤维蛋白样渗出物。少数肾小球可见中性粒细胞浸润。肾小管上皮细胞肿胀,胞质内可见有粉染的细颗粒(玻璃样变),管腔见粉染的蛋白管型或颗粒管型。肾间质血管扩张充血和局灶性淋巴细胞浸润。

(2) 弥漫性硬化性肾小球肾炎:肾小球相对集中,靠拢,大部分肾小球体积缩小,纤维化和透明变性,后者为粉染无结构的毛玻璃样物,称为"玻璃球"。周围相应的肾小管也萎缩甚至消失,被增生的纤维组织所代替,而且有较多淋巴细胞浸润。另一部分结构尚正常的肾小球体积肥大,其所属肾小管也呈代偿性肥大扩张。部分肾小管管腔内有时也能见到蛋白管型和颗粒管型。间质小动脉管腔变小,管壁增厚,内膜纤维化。

(3) 急性肾盂肾炎(示教):肾组织中可见灶状分布的炎性脓肿样病灶,病灶内肾小球、肾小管均已坏死,被大量中性粒细胞所代替,其间可见坏死组织的碎片。部分病灶可形成较大脓肿,并与周围组织分界清晰。部分肾小管管腔内积有大量炎细胞和坏死组织的碎片,少数肾小管内有蛋白管型。肾间质血管扩张,充血,有大量中性粒细胞浸润。

(4) 子宫颈鳞状细胞癌(示教):宫颈癌最常见为鳞状细胞癌。切片标本可见癌细胞形成大小及形状不等的癌巢,癌巢周围被纤维结缔组织分隔,其中有淋巴细胞湿润。癌巢中的癌细胞为多角形,大小不一,核大,多形,核深染,核仁明显,可见病理性核分裂象。分化较好的鳞癌,癌巢周边癌细胞的排列与正常鳞状上皮的基底层细胞相似,有时也可见到癌细胞间桥和中心部角化珠;个别癌巢内可见坏死及囊性变。

【实验报告】

1. 阐述急性肾炎患者出现血尿,蛋白尿,少尿和高血压的病理基础。

2. 阐述急性肾小球肾炎与弥漫硬化性肾小球肾炎肾脏病变的区别。

3. 描述弥漫硬化性肾小球肾炎与慢性肾盂肾炎的病变特点。

4. 阐述子宫颈糜烂、原位癌累及腺体概念。

5. 阐述子宫常见肿瘤及其主要病变特点。

6. 阐述良性葡萄胎的镜下病变特点以及良、恶性葡萄胎的鉴别方法。

7. "固缩肾"有几种？试列表比较其特点。

（宋祥和　丁凤云）

实验十　传染病与寄生虫病

【实验学时】

2 学时。

【实验目的与要求】

1. 识别掌握结核病的基本病理变化及肺结核的类型、病变特点、肺外结核病的病变特点。

2. 识别掌握伤寒、细菌性痢疾的病理变化，熟悉其临床病理联系。

3. 识别掌握阿米巴病、血吸虫病的病理变化，熟悉其临床病理联系。

【实验内容】

1. 大体标本

（1）原发性肺结核病（原发综合征）：肺组织上叶下部或下叶上部，近胸膜处见一圆形直径约 10cm 的干酪样坏死灶，灰黄色，质地致密，干燥。病灶周围有少量纤维组织包绕，支气管旁淋巴结明显肿大，切面呈干酪样坏死。结核性淋巴管炎在标本中往往不易查见。上述 3 种病变（原发灶、淋巴管炎和肺门淋巴结结核）称之为原发性肺结核病。

（2）纤维空洞型肺结核：肺上叶可见一较大的陈旧性厚壁空洞，空洞内壁附有干酪样坏死物，其外有较厚的纤维组织增生，空洞附近肺组织纤维化。空洞旁尤其是空洞下方的肺组织散在多个大小不一，新旧不等的纤维干酪样病灶，亦可见小的薄壁空洞。病变表现为上重下轻，上旧下新。胸膜呈纤维性增厚。

（3）干酪样肺炎：肺切面可见肺组织实变，并有大小不等的灰黄色不规则形状之干酪样坏死病灶，大部分区域已融合成大片。部分病变区域内还可见到大小不一的无壁空洞（急性空洞），后者边缘不齐形状不一。

（4）急性粟粒性肺结核：肺表面及切面均可见到粟粒大小灰白色略带黄色的小结节，呈弥漫均匀分布，结节大小基本一致，形状相似。

（5）结核球（结核瘤）：结核球为一种孤立的有纤维包裹、境界分明的球形干酪样坏死病灶。直径为 2~5cm。结核球多为 1 个，有时多个，常位于肺上叶，是结核病病变相对静止的表现。药物不易发挥作用，临床上多采用手术切除。

（6）肠结核：

1）溃疡型肠结核：于回肠一段的黏膜面见多个溃疡，呈腰带形或椭圆形（溃疡长轴与肠的长轴垂直)。溃疡边缘不整齐如鼠咬状,溃疡底部可深达肌层或浆膜层,其相对的浆膜面有纤维蛋白渗出。

2) 增生型肠结核:可见肠壁增厚,肠黏膜增生形成许多大小和长短不一的息肉状物突向肠腔,致使肠腔明显狭窄;有时黏膜可见浅在溃疡。

(7) 结核性脑膜炎:脑底部(包括视神经交叉、大脑脚以及脑桥和延髓)表面的蛛网膜呈灰白色混浊似毛玻璃样且略有增厚,有时在侧沟两旁能看到少量灰黄色结核结节散在。脑膜血管明显扩张充血,脑回变平,脑沟变浅。

(8) 肾结核:肾体积肿大,切面皮髓境界分不太清,肾实质内有多处较大范围的干酪样坏死病灶,并形成空洞状,部分坏死物质液化破溃穿入肾盏、肾盂,致使肾盂黏膜粗糙或附有坏死物质。

(9) 骨结核:脊柱纵切面,见脊柱向后凸起,中间的椎体因发生干酪样坏死,结构被破坏变成楔形(由自身重力压迫造成)。椎体间的椎间盘及棘突也有不同程度的受累破坏。

(10) 淋巴结干酪样坏死:标本为淋巴结。体积增大,包膜尚完整,切面淋巴结正常结构消失,呈灰黄色,均质状,如凝固的奶渣一般,又似干酪样,故称为干酪样坏死。

(11) 肠伤寒:髓样肿胀期,标本为回肠一段,肠黏膜面见肿大之集合淋巴结及孤立淋巴滤泡并形成椭圆形或圆形隆起,其长轴与肠的长轴平行。肿胀的集合淋巴结表面凸凹不平外形,如脑回状。孤立淋巴滤泡呈较小的圆形隆起。溃疡期,回肠一段,髓样肿胀的集合淋巴结和孤立的淋巴滤泡发生坏死、脱落,形成椭圆形或圆形溃疡,但其边缘仍膨胀隆起,底部粗糙。集合淋巴结坏死后形成的溃疡长轴亦与肠管长轴相平行。

(12) 细菌性痢疾:结肠黏膜表面有一层灰黄色糠皮样假膜,几乎累及整个黏膜面。部分假膜脱落形成表浅溃疡,形状不规则,其底部和边缘较平整,整个肠壁充血肿胀。

(13) 血吸虫性肝硬化:由于血吸虫色素的沉着使得肝脏颜色变深。

2. 病理切片

(1) 结核结节:切片中可见许多圆形的结节状病灶,即为结核结节。结核结节中央常可见干酪样坏死,坏死组织染成粉红色,无结构,有时可见少量细胞核的碎屑。干酪样坏死组织的边缘可见到朗汉斯巨细胞。周围是上皮样细胞。再外围能见到淋巴细胞和单核细胞。

(2) 急性肺粟粒结核(示教):肺切片组织内散布大量结核结节,有时可见数个结核结节融合在一起形成较大结节。有的结核结节中央常见干酪样坏死,有的结核结节内可见到一个或数个大小不一的朗汉斯巨细胞,结核结节周边部为类上皮细胞、淋巴细胞和单核细胞。肺间质血管扩张充血。

(3) 肠伤寒的肠管(示教):切片取自伤寒病髓样肿胀期的回肠。黏膜及黏膜下层的淋巴组织内网状内皮细胞大量增生,成为单核巨噬细胞,此种细胞体积大,胞质丰富,染色较淡,核圆形或肾形,常偏于胞体的一侧。胞质中常吞噬有受损害的淋巴细胞、红细胞及组织的碎屑,称之为伤寒细胞。这些伤寒细胞聚集成团,形成小结节,称伤寒肉芽肿。淋巴组织内的淋巴细胞数显著减少。肠黏膜部分坏死并脱落形成溃疡。肠壁各层均有充血、水肿、少量淋巴细胞和巨噬细胞浸润。

（4）细菌性痢疾（示教）：肠黏膜浅表部分变性、坏死或脱落，有的区域上面附有一层粉染的网状的纤维素性渗出物，其中网罗有中性粒细胞及坏死的肠黏膜上皮细胞。整个肠壁明显充血，水肿甚至出血，尤以黏膜及黏膜下层为重，并可见中性粒细胞及单核细胞浸润。

（5）结肠血吸虫（示教）：结肠组织，部分黏膜脱落形成溃疡，黏膜下层有大量虫卵沉积，有的虫卵内见紫蓝色小圆点为毛蚴的卵黄颗粒，此为成熟虫卵。其卵壳表面大多覆有一层放射状伊红色物质，周围有多量酸性粒细胞浸润，并有坏死，形成嗜酸性脓肿。少数虫卵周围有多核巨细胞、类上皮细胞和淋巴细胞浸润，形成假结核结节，有的已开始纤维化。其余部位肠黏膜下层血管弥漫性充血、水肿，并有散在酸性粒细胞浸润。

3. 传染病与寄生虫病教学录像。

4. 临床病案讨论　男性患者，34 岁，持续性高热，心动过缓，腹胀、腹泻 3 周，因中毒性休克死亡。尸检发现弥漫性腹膜炎，回肠孤立和集合淋巴小结肿胀、坏死和溃疡形成，并有穿孔，脾大。应考虑什么诊断？

【实验报告】

1. 描述结核结节的镜下结构特点。

2. 伤寒的肠道病变主要发生在肠道的哪一段？临床上常见的并发症是什么？

3. 晚期血吸虫病为什么会引起肝纤维化？

（宋祥和　丁凤云）

[1] 封玉玲,宋晓环.病理学与病理生理学.武汉:华中科技大学出版社,2013.

[2] 唐忠辉,陈秀娇.病理学与病理生理学.北京:北京大学医学出版社,2014.

[3] 石增立,张建龙.病理生理学.2版.北京:科学出版社,2010.

[4] 肖献忠.病理生理学.3版.北京:高等教育出版社,2013.

[5] 魏世平,吴素焕.病理学.南京:南京大学出版社,2014.

[6] 李玉林.病理学.8版.北京:人民卫生出版社,2013.

[7] 王建枝,钱睿哲.病理生理学.9版.北京:人民卫生出版社,2018.

[8] 王建枝,殷莲华.病理生理学.8版.北京:人民卫生出版社,2018.

[9] 杨红,刘红.病理学基础.北京:高等教育出版社,2013.

[10] 张忠,王化修.病理学与病理生理学.8版.北京:人民卫生出版社,2018.

[11] 丁凤云.病理学.北京:人民卫生出版社,2016.

[12] 陶仪声,张忠.病理学.北京:北京大学出版社,2015.

[13] 朱大年,王庭槐.生理学.8版.北京:人民卫生出版社,2013.

[14] 柏树令,应大君.系统解剖学.8版.北京:人民卫生出版社,2013.

[15] 吴孟超,吴在德,吴肇汉.外科学.8版.北京:人民卫生出版社,2013.

[16] 陈灏珠,钟南山,陆再英.内科学.8版.北京:人民卫生出版社,2013.

[17] 曾祥麒.病理学基础.3版.北京:高等教育出版社,2014.

[18] LEHNEN T E,DA SILVA M R,CAMACHO A,et al. A review on effects of conjugated linoleic fatty acid (CLA)upon body composition and energetic metabolism. J Int Soc Sports Nutr,2015,12(1):36.

[19] SUPPA M,MARNEFFE A,MIYAMOTO M. Contribution of reflectance confocal microscopy in the diagnosis of extra-mammaryPaget's disease. Ann Dermatol Venereol,2015,142(1):70-73.